麻酔の How to
技術編

編集　日本医科大学教授　小川　龍

克誠堂出版

執筆者一覧

(執筆順)

見塩六生	獨協医科大学第一麻酔学教室	櫻木忠和	福岡大学医学部麻酔科学教室
可児浩行	武蔵野赤十字病院麻酔科	伊澤仁志	国立療養所村山病院麻酔科
高畑　治	旭川医科大学麻酔・蘇生学教室	佐藤二郎	千葉大学医学部麻酔学講座
白石義人	静岡県立総合病院麻酔科	藤田　尚	埼玉県立循環器・呼吸器病センター麻酔科
広田弘毅	富山医科薬科大学医学部麻酔科学教室	益田律子	日本医科大学付属千葉北総病院麻酔科
野村ゆう子	都立大久保病院麻酔科	菊池恵子	新東京病院麻酔科
比嘉正祐	杏林大学医学部麻酔科学教室	中沢弘一	東京医科歯科大学大学院医歯学総合研究科心肺統御・麻酔学
浅井　淳	熊本赤十字病院麻酔科	馬場浩介	長野県厚生連北信総合病院麻酔科
清水　淳	日本医科大学麻酔科	守田敏洋	群馬大学医学部麻酔・蘇生学教室
広瀬好文	神奈川県立循環器呼吸器病センター麻酔科	北村参治	国立神戸病院麻酔科
福田妙子	筑波大学臨床医学系麻酔科	竹内昭憲	名古屋市立大学病院救急部
鈴木　照	総合大雄会病院麻酔科	篁　武郎	小山市民病院麻酔科：(現)北村山公立病院麻酔科
深田智子	東京女子医科大学附属第二病院麻酔科	安元正信	福岡大学医学部麻酔科学教室
尾藤博保	東京都職員共済組合青山病院麻酔科	大和田哲郎	聖路加国際病院麻酔科
多保悦夫	愛媛大学医学部麻酔・蘇生学教室	中溝宗永	日本医科大学付属病院耳鼻咽喉科・頭頸部外科
阿部文明	山梨県立中央病院麻酔科	小林正雄	北村山公立病院麻酔科
小倉真治	香川医科大学附属病院救急部	輪嶋善一郎	日本医科大学付属千葉北総病院麻酔科
西川　望	医療法人財団康生会武田病院麻酔科	櫻谷憲彦	手稲渓仁会病院麻酔科
平川奈緒美	佐賀医科大学医学部附属病院麻酔科蘇生科	大野忠明	日本医科大学第1内科
戸野　保	佐賀医科大学医学部附属病院手術部	本間　博	日本医科大学生理機能センター
新堀博展	横浜市立市民病院麻酔科	小林徳行	三井記念病院麻酔科
曽我武久	横浜市立市民病院麻酔科	藤本啓子	横浜市立大学医学部附属市民総合医療センター麻酔科
服部尚士	福島県立医科大学医学部麻酔科学講座	宮脇　宏	社会保険小倉記念病院麻酔科
斎藤祐司	福島県立医科大学医学部麻酔科学講座	池崎弘之	日本医科大学集中治療室
村川雅洋	福島県立医科大学医学部麻酔科学講座	保坂浩希	総合会津中央病院心臓血管外科
大竹哲也	伊勢崎市民病院麻酔科	西田　博	東京女子医科大学日本心臓血圧研究所循環器外科
猪股伸一	筑波大学臨床医学系麻酔科	曽根孝仁	大垣市民病院循環器科
武田明雄	高知県立中央病院麻酔科	杉本季久造	日本医科大学第二病院麻酔科
尾崎孝平	防衛医科大学校集中治療部	大越麻里子	多摩南部地域病院麻酔科
栗原雄二郎	国立病院九州がんセンター麻酔科	小井土雄一	日本医科大学救急医学

依光たみ枝	沖縄県立中部病院麻酔科	中野　実	前橋赤十字病院第二麻酔科・集中治療室・救急部
多河慶泰	帝京大学救命救急センター	原田尚重	日本医科大学高度救命救急センター
遠藤幸男	帝京大学救命救急センター	小池　薫	日本医科大学高度救命救急センター
結城禎一	三井記念病院麻酔科	宮内善豊	綜合病院社会保険徳山中央病院麻酔・集中治療科
池辺晴美	大分医科大学麻酔学教室	美濃部かおり	日本医科大学第1外科学教室
田上　正	熊本市医師会熊本地域医療センター麻酔科	亀上　隆	市立札幌病院救急救命センター
土井松幸	浜松医科大学集中治療部	服部智任	日本医科大学泌尿器科学教室
高橋　浩	磐田市立総合病院麻酔科	渡辺　巌	日立総合病院麻酔科
松本美志也	山口大学医学部麻酔・蘇生学教室	松川　隆	山梨医科大学手術部
二永英男	大阪脳神経外科病院麻酔科	設楽敏朗	北村山公立病院麻酔科
青野光夫	千葉大学医学部麻酔学教室	前原康宏	広島大学医学部附属病院麻酔科蘇生科
竹中元康	揖斐総合病院麻酔科	和泉博通	あかね会土谷総合病院麻酔科
本郷　卓	日本医科大学麻酔科学教室	増田裕一	久留米大学医学部麻酔科：(現)築後市立病院麻酔科
斉藤勇一郎	公立昭和病院麻酔科	長尾乃婦子	青森県立中央病院麻酔科
平井勝治	奈良県立医科大学集中治療部	木村邦之	青森県立中央病院麻酔科

序　文

　麻酔の臨床は，知識と技術が車の両輪となって，これを支えている。麻酔科学の知識に関しては，多数の麻酔科学教科書が刊行されており，また麻酔指導医試験もあり，一定水準の内容が麻酔科医に行き渡っている。しかし麻酔の技術となると大変な違いがある。小生は初めて麻酔指導医の実地審査委員を命じられた折りには，各大学や施設による違いに仰天したことを鮮明に記憶している。ある施設では，成人でも全例緩徐導入（slow induction）をしていた。またある施設では筋弛緩薬はd-ツボクラリンしか使っていなかった。またある施設では麻酔導入時の酸素供給は毎分1リットルに限っていた。

　技術は指導者から生徒へと伝えられるのであり，技術の違いは個性とも考えられる。技術の違いが悪いこととは一概には言い難い。しかし，技術も可能な限り公開して，お互いの批判を仰ぎ，改善する部分があれば改善することが望ましい。このことはまた医療サービスの質の均等化（global standard）につながるとも考えられる。そこで「麻酔のHow to」の刊行を企画した。

　今回は技術編であり，同一の主題の下に2名にお願いした。その理由は「技術」には大変な偏り（variation）が隠されているからである。2名を医育機関と診療機関から選んだのは，最も違いが現れやすいと考えたからである。執筆者には臨床の現場にいる方々，医育機関では助教授・講師・助手，診療機関でも若い方，にお願いした。しかし学会認定医（麻酔指導医，集中治療専門医，救急認定）の資格保有者とした。各執筆者のテーマは学会での発表，MEDLINEによる論文の参照，小生の独断などによった。

　大変短い期間の執筆であったが，各執筆者のご尽力で原稿が容易に集まった。原稿を拝見すると内容が大変闊達であり，現場の息吹が感じられる。また図表，写真が多いため臨場感溢れている。

　読者において，もし本書の内容に意見（異見：見解の相違）があれば，迷わずご指摘願いたい。執筆者との論争を積極的に仲介したい。ディベートこそ編集者の最も望むところである。

　この技術編を皮切りに，診断編，処置編を発行したいと考えている。若い方々に執筆をお願いしたい。どうぞその節にはご協力を願いたい。

2001年春

東京にて　小川　龍

CONTENTS

1 注射・穿刺編　　1

筋肉内注射
上腕・殿部 ── 医育 見塩 六生 / 2
　　　　　　　　　診療 可児 浩行 / 4

静脈穿刺と針留置
前腕，手背，足関節，足背 ── 医育 高畑 治 / 6
　　　　　　　　　　　　　　　診療 白石 義人 / 8

中心静脈カテーテル留置
大腿静脈 ── 医育 広田 弘毅 / 10
　　　　　　　診療 野村ゆう子 / 14
頸部静脈 ── 医育 比嘉 正祐 / 16
　　　　　　　診療 浅井 淳 / 20

肺動脈カテーテル留置
カテーテル位置確認法 ── 医育 清水 淳 / 22
　　　　　　　　　　　　　診療 広瀬 好文 / 26

動脈穿刺・採血法
大腿動脈その他 ── 医育 福田 妙子 / 28
　　　　　　　　　　診療 鈴木 照 / 30

動脈穿刺・カテーテル留置
橈骨動脈・足背動脈 ── 医育 深田 智子 / 32
　　　　　　　　　　　　診療 尾藤 博保 / 36

2 モニタリング編　　41

心電図
全誘導，CM5，ハートスコープ ── 医育 多保 悦夫 / 42
　　　　　　　　　　　　　　　　　　診療 阿部 文明 / 44

血圧測定
間接法 ── 医育 小倉 真治 / 48
　　　　　　診療 西川 望 / 50
直接法 ── 医育 平川奈緒美ほか / 52
　　　　　　診療 新堀 博展ほか / 54

体温測定 ── 医育 服部 尚士ほか / 56
　　　　　　　　診療 大竹 哲也 / 60

動脈血酸素飽和度 ── 医育 猪股 伸一 / 62
　　　　　　　　　　　　診療 武田 明雄 / 64

How to

呼吸のモニタリング	医育 尾崎　孝平	／66
	診療 栗原雄二郎	／68
血液ガス分析	医育 櫻木　忠和	／70
	診療 伊澤　仁志	／72

3　気道編　77

麻酔用マスクの使い方	医育 佐藤　二郎	／78
	診療 藤田　　尚	／82
エアウェイの使い方	医育 益田　律子	／84
	診療 菊池　恵子	／86
ラリンゲルマスクの使い方	医育 中沢　弘一	／88
	診療 馬場　浩介	／90
気管内チューブの挿入・留置		
喉頭鏡を用いて	医育 守田　敏洋	／94
	診療 北村　参治	／98
気管支鏡を用いて	医育 竹内　昭憲	／102
	診療 篁　　武郎	／104
左右別気管支チューブの挿入・留置	医育 安元　正信	／106
	診療 大和田哲郎	／110
気管穿刺・切開法	医育 中溝　宗永	／112
	診療 小林　正雄	／114

4　心臓編　117

心機図	医育 輪嶋善一郎	／118
	診療 櫻谷　憲彦	／122
心エコー図		
経胸壁法	医育 大野　忠明ほか	／126
	診療 小林　徳行	／128
経食道法	医育 藤本　啓子	／132
	診療 宮脇　　宏	／134
大動脈バルーンパンピングの手技	医育 池崎　弘之	／138
	診療 保坂　浩希	／140
PCPS法の実際	医育 西田　　博	／144
	診療 曽根　孝仁	／148

5　肺臓編　151

麻酔科領域の打・聴診法	医育 杉本季久造	／152
	診療 大越麻里子	／154
胸腔穿刺法	医育 小井土雄一	／158
	診療 依光たみ枝	／162
胸腔ドレナージ	医育 多河　慶泰ほか	／164
	診療 結城　禎一	／166

	胸腔鏡検査法	医育 池辺　晴美／170
		診療 田上　　正／172

6　中枢編　177

	麻酔深度の判定法	医育 土井　松幸／178
		診療 高橋　　浩／180
	脳波の取り方	医育 松本美志也／184
		診療 二永　英男／186
	脳血流量のモニタリング	医育 青野　光夫／188
		診療 竹中　元康／190

7　腹部編　193

	胃カテーテルの挿入・留置法	
	麻酔中	医育 本郷　　卓／194
		診療 斉藤勇一郎／196
	胃洗浄法	医育 平井　勝治／198
		診療 中野　　実／202
	腹腔内穿刺法	医育 原田　尚重ほか／204
		診療 宮内　善豊／206
	腹部エコー法	医育 美濃部かおり／208
		診療 亀上　　隆／212

8　腎臓編　215

	膀胱内カテーテルの留置法	医育 服部　智任／216
		診療 渡辺　　巖／218

9　代謝・筋肉編　221

	体温維持の方法	医育 松川　　隆／222
		診療 設楽　敏朗／224
	人為的低体温誘導法	医育 前原　康宏／226
		診療 和泉　博通／228
	筋弛緩モニタリング	医育 増田　裕一／230
		診療 長尾乃婦子ほか／232

索　引　235

1

注射・穿刺 編

How to

筋肉内注射
上腕・殿部

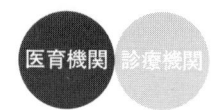

獨協医科大学第一麻酔学教室　見塩六生

注射には皮下注射，皮内注射，筋肉内注射，血管内注射（静脈内注射，動脈内注射）などがあるが，筋肉内注射は皮下注射と静脈内注射の中間の吸収・薬効をもつ。その吸収速度はおよそ皮下注射の2倍，静脈内注射の5分の1程度である。

患者に注射針を刺し薬液を注入する行為は，注射部位とその周辺の神経や組織を障害する危険性を常に持っている。また，針の誤刺によって起こる感染は，患者側だけでなく医療従事者側にも起こるために，細心の注意をもって行う。

1. 筋肉内注射された薬液の循環経路

筋束間結合組織→網細血管→末梢静脈→右心の順でめぐる

2. 使用される薬液の特徴

・神経分布が少ないため刺激性薬液でも注射可能
・吸収が良好であるため，懸濁液でも注射可能
・1回の注射薬液量は5mlを限度とする。
・pHや滲透圧が組織液と同等で，刺激のない薬が適する。

3. 臨床的応用

静脈内注射や皮下注射が不可能な薬剤の非経口的投与時に用いる。

4. 注射部位

筋束が豊富で，太い神経や血管のない部位を選ぶ。一般的には上腕や殿部の筋肉へ注射する。特に上腕では三角筋や上腕三頭筋，殿部では中殿筋へ注射することが多い。筋肉組織は皮下組織よりも血管に富み，吸収が早い。しかし組織が密なために急激な薬物の注入で疼痛を生じやすい。

一般的に用いられている中殿筋と上腕三頭筋の注射部位を示す。

中殿筋部での注射は図1のように前上腸骨棘（A），後上腸骨棘（B），腸骨稜中央付近（C）に囲まれた部分で行い，坐骨神経や上殿皮神経を傷害する可能性が少なく太い血管もないために，他の部位よりも安全に筋肉内注射が可能であるが，女性等では羞恥心に対して十分に配慮して行うこと。

上腕三頭筋で行う場合には図2のように解剖学的な手の位置である立位で，手掌を前面にして肩峰（A）と肘頭（B）を結んだ線で下から3分の1の部位で行う。

ここで紹介した注射部位は大きな血管や神経を避けることができる部位であるが，小さな静脈や

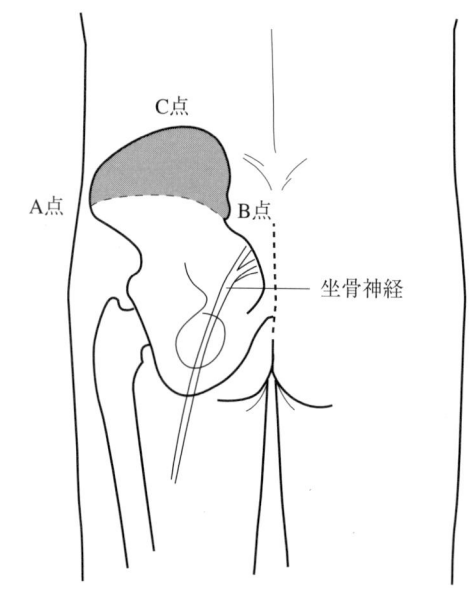

図1　中殿筋での筋肉内注射
A（前上腸骨稜），B（後上腸骨稜），C（腸骨稜中央付近）点で囲まれた範囲内で行う。

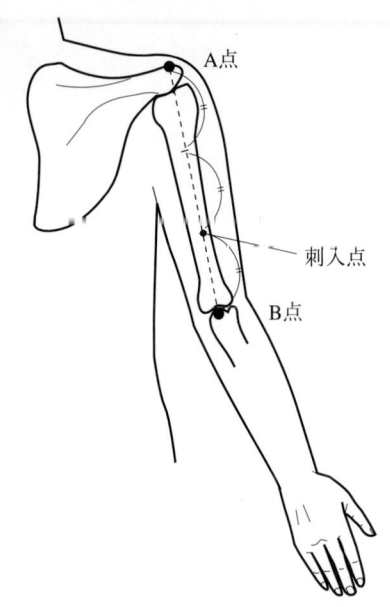

図2 上腕三頭筋での筋肉内注射
上腕の後側つまり解剖学的な手の位置である立位で，手掌を前面にして肩峰（A）と肘頭（B）を結んだ線で下から3分の1の部位で行う。

知覚神経は全身のあらゆる部分に存在し，今回紹介した部位での注射でも穿刺する可能性はあるので常に注意する。

5．実施法

・患者に同意を得た後，注射部位を決める。
・自分の手指を清潔にする。
・薬液を確認し，可能な限り不潔にしないようにして注射器に充填する（注射施行者自身が行うようにする）。
・薬液を吸う針は21Gか22Gで行い刺入針は23～26Gを用いる。
・注射部位を消毒綿で，刺入部を中心に円を描くように外側に向かって消毒する。
（アレルギーに注意しながらアルコール綿か相当の消毒剤で消毒する）。
・左手で注射部位を強く進展させ，皮膚に対してほぼ90度で針を刺入する。ただし痩せている人の場合には刺入角度を浅くする。
・刺入後は激痛や放散痛，末梢の痺れなど，刺入時の合併症が起こっていないことを確認しながら皮膚を進展させていた左手を放す。
・放した左手ですばやく注射器を固定し，右手で内筒を引いて血液等の逆流がないことを確認する。
・薬液をゆっくりと注入し，注入終了後は針を速やかに抜去する。
・抜去後はすばやく注射部位を消毒綿で圧迫する。
・抜いた針による針刺し事故を十分に注意する（リキャップしないほうが安全であるとされている）。
・注射前後で患者に変化のないことを確認して終了する。

How to

筋肉内注射
上腕・殿部

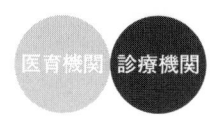

武蔵野赤十字病院麻酔科　可児浩行

筋肉内注射をする前に次のことを確認する

（1）他の投与方法（経口・坐薬・静注・皮下注）と比較して，筋肉内注射が薬剤投与経路として優れている，あるいは妥当であること。

（2）筋肉内注射の同意が得られていること。

（3）使用する薬剤に，筋肉内注射の適応があること。また使用量が過量でないこと（筋肉内注射で投与できる薬液量は，5ml程度までである）。

（4）注射する局所に感染がないこと。

（5）出血傾向がないこと。

注射部位を選択する

筋肉内注射の部位としては

（1）解剖学的に，神経損傷や血管穿刺を起こしにくい部位

（2）筋肉量が豊富な部位を選択する。具体的には，

　i）三角筋（上腕）

　ii）中殿筋（殿部）

が一般的である。

　i）三角筋（注射薬液量：〜2ml）：図1

・上肢を体幹につけ下垂した状態で皮膚の上から肩峰の外側端を確認する（A）。

・同部位より外側に約4cm遠位の点（B）を刺入点とする。

・これよりさらに遠位での三角筋への注射では腋窩神経損傷の危険性が高くなる。

・また，三角筋よりさらに遠位の上腕三頭筋への注射では，橈骨神経損傷の危険性がある。

・したがって，着衣のままの腕まくりの状態での上腕への筋注はしない。

　ii）中殿筋（注射薬液量：〜5ml）

・側臥位で皮膚の上から上前腸骨棘（C）と上後腸骨棘（D）を確認する。

・両者を結ぶ線の外側約1/3の点（E）を刺入点とする。

・刺入点が内側に寄ると上殿神経損傷の危険性が高くなる。

実際の注射法

（1）着衣をとり，当該筋肉が弛緩する肢位をとって，刺入点を決めるためのランドマークを確認する（前記参照）。

（2）刺入点を決め，アルコール綿で消毒する。

（3）アルコールの乾燥後，皮膚に垂直に針を刺す（23G程度の針を使用）。

（4）神経損傷を疑わせる異常な激痛や血液の逆流がないことを確認しながら，薬液をゆっくりと

A. 肩峰外側端確認点
B. 刺入点
a. 三角筋
b. 上腕三頭筋
c. 腋窩神経
d. 橈骨神経
e. 肩甲骨
f. 肩峰
g. 上腕骨

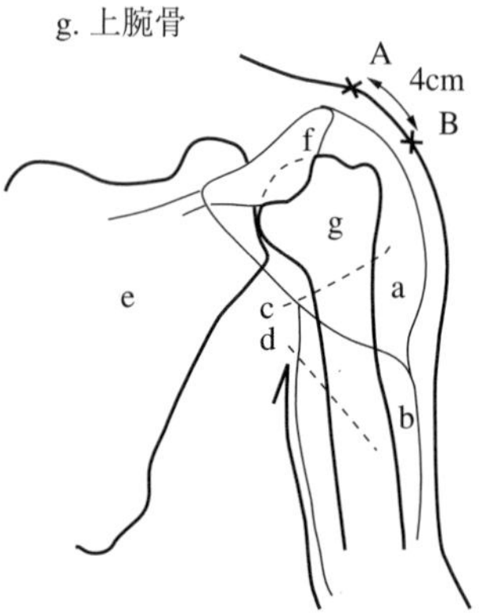

図1　肩関節後面

C. 上前腸骨棘
D. 上後腸骨棘
E. 刺入点
h. 中殿筋
i. 上殿神経
j. 坐骨神経
k. 寛骨
l. 大腿骨

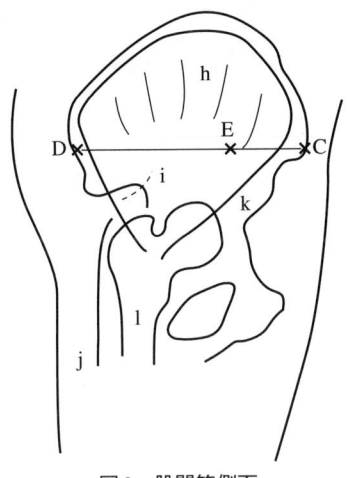

図2　股関節側面

注射する。

(5) 注射終了後，局所を軽くマッサージする。

合併症と対策

(1) 神経損傷

・注射に際し異常な激痛が生じた場合は直ちに注射を中止する。

・神経損傷を疑わせる異常な痛みを施行者に伝えることが困難な小児や，意識障害のある患者（全身麻酔中の患者も含む）には筋肉内注射はしない。

(2) 血管内注入

吸引テストをくり返し，薬液を少量づつ注射する。

(3) 感染

十分消毒をし，清潔操作を心がける。

(4) 骨・骨膜損傷

注射針が骨に当たらないよう，針の長さ，組織の厚さ，針の刺入方向等に留意する。

(5) 筋拘縮

筋肉発育途中である小児や，萎縮により筋肉量が減少している高齢者には，筋肉内注射はしない。

How to

静脈穿刺と針留置
前腕，手背，足関節，足背

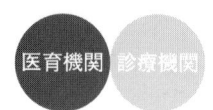

旭川医科大学麻酔・蘇生学教室　高畑　治

　静脈留置針を用いて末梢静脈を穿刺し静脈ラインを確保することは，静脈麻酔薬，蘇生時の救急薬剤の投与ラインとして，また水分補給時の輸液ラインとして麻酔管理上，必要不可欠な手技の一つである。手術室に患者が入室してまずはじめに施行する手技のため，この成否がその後の麻酔施行にどういう訳か大きく影響する（著者自身だけかも知れないが）ことから単純な手技の反面，慎重さ・確実さが必要となる。

穿刺針について

　静脈留置針は金属である内套と，血管内に留置する外套からなる。内套の先端は外套にくらべ1～2mm長いために，この特徴を念頭に置く必要がある（図1）。通常，成人は16～22G，小児では22～24Gの太さのものを使用する。

挿入方法

1．刺入部位の選択

　原則としては刺入しやすい部位が選ばれるが，上肢の血管を第一選択とする。下肢静脈の場合，血流のうっ帯により静脈炎・血栓症の発生が高いため，欧米ではほとんど用いられていない。術後の肺塞栓症発生の観点からも，その使用には十分な配慮が必要と考えられる。

　また末梢側の血管からまず選ぶことが必要であり，いたずらに中枢側の血管を刺入し失敗することのないよう心掛ける。また関節部を避け，患者の行動を制限しないような部位を選択する。

2．刺入方法

　まず，穿刺部の10～15cm中枢側に駆血帯を巻き，末梢静脈を怒張させる。アルコール綿などで穿刺部を消毒し，穿刺部よりも末梢側の皮膚を静脈と平行に手前に引き，皮膚を緊張させる（図2）。留置針は内套の透明部分を持ち，逆流してくる血液が観察できるようにする。留置針挿入のイメージを図3に示す。皮膚に対して10～30°の角度で留置針を刺入する（図3①）。留置針の先端（内套）が静脈内に入ると，内套への血液の逆流が確認できる（図3②）。若干，皮膚との角度を少な

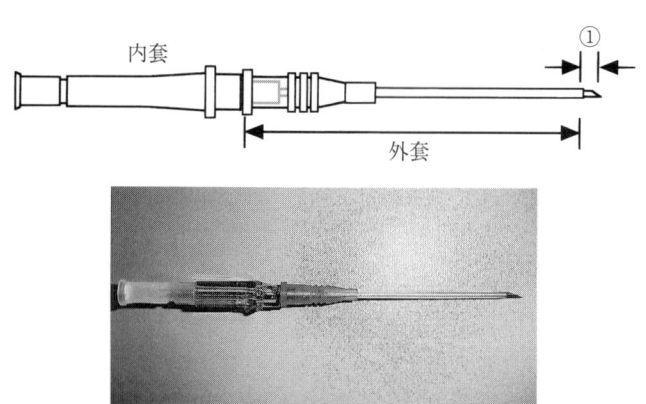

図1　静脈留置針
留置針の先端は①に示すように内套が外套よりも1～2mm長くなっている。

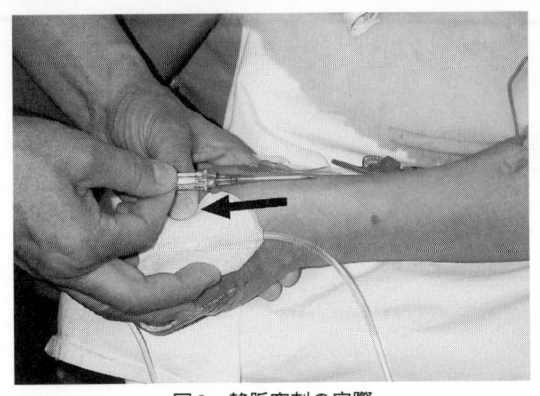

図2　静脈穿刺の実際
穿刺時には矢印で示すように留置針を持たない手を使い，穿刺点よりも末梢側の皮膚を静脈と平行に末梢に向かって緊張させる。

くさせ，静脈にそって数mmすすめ外套が静脈内に入るようにする（図3③）。外套が静脈内に入る時には，わずかに抵抗が減弱することが確認できる時もある。その後，内套を抜きながら，外套を進める（図3④）。最後に駆血帯をはずして血液の逆流を確かめ，準備してある輸液ラインに接続する。

注意事項

創傷，内シャント，麻痺側の四肢は静脈穿刺を避ける。また皮膚，皮下組織に炎症がある場合も避けなければならない。静脈挿入部位の疼痛，腫脹や発赤は静脈留置が不完全であることを示すが，麻酔中は患者からの疼痛の訴えがないために，点滴滴下が不良の場合には刺入部位の確認が重要となる。

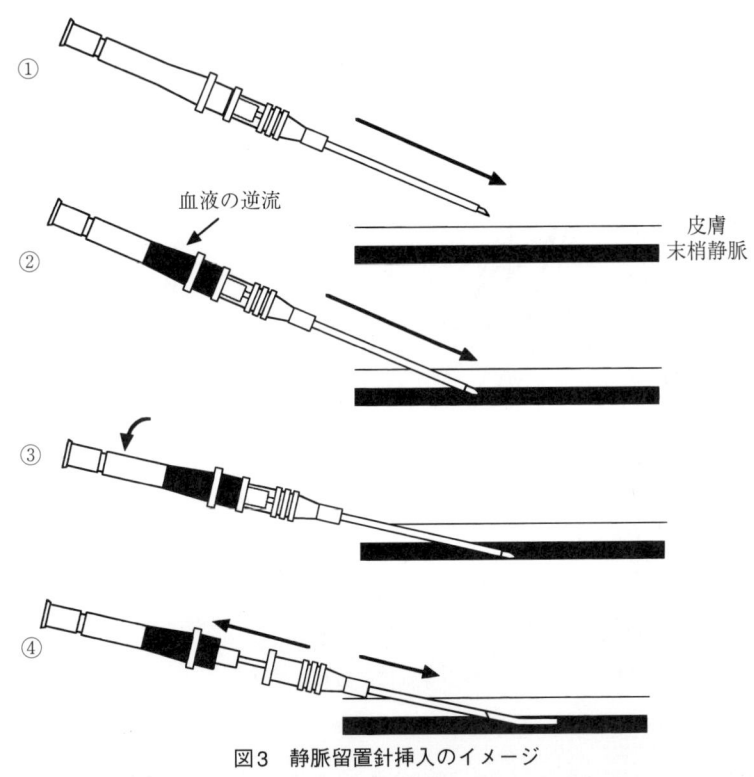

図3　静脈留置針挿入のイメージ

How to

静脈穿刺と針留置
前腕，手背，足関節，足背

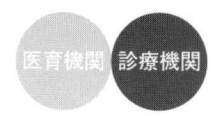

静岡県立総合病院麻酔科　白石義人

　麻酔科医としての麻酔業務の始まりは，点滴の確保からといっても過言ではない。手技として一番経験を積み，習得するのも早い。研修医を見ていると，えてして安易に穿刺をして失敗し，それ以降やることなすこともうまくいかない場面に遭遇する［☞1］。過度に緊張する必要はないが，スムーズに穿刺をして仕事のリズムを作る心構えが大切である。また，術前診察時にどこが取れそうかあらかじめ目星を付けておくとよい［☞2］。

穿刺の場所（図1）

　通常，上肢を選択する。下肢は成人症例では原則として避ける［☞3］。術側（特に腋窩郭清の場合）は避ける方が望ましい。下流（末梢）から穿刺する。中枢側で失敗するとその下流の静脈は使用できない。したがって痛覚の問題はあるが手背を第一選択とする。血管は太くて真直ぐな所か，

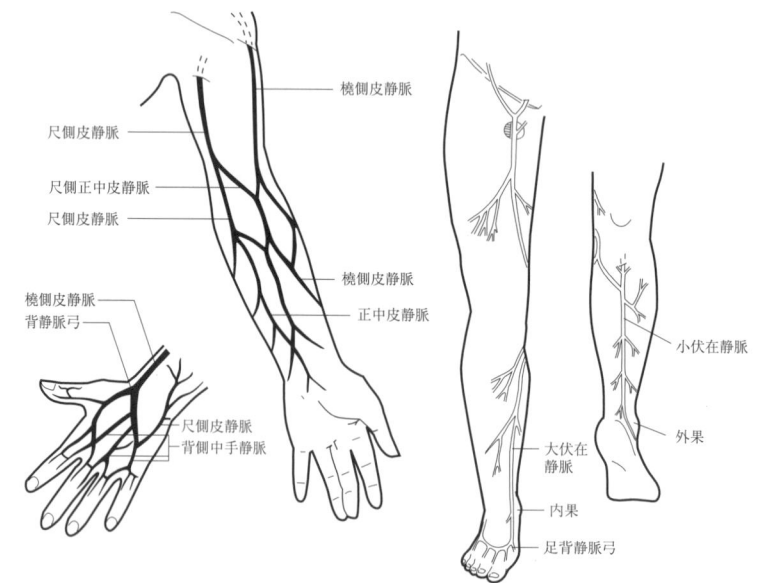

図1　静脈穿刺に使われる皮静脈

- ［☞1］穿刺は失敗しても3回までにしよう（3回ルール）。他の人に交替して確保した方がよい。筆者の経験だが若い研修医が子供の点滴を何回も失敗して術後上司である私のところへ親から怒鳴り込まれたことがある。それ以降3回ルールを定め，かつ親同伴の手術室入室を行っている[1]。
- ［☞2］通勤電車に乗っていると前にいる人の手を見て血管を捜したり，頸部を見て顎が小さくて首が短く挿管しにくそうとか思った経験はないだろうか。日頃からそういった目で観察するのを勧める。ただし，ストーカーに間違われないように。
- ［☞3］手術中は下肢には弾力包帯を巻き，深部静脈血栓症の防止装置（例えばA-VインパルスTM）も使用している。したがって，成人では下肢からの静脈確保はしない。例外的に小児ではどこにも血管が見えなくても内踝に太い血管（大伏在静脈）があるので確保することがある。

Y字になっている合流部を狙う．止むを得ない場合もあるが，手首や肘などの屈曲部は取らない．

穿刺前準備

穿刺の痛みを取るためにリドカインテープやクリームを（30分～1時間前）術前処置しておく．入室時間がオンコールの場合，穿刺時に局所麻酔を27G針で（0.5％リドカイン）行う［☞4］．血管拡張のために手術室を暖め，患者をリラックスさせる．穿刺部位の位置を心臓より下に下げる．穿刺部位を軽く叩く．温かいタオルで暖める．直接当てると気化熱を奪ってかえって皮膚温を下げるのでビニール袋にタオルを入れて当てる．

留置針の選択

基本的には何でもよいが，材質はポリウレタンが望ましい．血管内で軟化して血管壁を損傷しないとされる．逆流が確認できるものであればなおよい．

したがって針の持ち方も逆流を見ながら入れるようにする．針刺し事故防止の安全機構が備わっている留置針は持ち方が制限される場合もあるので注意する．結局慣れの問題であるので安全機構付きの針を使用することをお勧めする．サイズや内径は成人であれば20G，30mm程度で十分である．長さがあまり長いと静脈弁でつかえる場合があり，逆に短いと抜けやすい．血管が細かったり，自信がなければ22Gで取っておいて挿入後血管拡張してから太い径のものを取り直してもよい．自信があって，術中輸血の可能性があれば始めから太い径のものを取ってもよい．固定観念に捕らわれず臨機応変に対応すること．

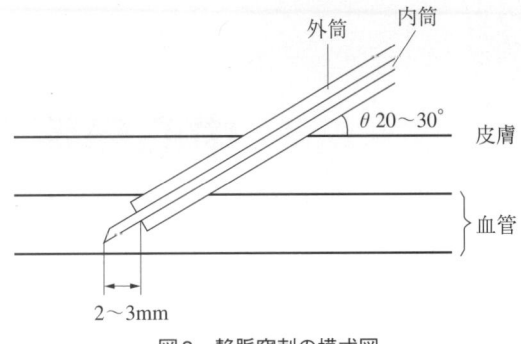

図2　静脈穿刺の模式図

刺入法

左手で（利き手ではない方）患者の手を持って固定し皮膚を自分の拇指（左手）で手前に引っ張って血管が穿刺の際に逃げないようにして真直ぐに刺す．逆流を認めたら内筒と外筒の差（2～3mm）さらにゆっくりと進める（図2）．この時の意識として内筒（金属針）はスタイレットと考え，外筒のみ静かに進める．抵抗があったら無理に進めない．弾力性に富む動脈血管と異なり，血管を貫いてから戻して再挿入することは不可能と考えたほうがよい（小児の場合成功することもある）．特に硬化の強い老人の血管は細心の注意を要する．

固定

留置したら点滴ライン（ロック付きが望ましい）をしっかり接続し，滴下や刺入部の状況を再確認する．固定法は各施設のやり方に従うが［☞5］しっかり固定されるまで針から絶対に手を離さない．接続部や三方活栓が被い布に隠れる場合，外れないようにテープで固定する．

「結論」習うより慣れろ!!［☞6］

［☞4］痛み止めの局所麻酔が一番痛いというジレンマがある．27Gの細い針を用いよく伝達浸潤させてから本穿刺を行う．リドカインテストになるという言い訳を一応は用意しているが，エアガンタイプの注入器が欲しいところである．
［☞5］接続部が見えている固定法が望ましい．単純に透明フィルムを1枚貼って，補助的にラインを固定する方法もあり，専用のフィルムキットも売られている．
［☞6］練習用のファントムが存在するが，留置針の構造を理解するには役立つものの実際の感覚とは程遠い．研修医同士互いに穿刺しあうのも患者心理を理解するうえで役立つであろう．しかし，患者で練習するなどとは決して思わないで欲しい．

[文　献]
1) 白石義人：親同伴による小児麻酔の導入．日小麻会誌 5 (suppl)：83, 1999

How to

中心静脈カテーテル留置
大腿静脈

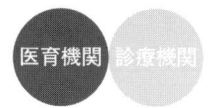

富山医科薬科大学医学部麻酔科学教室　広田弘毅

大腿静脈穿刺のピットフォール

大腿静脈穿刺による中心静脈カテーテル留置は，鎖骨下静脈・内頸静脈の穿刺と異なり気胸の危険がないことから，比較的安全なアプローチであると見なしがちであるが，次のような問題点があり注意を要する。

1．静脈弁によるカテーテル挿入困難

鼠径靭帯直下には，約3分の2の症例において静脈弁が存在する[1]ために，静脈穿刺に成功してもカテーテルの送り込みが困難なことがある。

2．動脈穿刺

末梢へ向かうほど，大腿静脈が大腿動脈の背側へ移行し深部へ向かうため，鼠径靭帯から離れた部位からアプローチすると動脈穿刺になりやすい。誤って動脈穿刺した場合は穿刺針を抜去して圧迫止血するが，鼠径靭帯から離れるほど，大腿動脈の固定性が悪くなり深部へ逃げるため圧迫止血の効果が不十分となる。時に大腿動脈穿刺後の医原性仮性動脈瘤の症例を経験するが，鼠径靭帯から離れた部位で穿刺した場合が多い。

3．血管外輸液・輸血

大腿部は可動性があるので，術後の患者の体動によりカテーテルが血管外へ逸脱し後腹膜輸液・輸血となることがある。血管を損傷しない柔らかいカテーテルを使用すべきである（後述）。硬めのカテーテルを挿入した場合は，術後早期に抜去する。

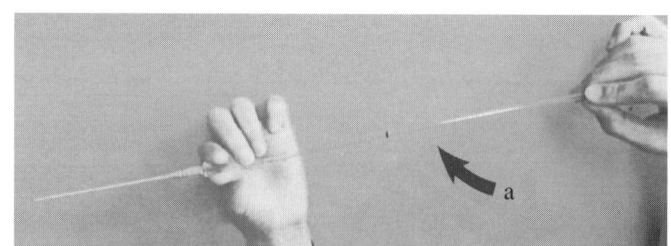
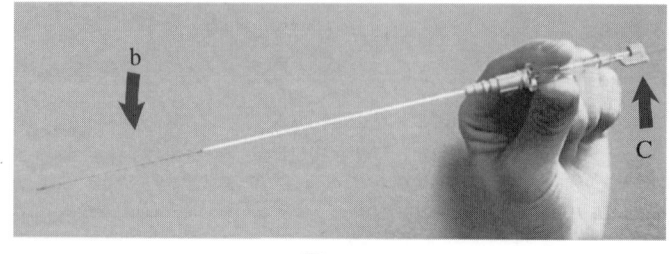

図1
　われわれの施設において中心静脈用に用いているアロー社製穿刺システム（18Ga×10.8cm）。
　A：留置針と透明なチューブで覆われたガイドワイヤー（a）で構成されている。
　B：ガイドワイヤー（b）はハブ（c）を用いて清潔に操作できる。

4. 感染

カテーテル留置部位が不潔になりやすいので，長期留置目的であれば，鎖骨下か内頸静脈ルートを選択する。

アロー社製穿刺システムによる大腿静脈カテーテル留置

腰のある外筒を持った穿刺針は，血管内に外筒を送り込みやすく成功率が高いが，患者の体動等により血管外にカテーテルが逸脱して合併症となるリスクがある。しかし外筒が柔らかすぎると静脈弁に阻まれ留置に失敗する。これらの相反する問題点を克服するために，われわれの施設ではアロー社製（18Ga×10.8cm）大腿動脈穿刺システムを中心静脈用に流用している。

アロー穿刺システムはセルジンガー法の一種であり，留置針と透明なチューブで覆われたガイドワイヤーのセットからなる。留置針の外筒（X線不透過）はテフロン製で柔らかく，長期留置可能である。一般のセルジンガー法では無菌操作でガイドワイヤーを操作するが，本システムにおいては滅菌手袋を装着しなくとも，ハブを用いてガイドワイヤーを簡便かつ清潔に操作できる（図1）。

カテーテル留置の実際（図2）

（1）大腿を外旋させ，軽度の頭高位とする。

（2）穿刺部位は大腿動脈のすぐ内側，鼠径靱帯の直下とする。

（3）ヘパリン生食を満たしたシリンジを留置針に接続し，吸引をかけながら大腿静脈を穿刺する。左手で大腿動脈を触知しながら，そのすぐ内側を穿刺するとよい（図2A）。

（4）刺入部から2～3cmの深さで血液の逆流を認める（図2B）。

（5）血液の逆流を認めたら，シリンジを外しガイドワイヤーの入ったチューブを接続する（図2C）。

（6）ハブを操作してガイドワイヤーを血管内に進める。この時ハブが，チューブの黒いマーカーを越えて抵抗なく進めば，ガイドワイヤーは血管内に留置されている（図2D）。

（7）ガイドワイヤーをガイドに留置針の外筒を大腿静脈に挿入する（図2E）。

（8）外筒に輸液ラインを接続したら，点滴ボトルを下げて血液を逆流させ，外筒が大腿静脈内に留置されたことを確認する。

アロー穿刺システムの注意点

（1）アロー穿刺システムは，操作が比較的簡便であり「血液の逆流を認めれば，確実にカテーテル留置に成功する」という点で優れている。ただしガイドワイヤー挿入時（図2D）に抵抗がある時は，決して無理に進めてはならない。このような場合は穿刺針の先端が血管外に逸脱している可能性が高いので，一旦ガイドワイヤーを外してヘパリン生食入りのシリンジを再接続し，血液の逆流を確認する。ガイドワイヤーを無理に進めると，変型して使用不可能になるばかりか，血管外組織に迷入して抜去困難となることもある。

（2）アロー社の製品には，同様のシステムで16Ga×16cmおよび14Ga×16cmもあるが，筆者の使用した印象では，16ゲージや14ゲージでは外筒とガイドワイヤーの太さに差があり過ぎるために，外筒を挿入する際に抵抗がありコツがいる。安全確実に外筒を送り込めるという点では，18ゲージが優れている。

（3）誤って動脈穿刺してしまった場合は，そのまま留置して動脈圧ラインにしてもよい（本来動脈用である）。また蘇生などで動脈を触れないような症例では，解剖学的に適切と思われる部位を穿刺して，血液の逆流を認めたらガイドワイヤーを用いてカテーテルを留置し，動脈であれば動脈圧ラインに，静脈であれば中心静脈ラインにするという使用法もある。

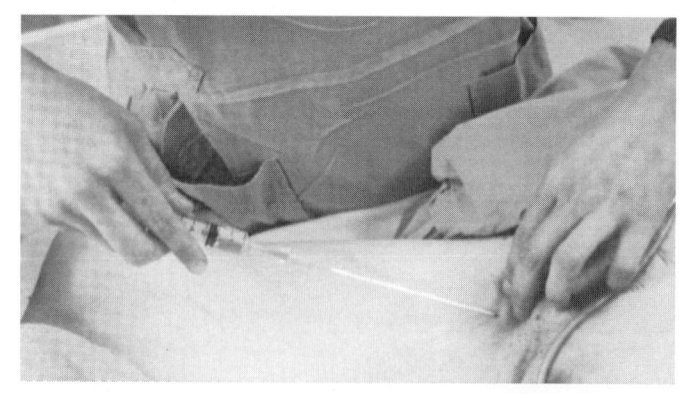

A

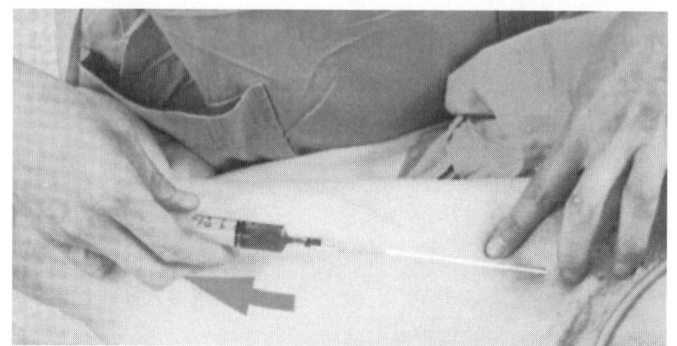

B

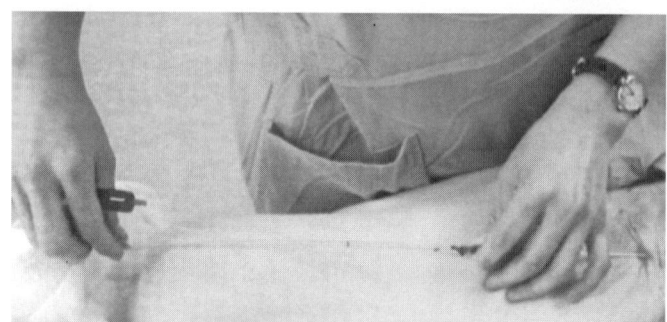

C

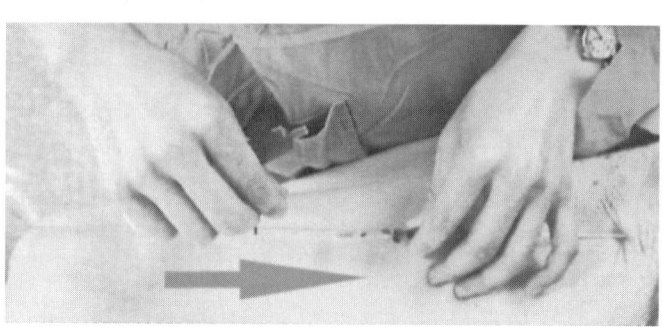

D

図2
アロー社製穿刺システムを用いた中心静脈（大腿静脈）カテーテルの留置（詳細は本文参照）。

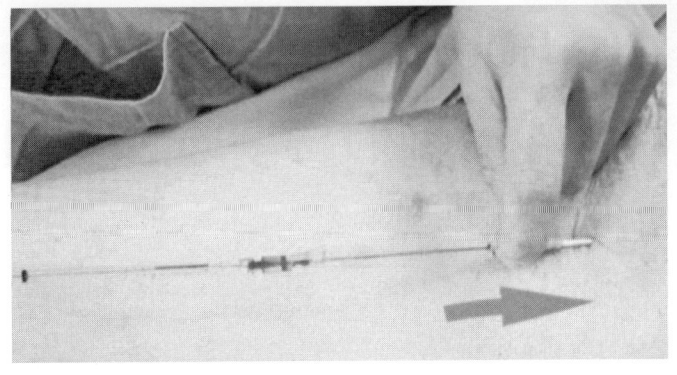

E

図2（つづき）

[文 献]
1) Anderson JE : Lower limb, Grant's atlas of anatomy. 8th ed. Baltimore, Williams & Wilkins, 1983

How to

中心静脈カテーテル留置
大腿静脈

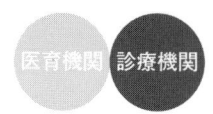

都立大久保病院麻酔科　野村ゆう子

中心静脈ラインとして大腿静脈が選択されるのは，緊急を要する心肺蘇生時や（心マッサージを施行しながら確保できる），頸部に操作が及ぶ手術の場合である．一方，会陰部に近いため刺入部が不潔になりやすく，長期留置には適さない．

解剖と穿刺部位

鼠径靱帯，縫工筋，大腿内転筋で構成される大腿三角（Scarpa三角）内において，鼠径部では大腿動脈の内側を並走するが，末梢に行くに伴って動脈の下側を走行するようになり静脈径も細くなる（図1）[1]．穿刺部位は，一般的には鼠径靱帯の1～2横指下方で動脈の内側1cm以内だが，長期留置が目的の場合，カテーテル感染を避ける意味から鼠径靱帯から10cm以上末梢側で行われることもある．後者の場合，動脈が静脈にオーバーラップしている部位なのでエコーガイド下に施行される[2]．

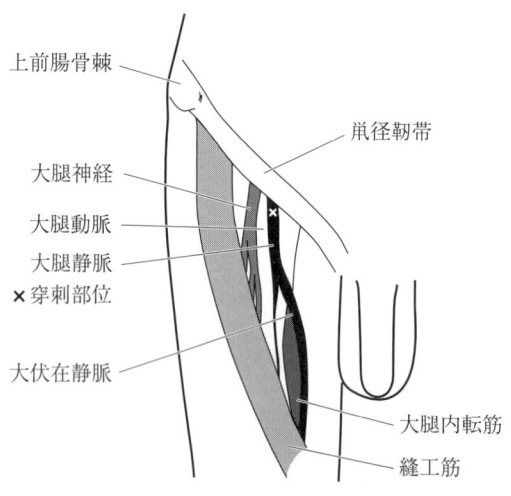

図1　大腿静脈周辺の解剖と穿刺部位

手技

(1) 穿刺部周辺の剃毛を行い，鼠径部を広範囲に消毒した後，穴あき滅菌布で覆う．

(2) 仰臥位で，穿刺側の下肢を伸展，軽度外旋・外転位にする．

(3) 患者の右側に立ち，左手で大腿動脈の拍動を縦に触れ右手で穿刺するが，やむをえず左側からのアプローチになる時は，右手で動脈を触れ左手で穿刺する．

(4) 試験穿刺：23G針で皮膚に浸潤麻酔をした後，針を皮膚面に対し約40度の角度で軽い陰圧をかけながら上方に向かって進め，静脈血の逆流を確認する．

本穿刺：同じ方向で本穿刺を行い，穿刺針内筒を抜き外筒にカテーテルまたはガイドワイヤーを挿入する．カテーテルを進めていて抵抗がある時は，腹腔内の細い静脈に迷入していることが多い．

(5) カテーテルは一般的に70cmのものを使用する．カテーテル先端位置の下大静脈までの距離は成人で40～50cmで，長さを調整後に固定する．

穿刺法とカテーテルの種類

穿刺法は，穿刺針外筒に直接カテーテルを挿入する直接穿刺法と，穿刺針外筒にガイドワイヤーを挿入して外筒を抜き，ダイレーターで挿入路を拡張した後，ガイドワイヤーを通してカテーテルを挿入するセルジンガー法に大別される（図2）[3]．後者の方が成功しやすい．

カテーテルには，使用目的によって内腔が1つのシングルルーメン，内腔が複数のダブル・トリ

プルルーメンがある。シングルルーメンは病棟での高カロリー輸液ラインとして直接穿刺法で挿入されることが多く，ダブル・トリプルルーメンは手術中の中心静脈圧測定やカテコラミン・血管拡張薬投与経路として多目的に用いられ，セルジンガー法で挿入される。

合併症

（1）カテーテルの迷入：カテーテルが長いため腹腔内での迷入が多い。

（2）動脈穿刺：鎖骨下，内頸静脈アプローチに比べれば圧迫止血が容易だが出血傾向のある患者や太いカテーテルを挿入する際には注意を要する。

（3）動静脈瘻：動脈がオーバーラップしている部位で穿刺した場合に起こる。

（4）腹腔穿刺：穿刺部位が高すぎる場合に起こる。

（5）感染：会陰部に近いためカテーテル由来の敗血症（CRS；catheter related sepsis）[3]にならないよう注意する。長期留置は避けたほうが無難である。

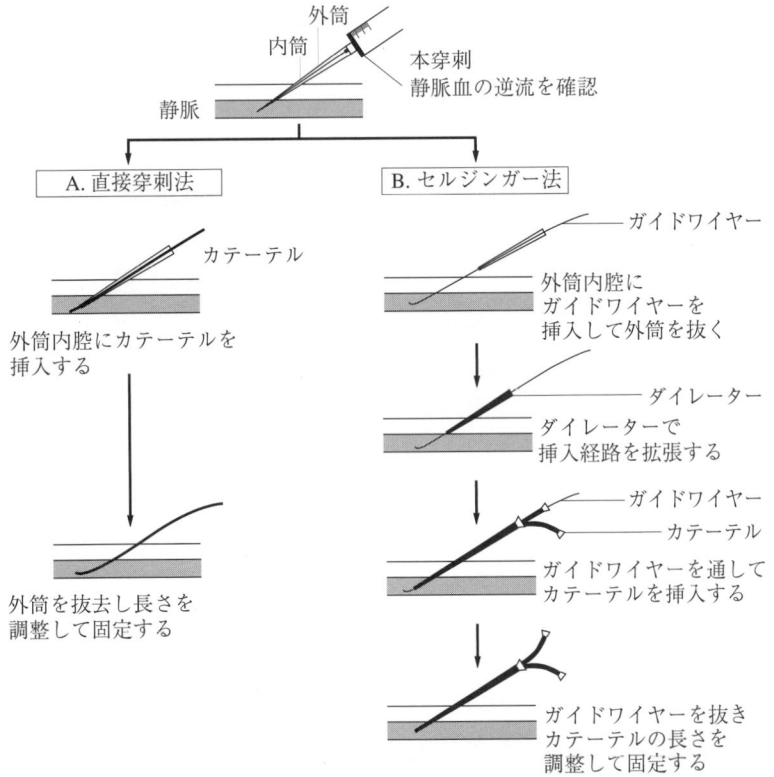

図2　カテーテル挿入法
（植田一吉：中心静脈カテーテルについて．OPE nursing 15：230, 2000 より引用改変）

[文献]
1) 小川鼎三：臨床応用局所解剖図譜第2巻胸部・腹部・四肢第2版．Helmut Ferner 編．東京，医学書院，1980
2) 木原真一：エコーガイド下大腿静脈穿刺による中心静脈カテーテル留置法の検討．日臨麻会誌 19：36, 1999
3) 植田一吉：中心静脈カテーテルについて．OPE nursing 15：230, 2000

How to

中心静脈カテーテル留置
頸部静脈

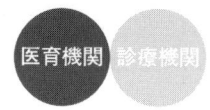

杏林大学医学部麻酔科学教室　比嘉　正祐

はじめに

　中心静脈カテーテルはショック時の末梢血管の確保が困難なとき最後の静脈路としてある。また，救急蘇生薬の確実な投入ライン，麻酔中の循環のモニタリングとしても用いられる。麻酔科医にとって中心静脈路の確保は挿管技術と同様熟達しなければならない手技である。そのために，安全で確実な方法を取得する必要がある。従来成書で書かれている方法は安全で確実な手法という点で問題がある[1]。私の行ってきた方法を紹介し，この手技のさらなる発展を期待したい。

　中心静脈としては径が太い，内頸静脈，鎖骨下静脈がよく用いられる。外頸静脈の径は細いが表層にあるために穿刺による合併症は少ない利点がある。

外頸静脈穿刺法

　外頸静脈は鎖骨下静脈との合流が上大静脈の走行とは逆方向になるため中心静脈カテーテルとしては用いにくい。しかし，小児の場合や緊急の輸血や薬液の注入ラインとしては心臓に近く，また表層のため圧迫止血も安易であるために有用な血管である。鎖骨上窩で外頸静脈を圧迫し皮膚を頭側に引っ張り血管の緊張を保ちながら穿刺する。静脈の下が深いために突き破る頻度が高い。そのため血管の走行部位が一直線で平面になるように体位を取ることが重要である

内頸静脈穿刺法（図1a〜f）

　成書では胸鎖乳突筋の鎖骨頭と胸骨頭の三角の頂点から乳頭の中点を向かって穿刺するとある[1]。しかし，肺尖部に近すぎること，内頸静脈の走行に平行でないために穿刺に失敗することが多い。

　私は内頸静脈穿刺のコツは血管の拍動を観察し，指で血管の弾力を確認して穿刺することを薦めている。

体位・手技

　仰臥位でトレンデレンブルグ体位とし，肩枕を入れて頭部を低くし，頸部を広く保ち皮膚が伸びるように頭部を45度反対側に向ける。

　頭部を反対側に向けて指先で内頸静脈の弾力性と拍動を観察する。胸鎖乳突筋上，もしくは外縁近くで内頸静脈が一直線に走行し，径が1cm以上の大きさで拍動していることがわかる。内頸静脈には静脈弁はあるが，右房波のa波v波が良く観察できる。タタッ，タタッと波打つことを見ることができれば穿刺は100％うまくいく（図1a, b）。指先で静脈を確認し穿刺部位を決定する。穿刺部位は外頸静脈と胸鎖乳突筋が交差する近くを刺入点とする。この場所は胸鎖乳突筋の鎖骨頭と胸骨頭の三角の頂点より2〜3横指上方となる（図1c）。

　穿刺は血管の緊張を保つために頭側上方に皮膚を引っ張る（図1c）。その時，総頸動脈を確認して内方に押さえても良い。しかし動脈と静脈の関係で内頸静脈は総頸動脈の外上方を走行するために深く刺したり，乱暴な穿刺を行わない限り動脈穿刺は少ない。また上方であるために肺穿刺の危険性はない。内頸静脈が一直線になる距離が長く，血管上を針が走行するために成功する確立は成書の鎖骨頭と胸骨頭の三角の頂点穿刺より格段に上昇する。あえてテスト穿刺をする必要もない。皮膚穿刺後，注射器の陰圧を保ちながら進める。血

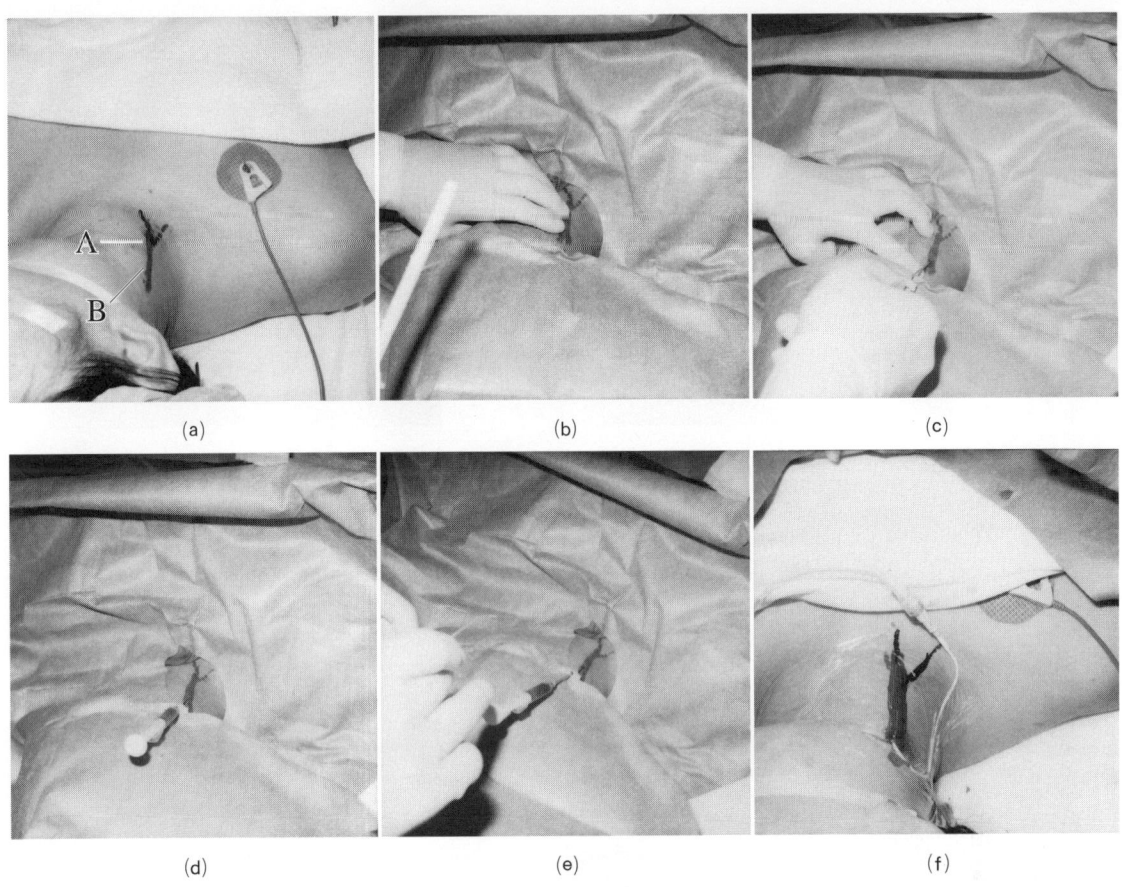

図1 内頸静脈穿刺法
(a) A 胸鎖乳突筋の鎖骨頭と胸骨頭で作る三角形の頂点
　　B 内頸静脈の走行
(b) 内頸静脈の弾力と拍動を触知する
(c) 皮膚を頭側に引っ張り，内頸静脈を緊張させる。
(d) 陰圧をかけながら血管の走行に沿って針を進める
(e) 内筒を抜いて逆流を確認し，外筒が血管内であることを確認する
(f) カテーテルを皮膚に固定する

管の逆流と血管穿刺の感触が得られたら内筒の注射針を抜き，外筒が血管内に入っていることを再度の逆流で確認する（図4 d, e）。外筒を進めるときに血管の緊張が保たれていないときに血液の逆流が見られないことがある。これは静脈を串刺しにしたか血管壁にあたっているかのどちらかである。その時は注射器をつけて逆流を確認する。カテーテル挿入後，カテーテルの固定と止血目的のために皮膚に縫合固定を行う（図1 f）。

鎖骨下静脈穿刺法（図2, 3, 4）

成書では鎖骨弯曲部の下縁から1横指下を刺入点として胸骨の頸切痕に向かって針を進めるとある[1]。しかし，上肢が外転すると穿刺方向が内下方に向かうことになり，胸腔穿刺の危険性が高くなる（図2 b）。私は胸骨の頸切痕2横指上方に向かって針を進める（図2, 3, 4 a）。鎖骨下静脈は脱水，ショックなどの循環血液量が低下し，内頸静脈が触れないときでも胸郭内であるために静脈虚脱がなく穿刺可能である。

体位・手技（図3, 4）

仰臥位でトレンデレンブルとして肩枕を入れ頸部が伸展できるようにする。頭部は穿刺の反対側に向けると成書にはあるが，反対側に向けると頭部に行きやすいために正中位で穿刺する。体位では上肢の位置は重要である。上肢が外転するほど鎖骨と第1肋骨との間が大きくなり穿刺針は内下

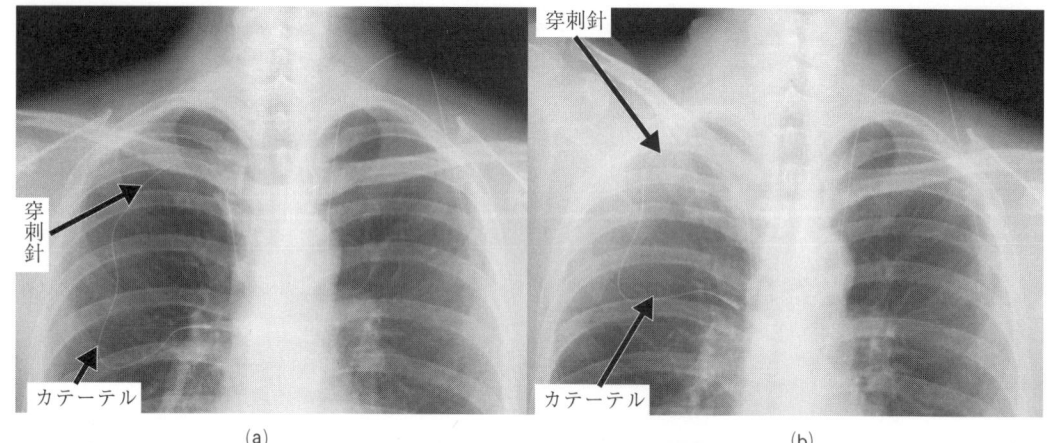

図2 上肢の位置による鎖骨下静脈穿刺針の方向
(a) 上肢が体幹につけ下方に引っ張ったとき，鎖骨下静脈の穿刺方向は胸骨上端より2横指上方に向かう。
(b) 上肢が外転挙上したとき鎖骨下静脈の穿刺方向は胸鎖関節（胸骨の頸切痕）で下方に向かう。

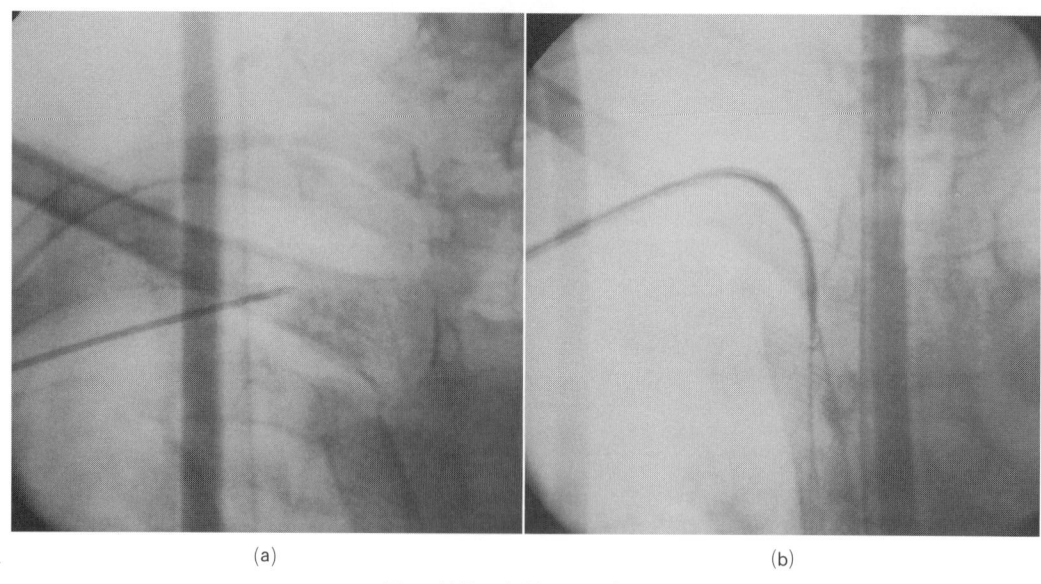

図3 鎖骨下穿刺時のX線写真
(a) 鎖骨下静脈穿刺時，穿刺針の方向
　　胸骨上端より2横指上方に向かう。
(b) 鎖骨下でのカテーテルの刺入方向

方に向かいやすくなり気胸の合併頻度が高くなる（図2b）。穿刺は鎖骨の中点で1.5横指下方を刺入点として胸骨の頸切痕の2横指上方に向かう方法を薦めている（図2，3 a，4 a，b）。鎖骨の中点は弯曲の頂点となり鎖骨下で針を通しやすい。上肢を体幹につけて下方に引っ張るようにすると鎖骨と第1肋骨の間が狭くなり，弯曲の頂点しか穿

刺針を通すことができなくなる。この方法では気胸の発生はほとんど皆無となる。穿刺は鎖骨に針を当てその下をすべらせる。鎖骨下を通過した後，左手は外筒を持ちながら皮下に固定し右手で陰圧を保ちながら進めていく。血液の逆流が確認できたら，内筒を少し抜き，再度逆流を確認する。左手で外筒をしっかり固定し，カテーテルを挿入す

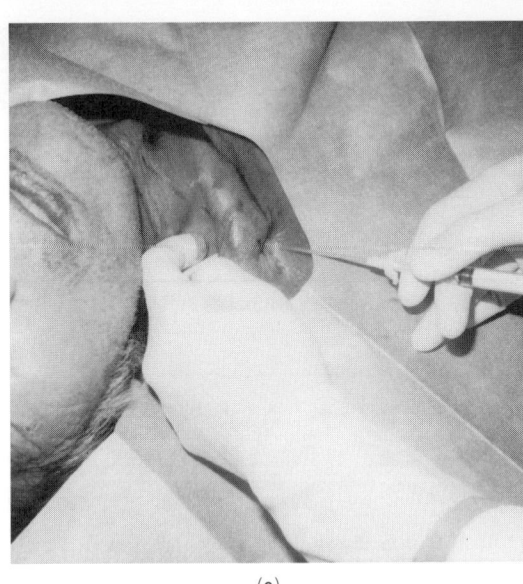 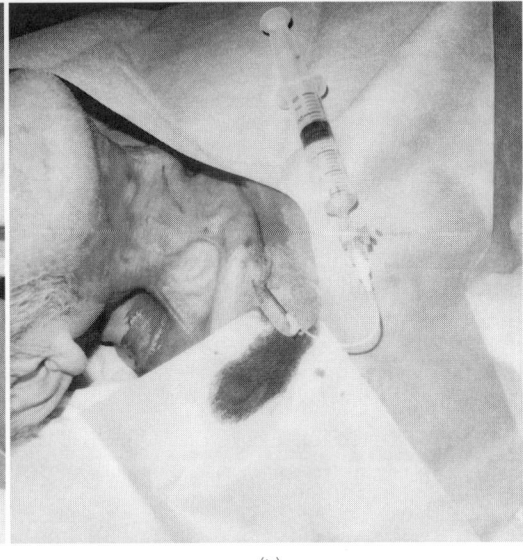

図4 鎖骨下穿刺針とカテーテルの方向
(a) 鎖骨の中点は前面で凸になっている。鎖骨の中点から1.5横指下方を刺入点として鎖骨下をすべらして針を進める。
(b) 針の方向は胸骨上端より2横指上方に向かう。

る。スムーズに入っていく時は上大静脈側に入っている。挿入がスムーズでないときは頭側に行ったりすることが多い。顔面を穿刺針の方向に傾けると上大静脈にいく確率が高くなる。

欠点は静脈の走行に対して平行でないために外筒挿入，固定に難渋することである。そのため，穿刺針を少し抜いて逆流が確認されたらそこでしっかり外筒を固定することがコツである。

[文献]
1) 新しい心肺蘇生法指針改定第2版．日本麻酔学会ほか編．東京，克誠堂，1994, p43

How to

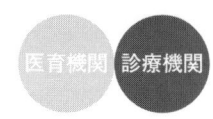

中心静脈カテーテル留置
頸部静脈

熊本赤十字病院麻酔科　浅井　淳

　頸部からの中心静脈カテーテル留置法は循環系のモニターや経静脈的栄養の手段として使用されるほか，術中，特に大量出血時に輸液路として使用される。したがって，麻酔科医にとっては絶対習得しておくべき手技である。

内頸静脈の解剖学的位置

　内頸静脈は頭蓋底の頸静脈孔から下行するが，鎖骨静脈と合する部では総頸動脈の前外側に位置している。小鎖骨上窩では胸鎖乳突筋鎖骨頭の内側縁後方に接して下行している[1]。右頸部では内頸静脈と腕頭，上大静脈がほぼ一直線をなしているので，中心静脈内までカテーテルを挿入しやすいし，また右胸管を損傷することもない[2)～5)]。したがって右側からの穿刺が好んで用いられる。

右内頸静脈穿刺法の種類

　右内頸静脈穿刺は穿刺部位の胸鎖乳突筋に対する位置関係から3つの方法に分けられる（図1）。
　私はその中でも小鎖骨上窩より穿刺する方法の成功率とその安全性を確認したことがある[6)]。以後この方法で指導しているのでその手技を紹介する。

手技

1．患者の体位

　内頸静脈を充盈拡張させ，穿刺を容易にし，かつ穿刺時の空気塞栓を予防するため，15～20度のトレンデレンベルグ体位にし，顔を軽く左側へ向ける。顔を左側へ向けすぎたり，右上肢を外転しすぎると胸鎖乳突筋鎖骨頭の輪郭がわかりにくくなる。

2．内頸静脈の位置確認

　穿刺部および周囲の皮膚を消毒後，術者の左手で患者の頤部を軽く前上方に引き，頸部の皮膚を伸展させる。右手に22ゲージ，長さ3.7cmの針をつけた2ccの注射器を持ち，小鎖骨上窩三角の頂点より皮膚表面に対し約30度の角度で，胸鎖乳突筋鎖骨頭の内縁側に沿って刺入する（図2）。注射器の内筒に軽く陰圧をかけながら針を進めると，約2.5～3.5cmの深さで血液を吸引でき，針が内頸静脈内に入ったことがわかる。そこで，針を内頸静脈の位置と深さの目標として残しておく。この時，頤部の皮膚を伸展させている術者の左手をゆるめることなく，右手だけ注射器をはずせるように練習しておく。

3．内頸静脈穿刺とカテーテルの挿入

　経皮的穿刺により挿入する各種のカテーテルが

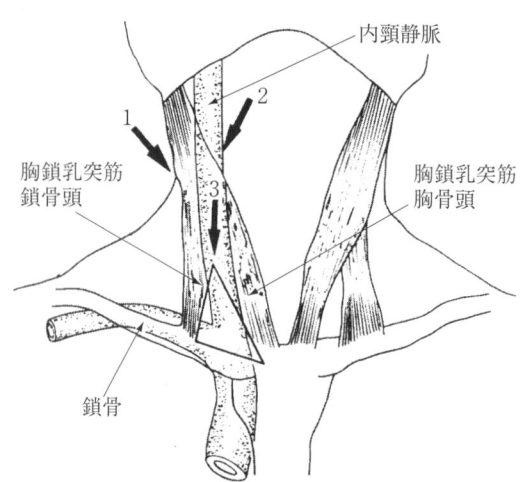

図1　右内頸静脈穿刺法の種類
1．胸鎖乳突筋の外側縁より穿刺する方法，2．胸鎖乳突筋の内側縁より穿刺する方法，3．小鎖骨上窩より穿刺する方法。図中の三角形は胸鎖乳突筋鎖骨頭，胸骨頭および鎖骨よりなる小鎖骨上窩を示す。
　（浅井　淳ほか：小鎖骨上窩からの右内頸静脈穿刺法．臨麻3(3)：372，1979より引用）

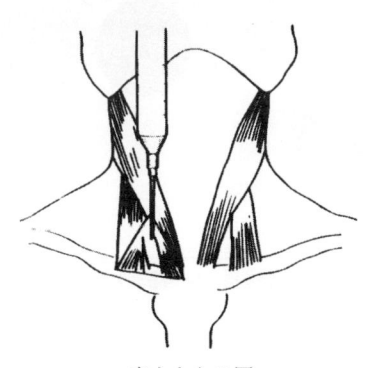
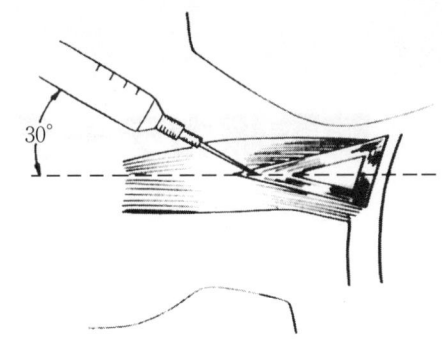

図2 右内頸静脈穿刺の針の方向と刺入角度
(浅井 淳ほか：小鎖骨上窩からの右内頸静脈穿刺法．臨麻 3 (3)：372, 1979 より引用)

真上からの図　　　　　　　側面図

市販されているが，私はアーガイル社製のCVカテーテルセルジンガーキットを使用している。

金属穿刺針（ガイドワイヤー挿入針，17G）にキット内に準備してある3ccの注射器をつけ，内頸静脈位置確認のために残していた22ゲージの針の外側より刺入，針に沿って同じ方向に進めていくと，同じ深さでわずかな抵抗を感じたのち内頸静脈を穿刺できる。このとき注射器の内筒はヘパリン液でぬらして滑りを良くしても，ヘパリン液は吸引しておかない方がよい。なぜなら吸引された静脈血がヘパリン液でうすまり，動脈血と勘違いすることがある。

静脈血がスムーズに吸引されることを確認したら，頸部の皮膚を伸展させている術者の左手をゆるめることなく，ふたたび右手だけ注射器をはずす。

次にキット内に準備してあるガイドワイヤー（0.89mm×60cm）を穿刺針より挿入する。右手だけの操作で注射器をはずしたり，ガイドワイヤーを挿入するのが難しいときは清潔な手袋をはめた助手に穿刺針を固定してもらったり，ガイドワイヤーの先端を穿刺針まで誘導してもらうとよい。

ガイドワイヤーが内頸静脈内まで十分に挿入できれば頸部の皮膚を緊張させていた左手を離し，後は両手を使って操作を進めることができる。

まずガイドワイヤーを残して穿刺針を抜去する。次にガイドワイヤーをキット内にあるdialatorの穴に通して，dialatorを内頸静脈まで挿入する。挿入時には穿刺針の先で少し皮膚切開をし，dialatorはねじ込むように押し進めた方がよい。再びガイドワイヤーを残してdialatorを抜去する。そしてガイドワイヤーを中心静脈カテーテル（12G×20cm）に通して，中心静脈カテーテルを内頸静脈内に挿入する。ダブルルーメンのサイド孔より静脈血がスムーズに吸引できればガイドワイヤーを抜去し，中心静脈カテーテルを固定する。これらすべての手順は清潔操作でなければならない。

まとめ

右内頸静脈穿刺は解剖学的位置がはっきりしているうえ，内径が太く，皮膚から比較的浅い位置にあるので経皮的穿刺が可能でその成功率は高い。また鎖骨下静脈穿刺法に比べて，気胸や血胸などの合併症も少ない。私の臨床経験からも推奨に値する有用な方法である。麻酔科医は術中の緊急静脈確保路として是非習得しておくべき手技である。

[文 献]
1) 金子丑之助：日本人体解剖学．第3巻．東京，南山堂，1997, p189
2) Kaplan J A, et al：Internal jugular vein katerization. Anesth Res 3：21, 1976
3) Defalque R J：Percutaneous catheterization of the internal juglar vein. Anesth Analg 53：116, 1974
4) Jernigan W R, et al：Use of the internal jugular vein for placement of central venous catheter. Surg Gynec Obstet 130：520, 1970
5) Mostert J W, et al：Sefe placement of central venous catheter into internal jugular vein. Arch Surg 101：431, 1970
6) 浅井 淳，ほか：小鎖骨上窩からの右内頸静脈穿刺法．臨麻 3 (3)：372, 1979

How to

肺動脈カテーテル留置
カテーテル位置確認法

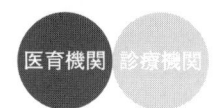

日本医科大学麻酔科　清水　淳

　経食道心エコーの登場，カテーテル使用症例での予後改善効果に対する疑問などから，肺動脈カテーテル（以下PAC）の周術期の適応に関して，近年変化が生じつつある[1)～3)]。一方で，PACには心拍出量や混合静脈血酸素飽和度，右室駆出率などの客観的指標をベッドサイドで持続的に測定できる点など，カテーテル独自の利点もある。

　実際の使用に当たっては，動脈穿刺，気胸，血胸などの合併症に注意し，挿入する理由があるのか，得られたデータを評価できるのか考慮のうえ[4)]，穿刺を行わなくてはならない。

　中心静脈の穿刺手技については別項に譲り，ここでは肺動脈カテーテルの肺動脈への誘導に関するコツを，また，右室駆出率測定用カテーテルについては位置確認に知っておくべき項目が別にあるので補足を行った［☞1］。

頸静脈からの肺動脈への誘導

　術中のPAC刺入部位として右内頸静脈が最もよく使われる。合併症も少なく，肺動脈への挿入が容易であるという特徴がある。カテーテルシースを挿入後，PACのループの向きを心臓に向く方向で挿入する（図1）。血液でPACが柔らかく

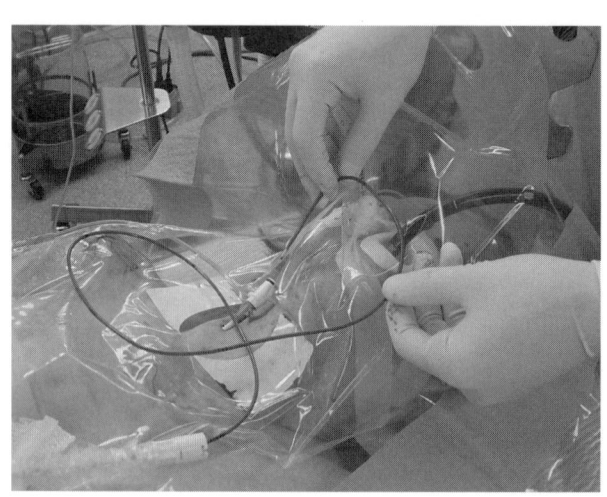

図1

［☞1］右心室駆出率測定用PAC：右心駆出率は，熱力学的原理を利用して測定されている（比較的簡単な数式から求めることができるので，カテーテルの説明書を見ることを是非お勧めする）。そのため，注入した冷水は右心房内に注入される必要がある。PACを挿入した後，近位側の圧が，右室圧を示す位置までカテーテルを進める。その後，カテーテルをゆっくりと引き抜き，圧波形が心房圧波形になった位置が三尖弁直上の心房内となる。冷生理食塩水は，この位置で注入しなければ測定値は信憑性に欠けたものとなるので注意されたい。

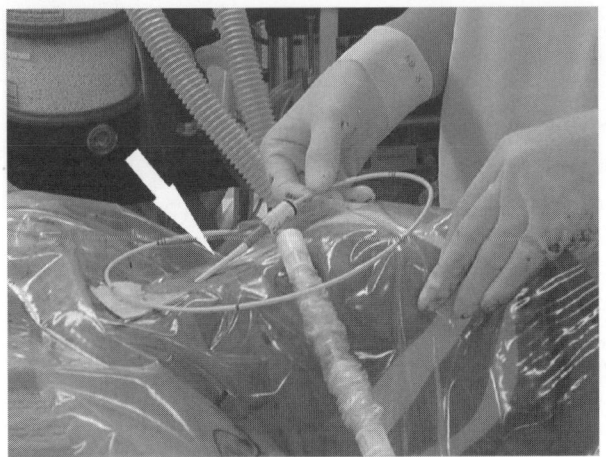

図2

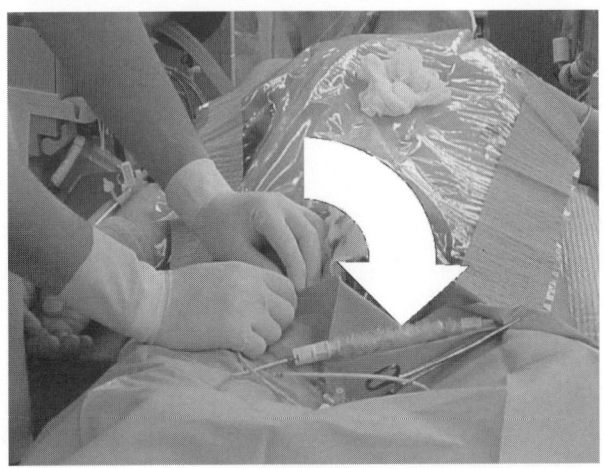

図3

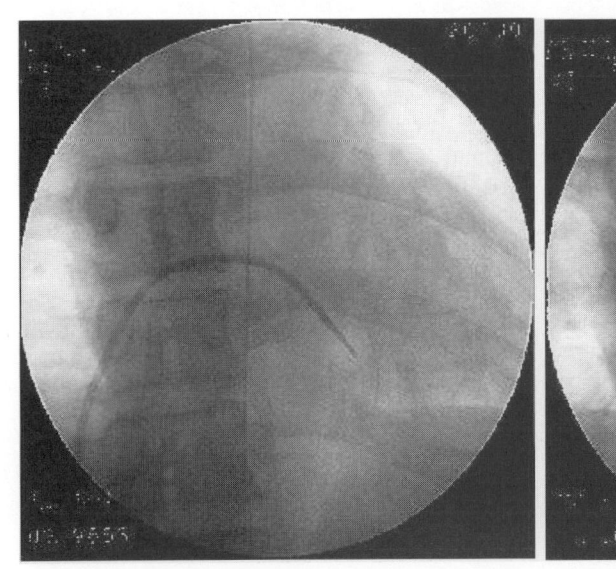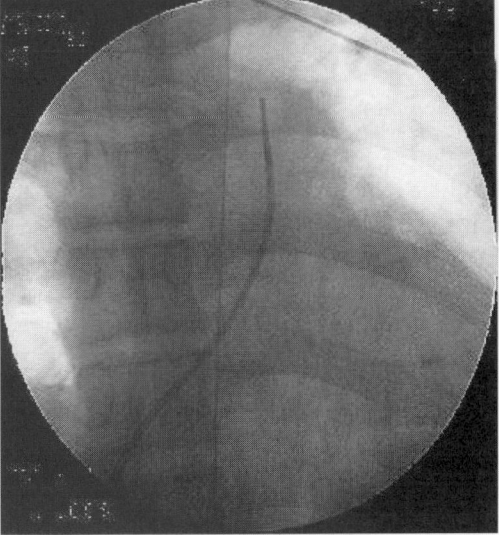

右心室挿入時　　カテーテルを右回転すると　　肺動脈を向く

図4

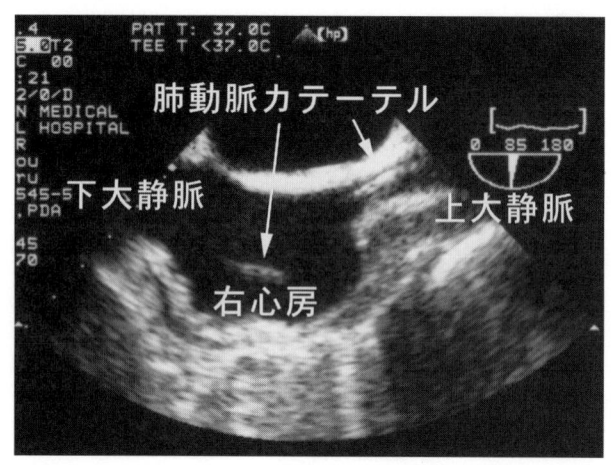

図5

なってしまった場合は，一度引き抜き，低温の生理食塩水を通せばカテーテルが適度の硬さを維持できる．右心室に挿入しづらい場合は，時としてシースの先端が下大静脈部まで入ってしまっていることがあるので，その場合は，シースを少し抜いてから挿入する（図2）．モニターの同期音を心電図（酸素飽和度モニターではない）にし，右心室挿入までは拡張期にカテーテルを進め，挿入後は収縮期にカテーテルを進める．挿入中に心室性の不整脈が出ることがあり，注意しなくてはならないが，不整脈はカテーテルが肺動脈流出部近傍にある場合に多く起こるため，連発するようでなければ引き抜くのではなく，むしろ挿入してしまった方がいい場合もある．

鎖骨下穿刺，鎖骨上穿刺時

右鎖骨下穿刺の場合PACの挿入は難しい．（右心室に挿入するループの向きと，右心室，肺動脈に挿入するループの向きが逆になるため）鎖骨下アプローチを用いる場合は左を選択する．内頸静脈と比べ利点は見いだしがたい．右鎖骨上穿刺は内頸静脈とほぼ同様にして行える．

大腿静脈穿刺時

通常は右大腿静脈を用いる．左大腿静脈は動脈と静脈の解剖学的な関係から挿入が困難なこともあり，また，肺動脈への誘導も難しい．PACのループを右心室に入りやすい向きにして挿入を開始し，右心室内に入ったら，カテーテルを術者から見て右方向に90度程度回転（図3）させると先端が肺動脈方向にむく（図4）．肺動脈への挿入が困難な場合は，透視下に行う準備をしてしまった方が結果的に早い場合がある．

経食道エコーによるPACの誘導

三尖弁逆流がある場合などは，通常の方法で挿入することが困難なことがある．こうした場合，経食道心エコー（以下TEE）を先に挿入してから右心室内にPACを挿入する方法もある．TEEを大動脈弁が短軸で見える位置まで挿入し，その位置で右方向に回転させると上下大静脈と右心房が観察可能となる（図5）．バルーンを虚脱させた状態でPACを挿入し，先端圧をモニターしながら誘導する．右心室へ挿入後，TEEの画像を肺動脈にかえ，そのまま誘導してもいいが，著者は右心室に挿入できた時点でバルーンを膨らませ，後は通常の方法で肺動脈へ誘導している．

合併症

数多くの報告がある[5]．PACが肺動脈に深く挿入された状態でバルーンを急激に膨らませると，肺動脈を損傷する危険がある．カテーテルが自然に深くなっていることもあるので注意する．

[文献]
1) Pulmonary Artery Catheter Consensus Conference Participants : Pulmonary artery catheter consensus conference : Consensus statement. Crit Care Med 25 : 910, 1997
2) Bender JS : When is the pulmonary artery catheter needed in care of the surgical patient? Adv Surg 32 : 365, 1999
3) National Heart, Lung, and Blood institute and Food and Drug Administration Workshop Report : Pulmonary Artery Catheterization and Clinical Outcomes. JAMA 283 (19) : 2568, 2000
4) Brandstetter RD, et al : Swan-Ganz catheter : Misconseptions, pitfalls, and incomplete user knowledge an identified trilogy in need of correction. Heart Lung 27 : 218, 1998
5) Kelso LA : Complications Associated with Pulmonary Artery Catheterization. New Horiz 5 (3) : 259, 1997

How to

肺動脈カテーテル留置
カテーテル位置確認法

神奈川県立循環器呼吸器病センター麻酔科　広瀬好文

圧モニターによる確認

　カテーテルの挿入に際し先端孔および注入用側孔両者からの圧波形を同時にモニターしながら行うのがよい。カテーテルが挿入されるに従って先端孔からは右心房圧，右室圧，肺動脈圧それぞれの波形が得られ，さらに深く挿入することにより肺動脈楔入圧が得られる。この時注入用側孔では右心房圧波形がみられている（図1）。注入用側孔の圧波形が右室圧を示す場合は先端の位置が深過ぎる，あるいはカテーテルの湾曲が不適切な場合（とぐろを巻いている等）が考えられる。肺動脈圧は常にモニターしておき，先端が肺動脈に楔入ぎみになったり，バルーン拡張容量が1.5cc以下で楔入したりする場合はカテーテルを適切な位置まで引き抜く必要がある。このため無菌操作用の蛇管カバーが付いているものが有用である。

カテーテル挿入の長さからの確認

　内頸静脈より挿入した場合右心房までの距離は15～20cmであり，右室波形が得られるのはおよそ30cmほどである。40～50cmほどで肺動脈に楔入することが多い。

胸部X線撮影による確認

　カテーテルは右肺動脈に挿入されやすい。そのとき先端は上大静脈縁あるいは右房縁を多少越えたぐらいのところにあるのがよい。図2は冠動脈バイパス術後の患者の胸部X線写真であるが，1.5ccのバルーン拡張によって肺動脈楔入圧が得られている。カテーテルが，突っ張りすぎていたり，弛み過ぎていたり，とぐろを巻いたりしていないことも確認する。

経食道エコー（経食エコー）による確認

　連続的に心拍出量（CCO）をモニターできるCCOサーモダイリュウション・カテーテル（連続心拍出量測定用肺動脈カテーテル）は，先端から14～25cmのところにサーマルフィラメントが付いており，これが経食エコーでよく観察できる（図3）。位置確認ばかりでなく，カテーテル挿入誘導のためにも非常に有用である。

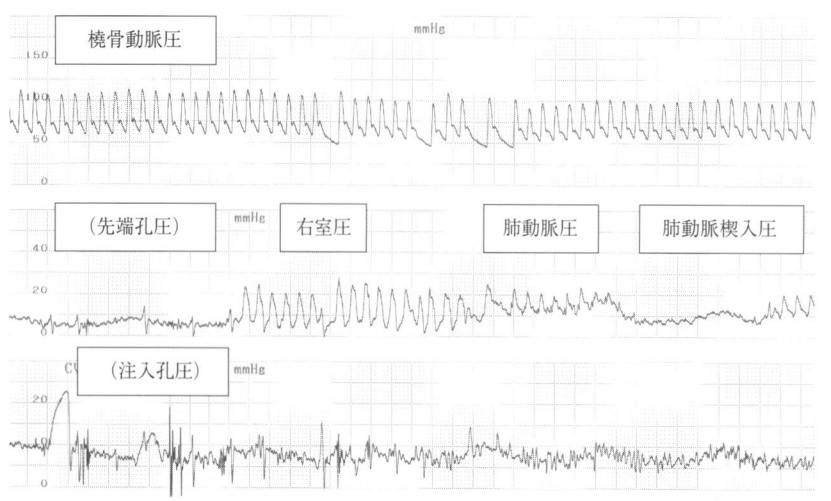

図1
　上段は橈骨動脈圧
　中段は肺動脈カテーテルの先端圧の経時的変化である。カテーテルが挿入されるにしたがって右房圧，右室圧，肺動脈圧，肺動脈楔入圧と変化し，カテーテルのバルーンの収縮によって再び肺動脈圧が描出される。肺動脈楔入圧には2つの小さな上行波（a, v）がみられる。
　下段は注入孔の圧で右房圧いわゆる中心静脈圧が示される。

シグナル・クオリティ・インディケーター（SQI）による確認

前記のCCOサーモダイリュウション・カテーテルには混合静脈血酸素飽和度（Sv_{O_2}）も同時に測ることができるタイプのものがある。オキシメトリー専用のモニターで分光光度法によって連続的に測定されているが，このモニターからカテーテルの光ファイバーを通して血液に照射される反射光がもう一つの光ファイバーを通してモニターのオプティカルモジュールに転送されている。この信号状態が4つのレベルで表示されており，レベルが上がるほど信号状態が良くないことを示している。その原因は，カテーテル先端が楔入状態になっている，カテーテルが折れ曲がっている，カテーテル先端に血栓形成，カテーテル先端が血管壁に接触しているなどであり，多少カテーテルの位置を調節したり，ヘパリン生食のフラッシュ等を試みる必要がある。

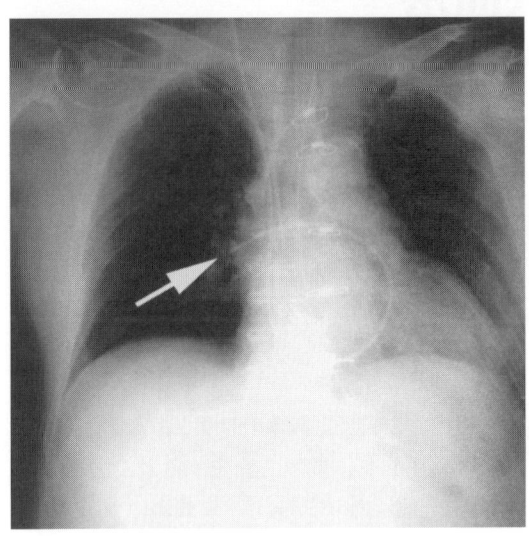

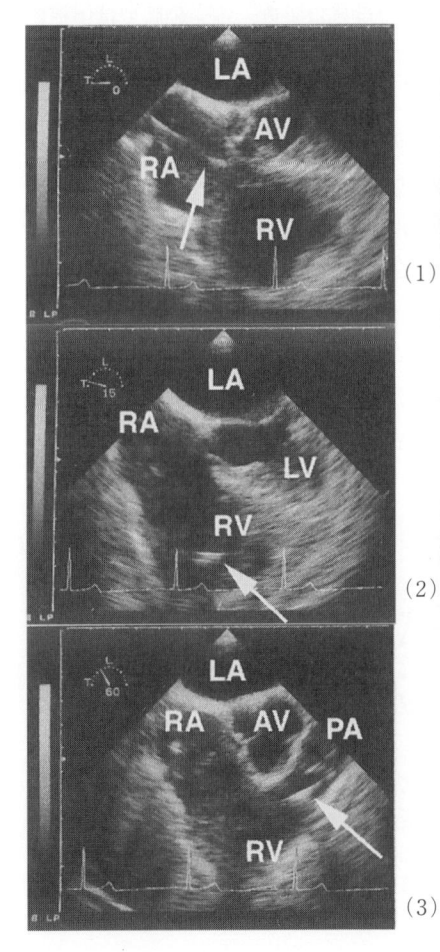

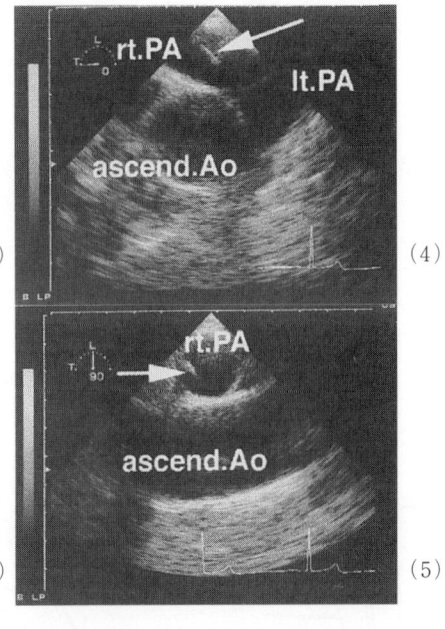

図2 矢印が肺動脈カテーテルの先端

LA：左房
LV：左室
RA：右房
RV：右室
AV：大動脈弁
rt.PA：右肺動脈
lt.PA：左肺動脈
ascend.Ao：上行大動脈

図3
矢印がサーマルフィラメントを示しており，肺動脈カテーテルの挿入によって（1）右房，（2）右室，（3）肺動脈，（4）（5）右肺動脈へと移動しているのが分かる。

How to

動脈穿刺・採血法
大腿動脈その他

筑波大学臨床医学系麻酔科　福田妙子

　動脈穿刺部位としては，浅側頭動脈，腋窩動脈，上腕動脈，橈骨動脈，大腿動脈，足背動脈，後脛骨動脈などがある。このうち，合併症が少なく手技も容易であることから，大腿動脈，橈骨動脈，足背動脈の3カ所がよく穿刺部位として選択される。末梢の動脈では拍動が触れにくいショックなどの場合には，特に大腿動脈が適している。

用意すべき物品

・消毒セット（イソジン，アルコール綿等）
・採血用注射器（内壁をヘパリンで濡らした22～25G針付きの2～5ml注射器，動脈採血用ディスポーザブル注射器）
・採血後の圧迫用ガーゼとテープ
・橈骨動脈あるいは足背動脈から採血する場合には小枕や固定用テープ

手技

・穿刺部位と術者の指を消毒する。
・橈骨動脈あるいは足背動脈の場合には小枕や固定用テープなどを用いて最も拍動を触れやすい角度に手首あるいは足首を固定する。
・患者の動脈の拍動を左第2指あるいは第2と第3指の先端で触れ，刺入点を決める。
（普段から自分の動脈を触れて慣れておくと，イメージがつきやすい）
・通常，左第2指あるいは第2指と第3指で動脈を軽く圧して，動脈を固定するが（図1），細い動脈や，動脈硬化が激しく穿刺時に動脈が逃げてしまいそうな場合には，左第2指と第3指の間に動脈を挟むようにして，穿刺を行う（図2）。
・太い動脈ではほぼ垂直，細い動脈では中枢側に向かって約15から30度の角度でベーベルを上に向けて採血針を進める。
・針先が動脈壁を貫通する際には軽い抵抗感があり，針先が動脈内に到達すると，注射筒内に血液が逆流する。

＊採血中は絶対に針先を動かさない。
＊血液の逆流がない場合は，以下の順序で考える。

1）動脈内に針先があるにもかかわらず，低血圧や針が血液で閉塞したなどの理由で逆流がな

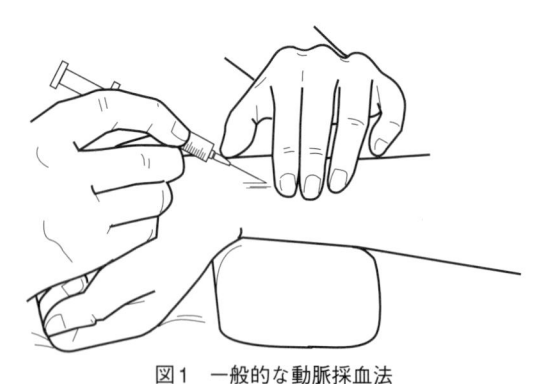

図1　一般的な動脈採血法
患者の動脈の拍動を左第2指あるいは第2指と第3指の先端で触れて，穿刺を行う。

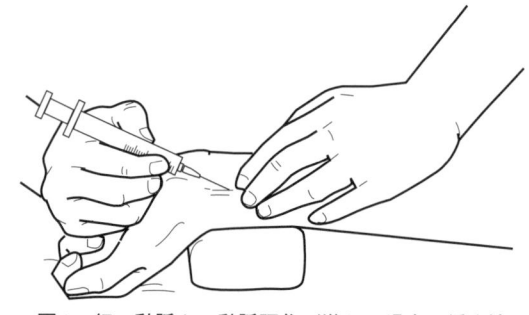

図2　細い動脈や，動脈硬化が激しい場合の採血法
穿刺時に動脈が逃げてしまいそうな場合には，左第2指と第3指の間に動脈を挟むようにして，穿刺を行う。

い。（陰圧をかけてみる）
 2）動脈の対壁を貫通して針が進んでしまっている（ゆっくり注射器をひき戻してみる）
 3）動脈に当たっていない。（もう一度）
・注射針を抜去すると同時に止血用（硬くまるめた）ガーゼなどで5分以上圧迫する。

おこりうる合併症

　皮下出血，血腫，偽性動脈瘤，動脈血栓・塞栓症，穿刺部位の感染，敗血症，股関節炎（小児），神経損傷（大腿神経，正中神経など），反射性交感神経性萎縮症，角化性棘細胞腫など

How to

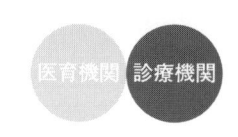

動脈穿刺・採血法
大腿動脈その他

総合大雄会病院麻酔科　鈴木　照

必要物品

(1) 消毒薬（ポピドンヨードなど）
(2) 清潔手袋
(3) 動脈血採血専用の乾燥ヘパリン入りディスポーザブルキット（手元にない場合は，21～23ゲージ注射針と少量のヘパリンで内側を濡らした注射器）
(4) 穿刺部圧迫止血用ガーゼ・絆創膏

肢位・穿刺部位

(1) 大腿動脈の場合

仰臥位で下肢を伸展位にして軽度外旋，外転させる。穿刺部位は，鼠径靱帯の中央より2～3横指遠位側で拍動の最も強いところを選ぶ。局所解剖的には，内側より大腿静脈，大腿動脈，大腿神経の順（V・A・N）に並んでいる。

(2) 上腕動脈の場合

肘関節を伸展し固定する。肘窩の皮膚のしわの内側1/3あたりで拍動の最も強いところを選ぶ。上腕動脈の内側に正中神経が走る。

手順

1．準備

(1) 選択部位の動脈を示指と中指で十分に触知し，動脈の走行を確かめた後で，穿刺部位および周囲を消毒薬で十分に消毒する（できれば穴あきの清潔覆布で覆うのが望ましい）。

(2) 指先を消毒するか清潔手袋を着用する。

ヘパリンで注射器の内壁をぬらす場合，ヘパリンを吸った注射針を穿刺に使用しない。針先が潰

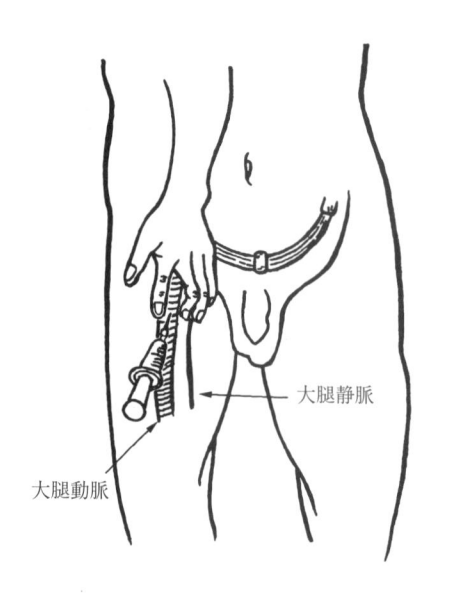

図1　大腿動脈穿刺

大腿動脈を示指と中指の指先で軽くはさむように圧迫固定する

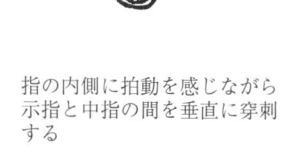

指の内側に拍動を感じながら示指と中指の間を垂直に穿刺する

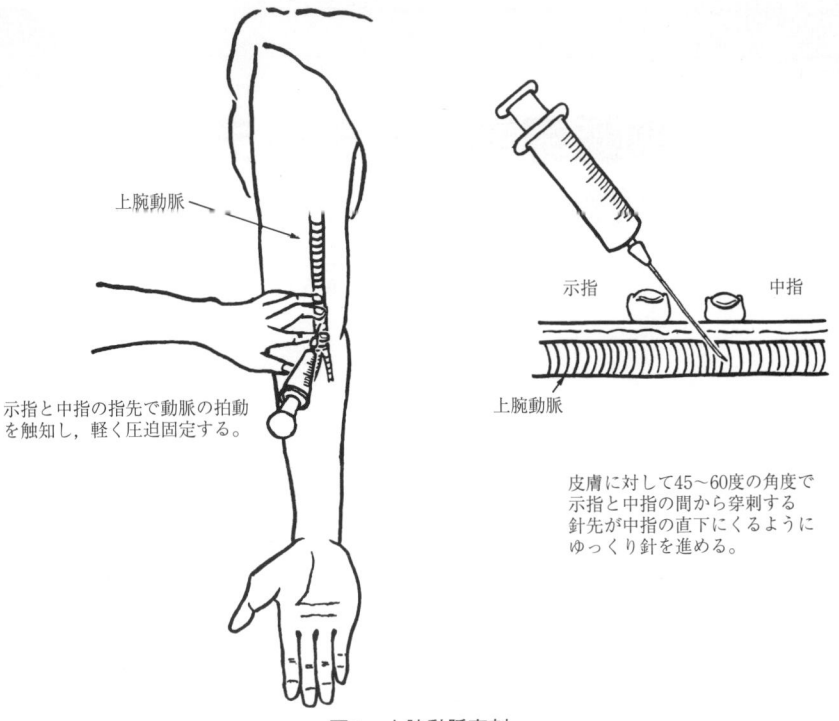

図2 上腕動脈穿刺

示指と中指の指先で動脈の拍動を触知し、軽く圧迫固定する。

皮膚に対して45～60度の角度で示指と中指の間から穿刺する 針先が中指の直下にくるようにゆっくり針を進める。

れているので新しい注射針につけ替える。

2．穿刺

(1) 大腿動脈の場合（図1）

① 大腿動脈を触知したら示指と中指の指先で動脈を軽くはさむように、圧迫固定する（この時、指間内側に拍動を感じる）。

② 指の間を垂直に穿刺し、ゆっくり針を進めると針先に拍動を感じる。さらに少し針を進めると動脈壁を貫く軽い抵抗の後に、注射筒内に血液が拍動性に流入してくる。

(2) 上腕動脈の場合（図2）

① 上腕動脈上に示指、中指の指先を置き、拍動を感じながら軽く圧迫固定する。

② 皮膚に対して45～60度の角度で示指・中指の指の間から穿刺する。針先が中指の直下にくるようにゆっくり針を進める。

(3) 血液の流入がない場合は、動脈を穿通していることがあるので、注射針をゆっくり抜いてみると途中で血液の流入がみられる。

(4) 採血が終了したら、注射針を抜去し、ガーゼで3～5分間圧迫止血する。

注意事項

・乳幼児の大腿動脈穿刺の場合、大腿動静脈が接近しているため、同時に静脈を穿刺してしまうことがある。また、大腿静脈穿刺後の股関節炎の報告があるため、鼠径部の穿刺は安易に行うべきではない[1]。

・動脈の過度の損傷で血栓による血流障害がおこりうるため、同一部位を何回も続けて穿刺をしない。

・圧迫止血の時は、動脈を閉塞させるほど圧迫しないように注意する。止血させるのに閉塞させる必要はない。

[文 献]
1) 青山興司：術前・術後検査，新外科学大系小児外科I，30A．木元誠二ほか編．東京，中山書店，1991，p139．

How to

動脈穿刺・カテーテル留置
橈骨動脈・足背動脈

東京女子医科大学附属第二病院麻酔科　深田智子

必要物品

・局所麻酔用1%リドカイン（キシロカイン™）1～2mlと25ゲージ針付き2.5ml注射器
・橈骨動脈の場合は枕（シーネなど）
・20～22ゲージ留置カテーテル

橈骨動脈

1．手掌が真上を向き橈骨動脈が最も皮下近くに来るようにシーネとテープで手関節を伸展固定する。第1指も一緒に固定したほうがやりやすい（図1）。

2．橈骨動脈の拍動から動脈の走行を確認後、最も強い拍動を左手の第2～3指で触れる。

3．鎮痛および動脈の攣縮を防ぐため、25ゲージ針付き2.5ml注射器を用い、1%リドカイン（キシロカイン™）1～2mlで穿刺部位から橈骨動脈の周囲に浸潤麻酔を行う。拍動がはっきりしなくなる場合があるので橈骨動脈の直上には麻酔しない。

4．使用する留置カテーテルの内針と外筒の先端の長さの違いを確認する。

5．左手第2～3指の指下で動脈に穿刺するつもりで留置カテーテルを第2指の3～5mm末梢側から約45度（30～60度）の角度で穿刺する（図2）。

（1）動脈を貫通しないで留置する場合（図3）

① 内針のハブに血液が流入した時点で、さらに留置カテーテルを1～2mm（内針と外筒の長さの差）進め、外筒を血管内に入れる。（ハブに血液が流入した時に内針のみが血管内で外筒は血管内に入っていない場合がある）

② 内針を外筒の途中まで抜き、血液の勢いのよい逆流が認められれば、外筒を少し寝かせて挿入する（図4）。挿入時に抵抗を感じるようならば進めてはならない。

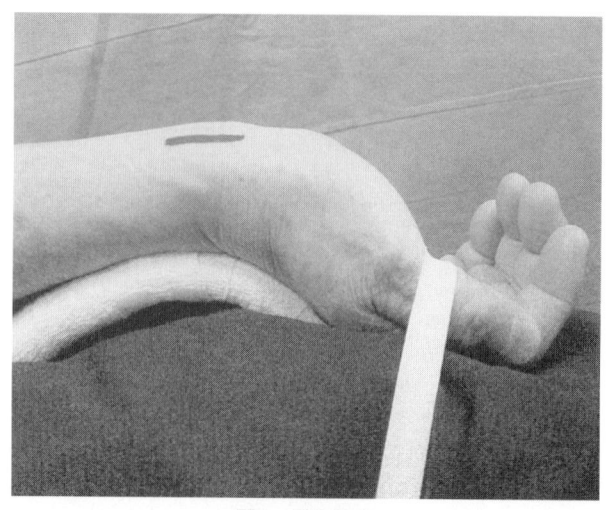

図1　手の固定
手掌が上を向き橈骨動脈が最も皮下近くに来るように第1指も含め手関節を伸展固定する

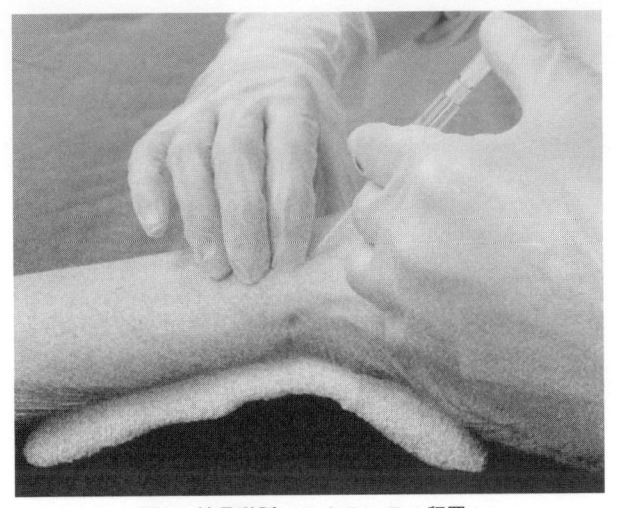

図2 橈骨動脈へのカテーテル留置1
左手第2～3指の指下で動脈を穿刺するつもりで留置カテーテルを約45度で刺入。

a. 動脈を貫通しないで留置する場合

内針のみが血管内ハブに血液が流入	カテーテルを1〜2mm進め，外筒を血管内に入れる	内針を途中まで抜き，血液の逆流を確認	少し寝かせて挿入

b. 動脈を貫通し留置する場合

カテーテルが動脈を貫通	内針を途中まで抜き，外筒をゆっくり抜いてくる	外筒が血管内に入り血液が逆流	少し寝かせて挿入

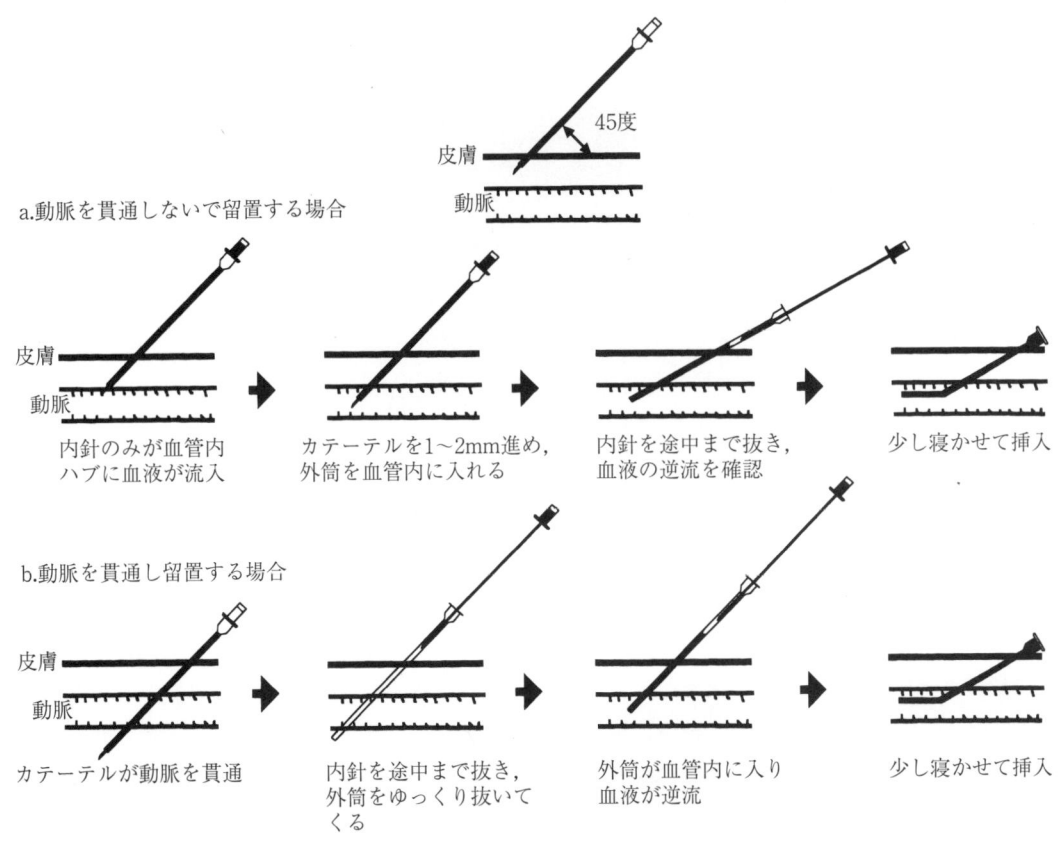

図3 カテーテル留置

(2) 動脈を貫通し留置する場合（図3）

① 留置カテーテルが，動脈を貫通した後，内針を途中まで抜き，外筒をゆっくり抜いてくる。

② 血液の勢いのよい逆流が認められたところで外筒を少し寝かせて進める。挿入時に抵抗を感じるようならば進めてはならない。

6. 留置カテーテル先端より中枢側の皮膚を圧迫して血液の流出を防ぎながら，圧トランスデュ

麻酔の How to　**33**

1 注射・穿刺編

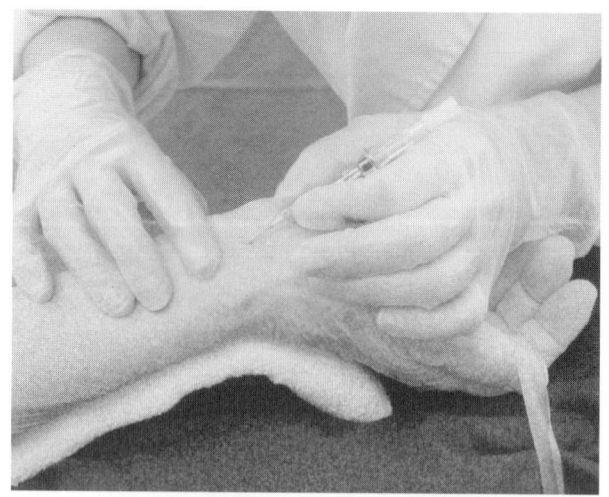

図4 橈骨動脈へのカテーテル留置2
ハブに血液の流入した時点で内針を途中まで抜き，外筒を少し寝かせて挿入する。

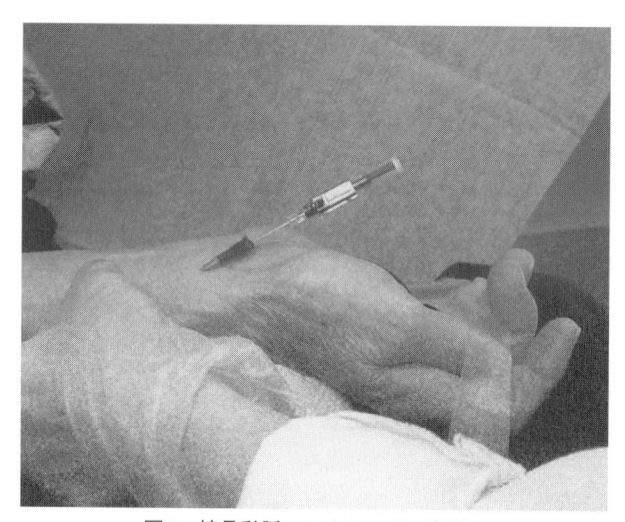

図5 橈骨動脈へのカテーテル留置3
留置カテーテル先端より中枢側の皮膚を圧迫し血液の逆流を防ぎながら圧トランスデューサにつなぐ。

ーサの回路につなぐ（図5）
7. 留置カテーテル穿刺部は観察できるようにバイオクルーシブ™などの透明なシートで覆う。
8. カテーテル留置は1週間以内とする。

足背動脈

(1) 足背動脈の拍動より走行を確認し，足背動脈が真上を向くように足関節を伸展させ足背をテープで固定する（図6）。
(2) 最も強い拍動を左手，第2〜3指で触れる。
(3) 以下，橈骨動脈の場合に準じる。

動脈穿刺・カテーテル留置の注意点

(1) 感染防止のため十分に穿刺部位を消毒する。
(2) 動脈に留置カテーテルが当たらない場合は皮下まで抜いてから留置カテーテルの方向を変え再施行する。
(3) 留置カテーテルの穿刺は拍動がよく触れる，できる限り末梢側で行う。
(4) 動脈に当たるがカテーテルを留置できない場合はカテーテルを抜去し，血腫ができないように十分に圧迫止血した後に少し中枢側で再施行す

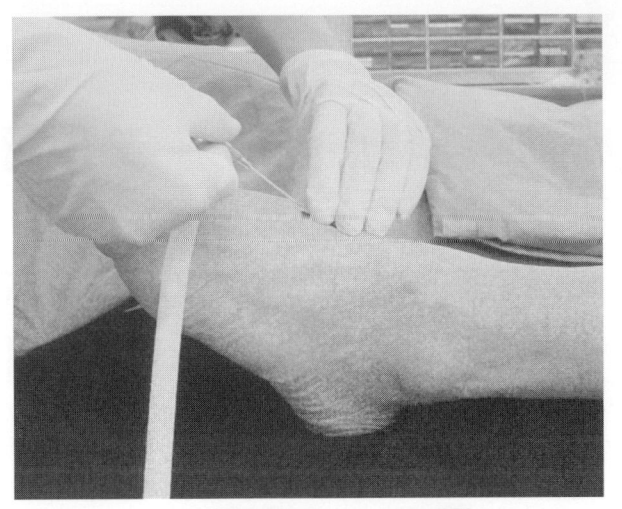

図6 足背動脈へのカテーテル留置
足背動脈が真上を向くように足関節を伸展固定し，拍動を左第2
〜3指で触れ留置カテーテルを約45度で刺入

る。
　(5)　何度か穿刺し動脈の拍動が触れなくなった場合は血腫ができないように圧迫し，約30分待つ。拍動が触れるようになることがある。
　(6)　カテーテル留置により末梢側に蒼白，チアノーゼ，皮膚温低下を認めた場合は速やかにカテーテルを抜去する。
　(7)　カテーテルを抜去した時は10分以上用手的に圧迫し完全に止血できたことを確認する。その後，丸めた清潔ガーゼとテープで圧迫しておく。

How to

動脈穿刺・カテーテル留置
橈骨動脈・足背動脈

東京都職員共済組合青山病院麻酔科　尾藤博保

観血的動脈圧モニタリングは，不安定な血行動態，頻回な動脈血サンプリング，非観血的血圧測定が不可能な状態（人工心肺使用，四肢の外傷，熱傷など）が予想される場合に行われ，管理上の利便性，合併症の問題より橈骨動脈，足背動脈が頻用される。本項では両動脈でのカテーテル穿刺，留置の技術，手技を中心に述べる。

プラスチック留置針の選択

(1) サイズ：20Gまたは22Gを用いる。

(2) 材質，形状：ポリウレタン系を用いているものが多いが，素材が柔らかく（いわゆる腰がない）動脈穿刺には不向きなものが多い。特に後述する貫通法には適していない。この点でフッ素樹脂系（テフロン）の留置針（サーフロー®，クイックキャス®など）が使いやすい。ポリプロピレン製のもの，先端に向かってテーパー状に加工してあるものは血栓の発生頻度が高いためなるべく用いない。

動脈穿刺手技

橈骨動脈，足背動脈は各々尺骨動脈，後脛骨動脈の側副血行路を有し，手掌，足部でループ状動脈弓を形成しており，動脈穿刺の前に側副血行路の血流の確認（後述）が必要である。尺骨動脈，後脛骨動脈は各々尺骨神経，後脛骨神経と併走しており神経損傷の危険性があり，また尺骨動脈は血流優位側である等の理由でこれらの動脈穿刺は通常行わない。

1．橈骨動脈

(1) 側副血行路の確認

アレンのテスト：手を数回強く握らせた後，橈骨動脈と尺骨動脈を圧迫し手掌への血流を一時遮断する。次に手を開かせ，手掌が蒼白で阻血状態にあることを確認した後尺骨動脈の圧迫を解除する。掌動脈弓が正常に機能しているならば数秒以内に手掌の色は回復する。15秒以上色の回復がない場合は明らかに異常であり穿刺を見合わせる。橈骨動脈側も同様に行い血流を確認しておく。

(2) 穿刺肢位，穿刺部位

利き腕と反対側の手関節背側に手枕を置き，テープを用いて手関節を背屈，拇指を外旋させ固定する。皮膚に適度なテンションを与えることによって拍動を触れやすくし，動脈の動きを制限することで穿刺時の血管の"逃げ"を防ぐことができる。

橈骨動脈は前腕遠位側1/3の部位で皮下に現れ橈側手根屈筋腱の外側を走行する。橈骨茎状突起より2～3cm近位側でなるべく直線部分を選ぶ。動脈拍動を触れ，皮膚刺入点（図1：○印），仮想動脈刺入点（図1：×印）を決める。この2点は動脈拍動の直上に選び，1～1.5cmの間隔をとる。これにより動脈と留置針は1つの平面を形成することになり，この2点間を穿刺すれば必ず動脈と交差する。仮想動脈刺入点のみ定め，動脈の側方から斜めに刺入する方法は動脈上下にズレを生じやすく当たりにくい。

(3) 動脈穿刺，留置

① 穿刺部をよく消毒した後，皮膚および動脈周囲に十分局所麻酔を行い，痛み刺激，vasospasmを防ぐ。

② 留置針を皮膚に対し約30度の角度を保ち，仮想動脈刺入点に向けて拍動を触れながらゆっく

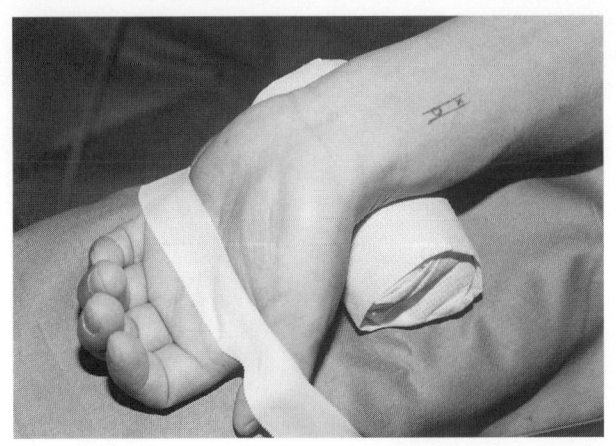

図1 穿刺肢位，橈骨動脈の走行，刺入点（○：皮膚刺入点　×：仮想動脈刺入点）

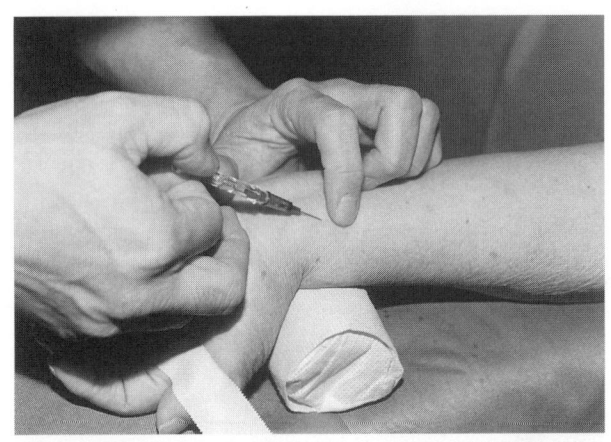

図2 動脈穿刺：30度の角度で刺入し，内針が動脈内腔に達すると内針ハブに拍動性の血液の逆流が認められる。

り刺入する．浮腫，肥満など皮下組織が厚い場合は少し角度をつけて，薄い場合は少し浅めにすると穿刺しやすい．また，動脈硬化が強く動脈が"逃げやすい"場合は皮下を5mmほど皮膚に平行にくぐらせてから角度をつけて刺入すると動脈が固定され"逃げにくく"なる．内針（金属針）が動脈内腔に達すると手元の内針ハブに拍動性の血液の逆流が認められる（図2）．この時動脈に当たらなかったらまっすぐに皮膚まで抜去し再刺入する．皮下で放射状に探るような操作は動脈損傷の原因となる．

③　やや傾きを浅くして外針（プラスチック針）先端を動脈内に進めるため，逆流を確認しながらさらに1〜2mm進め，内針を固定保持したまま外針だけをゆっくり挿入する（図3）．

④　貫通法：③の操作で血液の逆流が途絶した場合は内針先端が動脈を貫通しており外針の挿入はできない．そのままさらに外針も貫通するまで進める．内針を半分程抜き，外針のプラスチック部分を注視しながらゆっくり抜き，血液の逆流を認めたところで外針を挿入する（図4）．または内針だけを抜去し，10ml注射器にヘパリン生理食塩水を半分程満たし外針に接続し，吸引しながら同様に行う方法もある（図5）．

これらの貫通法では内針のガイドがないのでプラスチック針が折れないよう注意する．

2．足背動脈

足背動脈は足関節部より足背皮下直下に現れ長母趾伸筋腱の外側を走行する．解剖学的な変異が多く成功率も低い，足部の動脈弓での血流優位側

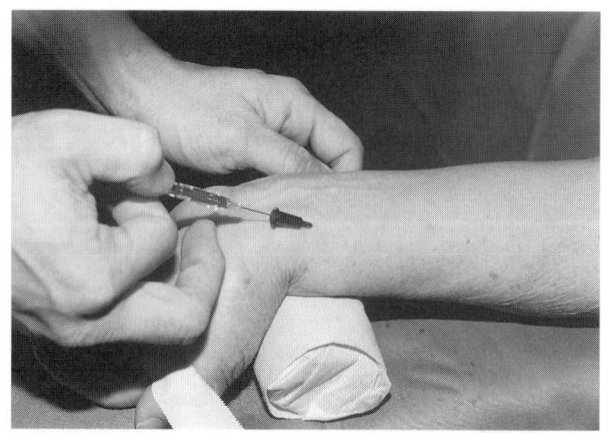

図3 外針の挿入：血液の逆流を監視しながらやや浅めの角度で針を進めた後外針だけを挿入する。

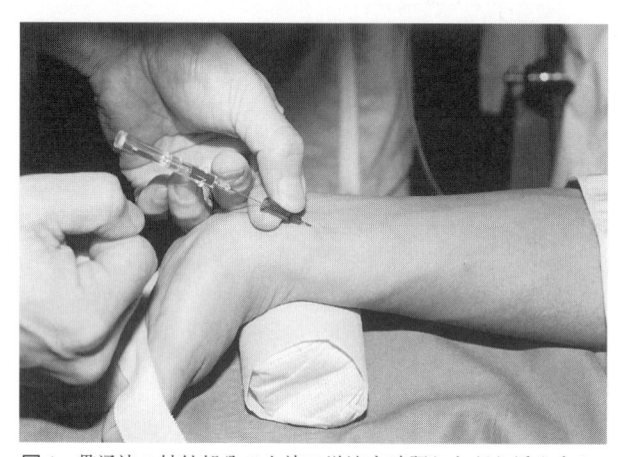

図4 貫通法：外針部分で血液の逆流を確認しながら挿入する。

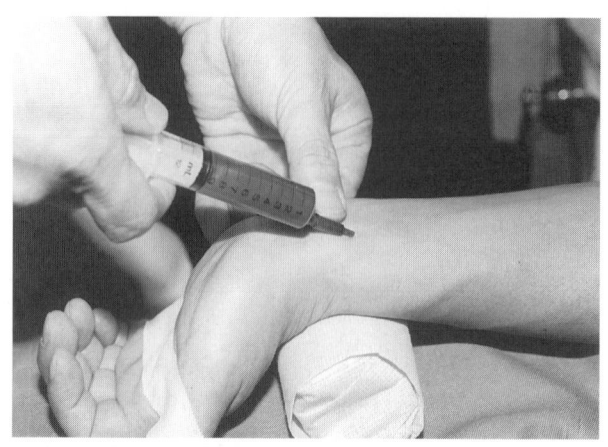

図5 注射器を用いた貫通法：外針に直接注射器を接続し，吸引しながら血液の逆流を確認する。

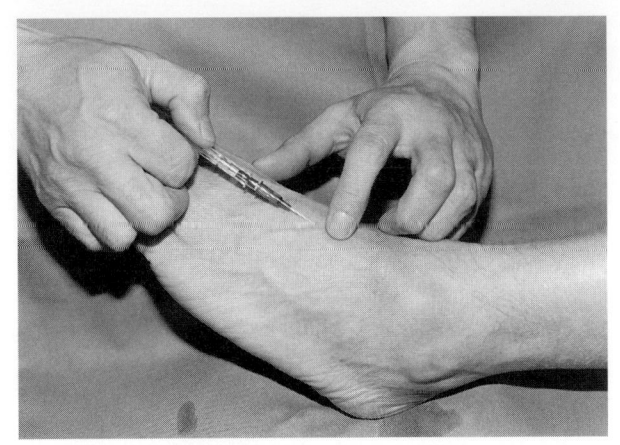

図6 足背動脈穿刺：刺入角度はやや浅めにとる。

である等の理由で集中治療室では第二選択となるが脳神経外科，頭頸部外科の麻酔でよく用いられる。

(1) 側副血行路の確認

足趾を強く屈曲圧迫し阻血状態にし，足背動脈と後脛骨動脈（脛骨内顆とアキレス腱の間）を圧迫，次いで後脛骨動脈を解除する。10秒以内に爪の色が回復すれば正常とする。

(2) 穿刺肢位，穿刺部位

肢位に特に定まったものはないが，テープを用いてやや底屈位にすると穿刺時の刺入角度がとりやすい。穿刺部位は中足骨近位端から楔状骨上で，橈骨動脈と同様なるべく直線部分を選び，皮膚刺入点と仮想動脈刺入点を設定する。

(3) 動脈穿刺，留置

技術的には橈骨動脈と同様（前項参照）であるが刺入角度は20～25度とやや浅めにとる（図6）。

挿入留置後の注意点

挿入留置した後圧測定回路を接続する。血液の逆流が悪かったり圧波形がなまっている場合は留置針の屈曲，先端の変形が考えられ，血栓形成の危険性があるので抜針する。

2

モニタリング編

How to

心電図
全誘導，CM5，ハートスコープ

愛媛大学医学部麻酔・蘇生学教室　多保悦夫

　全身あるいは局所麻酔の区別なく，術中の循環系モニターとして最も汎用されているのは心電図である。その理由は，電極を体表に貼るだけで波形が得られる簡便さと波形から得られる心臓の情報の重要性の2点に集約される。したがって，すべての誘導を術中に監視することは煩雑すぎて実用的ではない。

　心電図の全誘導は，心臓の術前評価に有用である。特に心肥大や心筋虚血の診断は単一の誘導では診断困難なことが多い。心電図で異常がみられた場合，さらに循環系の検査が必要である。例えば，心房細動では僧帽弁狭窄症や左房内血栓の合併を心エコー検査でチェックする必要があるし，頻脈あるいは徐脈では甲状腺機能のチェックが必要な場合がある。また，QT時間の延長やT波およびU波の異常は電解質異常が疑われ，副甲状腺機能や腎機能の精査が必要となる。心電図上に異常が認められない場合でも，問診で狭心痛があれば負荷心電図を，失神発作があればHolter心電図をとる必要がある。

　術中のモニタリングは3枚の電極を用いて行う。心電計の種類にもよるが，通常右鎖骨右端部を陰極，左肋骨弓の左下端を陽極，左鎖骨左端部を不関電極とした双極誘導（第Ⅱ誘導に近似）をモニタリングする。しかし，この誘導では左室の虚血（ST変化）をとらえることが困難なため，陰極を胸骨上端に置きかえたCM5双極誘導が用いられることもある（図1）。われわれは，狭心症患者では5枚の電極を用いて，通常の双極誘導とともに単極胸部誘導（虚血が予想される部位に電極を装着）をモニタリングしている。

　心電図波形を正確に描出するためには，①電極の位置を間違えない，②電極を貼る皮膚をよくアルコールで拭き，油脂を取り除く，③他の電気器具（特に電気メス）のアースを必ずとることが必

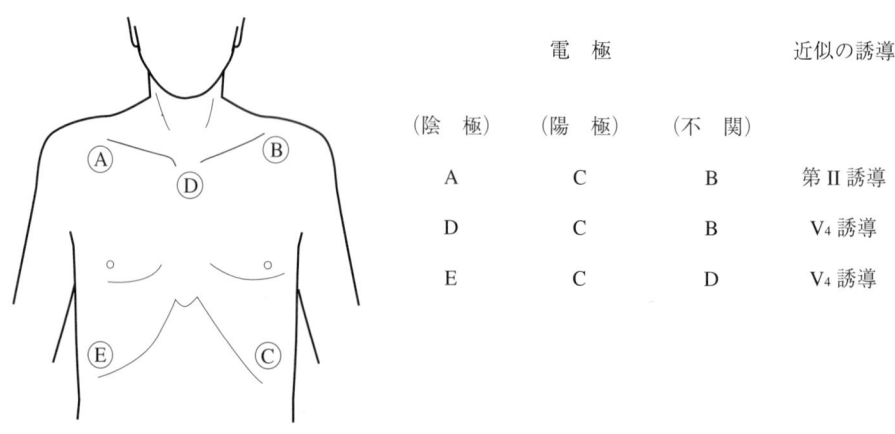

電　極			近似の誘導
（陰　極）	（陽　極）	（不　関）	
A	C	B	第Ⅱ誘導
D	C	B	V_4誘導
E	C	D	V_4誘導

図1　モニター用の双極電極の位置と近似の誘導

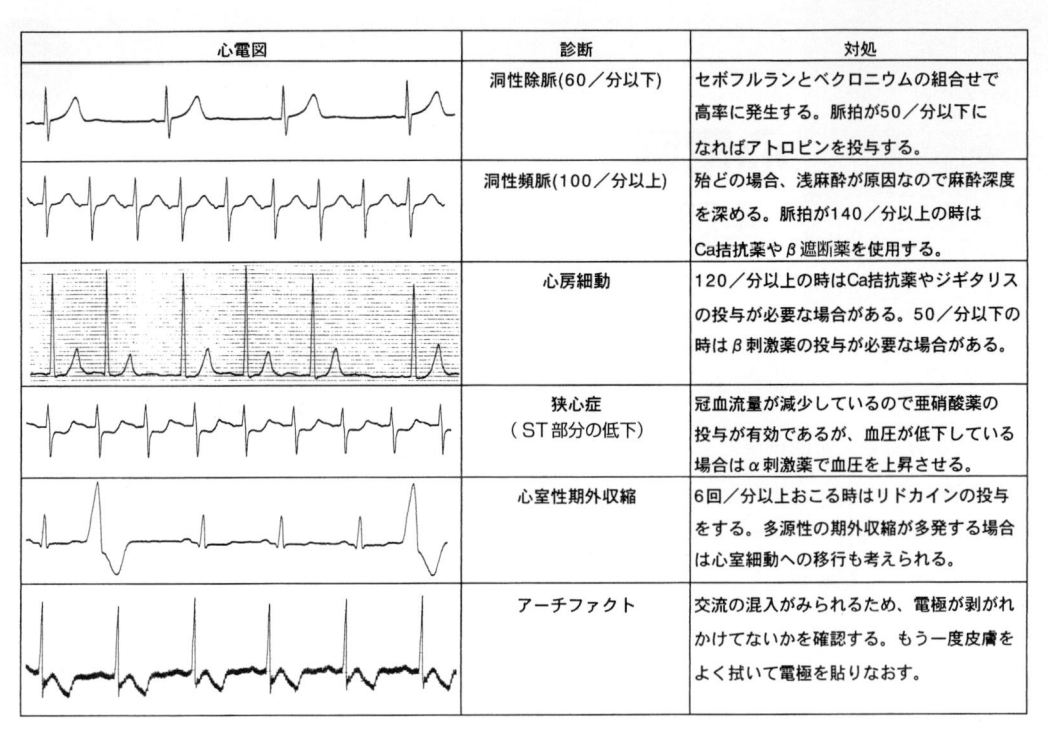

心電図	診断	対処
	洞性徐脈(60／分以下)	セボフルランとベクロニウムの組合せで高率に発生する。脈拍が50／分以下になればアトロピンを投与する。
	洞性頻脈(100／分以上)	殆どの場合、浅麻酔が原因なので麻酔深度を深める。脈拍が140／分以上の時はCa拮抗薬やβ遮断薬を使用する。
	心房細動	120／分以上の時はCa拮抗薬やジギタリスの投与が必要な場合がある。50／分以下の時はβ刺激薬の投与が必要な場合がある。
	狭心症（ST部分の低下）	冠血流量が減少しているので亜硝酸薬の投与が有効であるが、血圧が低下している場合はα刺激薬で血圧を上昇させる。
	心室性期外収縮	6回／分以上おこる時はリドカインの投与をする。多源性の期外収縮が多発する場合は心室細動への移行も考えられる。
	アーチファクト	交流の混入がみられるため、電極が剥がれかけてないかを確認する。もう一度皮膚をよく拭いて電極を貼りなおす。

図2 麻酔中によく遭遇する不整脈とその対処

要である。また，電極が長時間外気にさらされペースト部分が乾くと，きれいな波形が得られない場合があり，電極の保存にも注意が必要である。体重のかかる場所（腹臥位での胸部など）に電極を貼ると皮膚障害を来すため避けなければならないが，貼らざるを得ない場合には，薄く平坦な電極を使用する。心臓手術や肺手術で電極が通常の位置に貼れず，いつもの波形と異なっている場合には麻酔開始時に心電図を記録しておくことが大事であり，相対的な波形の変化が重要な意味をもつ場合が多い。

実際の心電図モニタリングでよく遭遇する不整脈を図2に示した。術前に異常がみられない患者の術中不整脈は麻酔に関連しておこることが多い。例えば，麻酔導入時の急激な深麻酔でおこる徐脈や洞停止，浅麻酔下に行う挿管や執刀に付随する頻脈や期外収縮などは麻酔深度をかえることで不整脈の治療が可能な場合が多い。しかし，内臓牽引や眼球牽引などによっておこる徐脈は，深麻酔では予防できずアトロピンが必要となることが多い。術前からの不整脈（心房細動や期外収縮）は，重篤な場合（高度の徐脈や頻脈）を除き麻酔中はそのまま放置することが多い。狭心症では予防的に冠拡張剤を使用する。最近の心電計には自動的にST低下や不整脈を検出してくれる機種もある。

術中に心電図異常が認められた場合は，必ず同時に血圧を測定しなければならない。というのは，血圧の程度により治療に使う薬物の選択を変更しなければならないからである。例えば頻脈がみられた場合，低血圧であれば出血を考え輸液が必要となるが，高血圧であれば浅麻酔を考え麻酔を深くする必要がある。また，甲状腺機能亢進症を合併している場合はβ遮断薬の使用も考慮しなければならない。つまり，心電図は心機能を評価する必要最低限のモニターであり，循環系の不安定な患者では観血的動脈圧やSwan-Ganzカテーテル，経食道エコーなどのさらなるモニターが必要であることは言うまでもない。

How to

心電図
全誘導，CM5，ハートスコープ

山梨県立中央病院麻酔科　阿部　文明

はじめに

　麻酔科医に身近な心電図には術前の評価に用いられる12誘導心電図，その補助として用いられるHolter心電図，術中，術後の評価，監視に用いられるモニター心電図がある。

　心電図は麻酔科医にとって最も基本的なモニターであるが，わりと軽視されているのではないだろうか。時々は成書を用いて勉強してほしいものである。

　ここでは心電図理解のさわりを紹介する。

　心電図でなにがわかるか。

①虚血性心疾患変化
②さまざまな不整脈
③電解質異常
④心肥大

　大事なのは①虚血性心疾患変化と②不整脈。中でも即座に治療すべき不整脈の発見が最も重要である。即座に治療すべき不整脈とは心拍出量がでなくなるような状態である著しい徐脈（洞不全症候群），著しい頻脈（持続する上室性頻拍，心室頻拍，心室細動）およびその状態に移行しやすい不整脈のことである。

術前評価

　術前の評価は麻酔科医にとって最も大事である。麻酔科医は手術中患者の命と一番近い場所にいるのであるから心機能評価として非常に簡単で重要な検査である心電図を読み，準備しておかなければならない。

1) 自分で心電図を読む。

　現在の心電図記録装置は自動診断機能を備えた物がほとんどである。しかし心電図は必ず自分で読み疑問を持ったら参考書で調べるのが心電図に強くなる近道である。

2) 大事な心疾患の心電図は覚える。

　術中の循環動態に大きな変化を及ぼす可能性のある心疾患の心電図は覚えておかなければならない。

3) 循環器内科への依頼

　内科に循環器疾患の評価を依頼するときは「手術可能」などのコメントは意味を持たない。以下の疾患のきちんとした所見が必要である。

①虚血性心疾患　心筋梗塞（図1），狭心症
②不整脈

　I，II，III度の房室ブロック，左脚・右脚ブロック，洞不全症候群，上室性期外収縮，心房細動，発作性上室性頻拍，心室性期外収縮，心室頻拍，心室細動

③WPW症候群

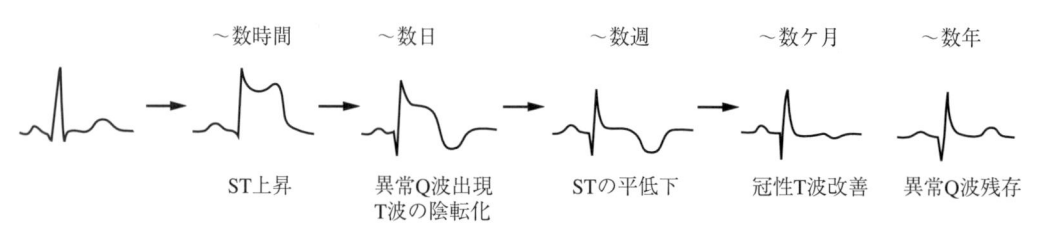

～数時間　　～数日　　～数週　　～数ケ月　　～数年

ST上昇　　異常Q波出現　　STの平低下　　冠性T波改善　　異常Q波残存
　　　　　T波の陰転化

図1　心筋梗塞の心電図変化

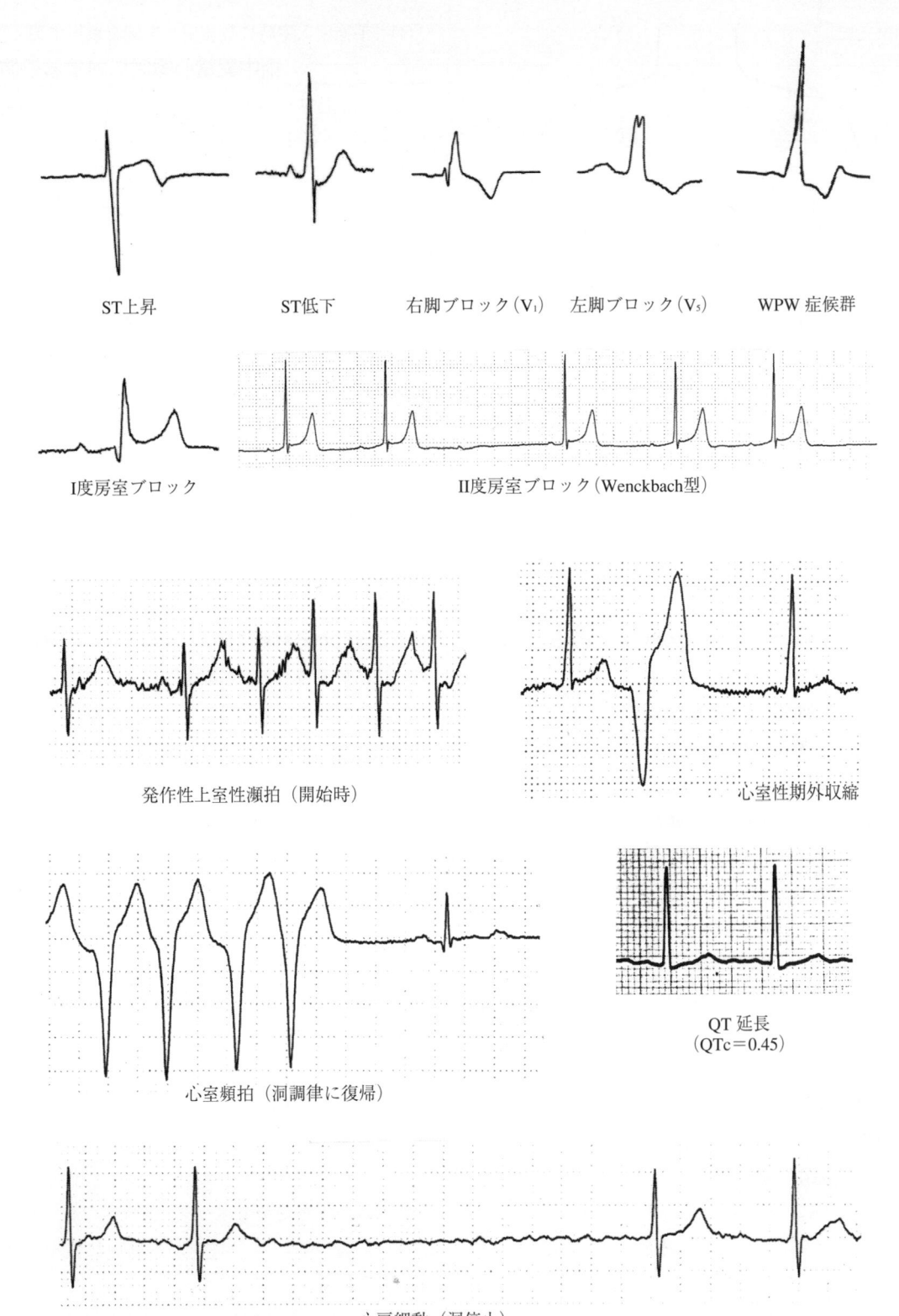

ST上昇　　ST低下　　右脚ブロック(V$_1$)　　左脚ブロック(V$_5$)　　WPW症候群

I度房室ブロック　　　　II度房室ブロック(Wenckbach型)

発作性上室性頻拍（開始時）　　　　　　心室性期外収縮

心室頻拍（洞調律に復帰）　　QT延長（QTc＝0.45）

心房細動（洞停止）

図2　いろいろな不整脈

図3

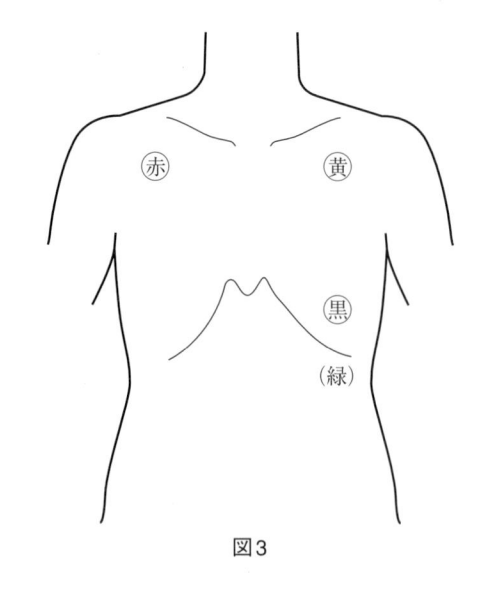

④QT延長症候群
⑤電解質異常
⑥脳性T変化

図2にここに挙げた不整脈のいくつかを示す。

4) ホルター心電図

術前の数秒間の安静時心電図では異常を見逃してしまう可能性が多分にある。そこで24時間連続的に心電図を測定して解析する方法がホルター心電図である。通常CM5誘導とNASA誘導を用いる。CM5誘導はマイナス極を胸骨上端，プラス極をV5の位置に置くことによりST部分の変化が読みとりやすく，NASA誘導はマイナス極を胸骨上端，プラス極を胸骨下端に置くことによりP波が大きく不整脈の検出がしやすいという利点がある。

術中モニター

術前評価によって危険な不整脈へ移行する可能性の認識およびその対策を練っておくことが重要である。

(1) 心電図の電極の貼り方

図のように「あ（赤）き（黄）よしく（黒）み（緑）こ」と時計回りに貼ると覚える（図3）。

(2) ノイズの除去　通常はモニターモードにしておく。電極をなるべく近く貼る。

(3) 心筋虚血性変化がわかりやすいようにV5誘導に近くなるように1つの電極はV5位置に貼る。

(4) 手術室入室時に数秒間心電図を取っておく。

術中異常心電図に対する処置

即座に処置すべき不整脈（心室頻拍と心室細動と思ってよい）以外は少し待つ。

少し待つ―これがなかなか難しいのだが一息入れることは自分を落ち着かせるためにも重要である。

(1) 虚血性心疾患の変化を持つ患者にはニトログリセリン添付薬を貼っておく。虚血性心疾患の心電図変化を見たらまず少し手術を待ってもらって麻酔を安定させる。血行動態を安定させることが虚血性変化を起こす率を下げることがわかっている[1]。そして血行動態変化の原因の多くは「麻酔が深すぎるかまたは浅すぎるか」である。麻酔が安定しても心電図変化が変わらなければニトログリセリンの持続投与を開始する。不整脈があるときはそれぞれの不整脈に対する処置をする。

(2) 通常の不整脈に対してもまず待つ。麻酔操作（特に挿管操作），手術操作などによる一時的なことが多いのである。

＊伝導障害によって心拍出量の低下が予想されるときはペースメーカーを用意する。MobitzII型房室ブロック，III度房室ブロック，洞不全症候群に対しては一時的ペースメーカーリード設置がよい。左脚ブロック，右脚ブロック＋左脚1枝ブロックには体表式ペースメーカーの準備をしておくのがよい。

洞性徐脈に対してはアトロピン，房室ブロックに対してはイソプロテレノールが有効である。

＊上室性の頻脈性不整脈に対してはまず頸動脈マッサージをしてみる。次にベラパミル（カルシウム拮抗薬）を用いる。β遮断薬より作用は弱いが安全である。β遮断薬はすべての頻脈性不整脈に使えるが現在安全なベータ1選択性の高い薬剤がないのでプロプラノロールを禁忌に気をつけて，慎重に使う。

＊心室性不整脈に対してはまずリドカインである。もし間違えて上室性不整脈に投与しても効果はないが害もない。なんでもリドカインは1つの真理である。次にプロカインアミドを使う。

心室頻拍に対してもまずリドカインである。だめなら直流通電治療をし，洞調律に戻ったらリドカインの持続点滴をする。

心室粗動，心室細動になったら即手術は中止し，直流通電をし心肺蘇生法に準じた治療を開始する。

心室頻拍以上の不整脈が起こるのはなにか原疾患があるのでその検索，治療も必要である。

(3) WPW症候群で気をつけなければならないのは頻脈発作である。頻脈発作として2種類があり，上室性頻拍と心房細動である。前者の場合通常の上室性頻拍と区別がつけられずベラパミルを用いることになる。変行伝導を伴うことが多いため心室頻拍と区別が付けにくくなることもある。後者の場合心房細動の心拍数が非常に早く心室細動に移行しやすいので即座の治療が必要だが副伝導路（ケント束）を促進するためカルシウム拮抗薬，ジギタリスが禁忌でありベラパミルを使えない。形も心室頻拍と非常に似ている。β遮断薬を用いるのが無難である。

(4) QT延長が術中に見られたときはまずその原因を取り除く。多くは徐脈，電解質異常が原因である。QT時間を短くするだけならば脈拍を早くする（アトロピン，イソプロテレノールの投与）のが緊急手段である。

表　心電図異常時に用いられる薬剤とその使用量（付　直流通電療法）

薬剤	商品名	適応	注意点
ニトログリセリン	ミリスロール	虚血性心疾患	
アトロピン	硫酸アトロピン	徐脈（特に洞性徐脈）	さらに徐脈になることがある
イソプロテレノール	プロタノールL	徐脈，房室ブロック	
リドカイン	キシロカイン	全ての心室性不整脈	静注用と点滴用の2種類の濃度がある
プロカインアミド	アミサリン	期外収縮 発作性上室性頻拍 心室頻拍	催不整脈作用もあるので注意
ベラパミル	ワソラン	上室性頻脈	WPW症候群では注意が必要
ジルチアゼム	ヘルベッサー	上室性頻脈 高血圧	同上
プロプラノロール	インデラル	全ての頻脈性不整脈	喘息，アシドーシス，心機能高度低下状態には禁忌
ジゴキシン	ジゴシン	上室性不整脈 心不全	中毒を起こすことがある房室ブロック，WPW症候群，心筋梗塞の疑いがある場合気をつける
アデノシン	アデホス	難治性の上室性頻拍	一時的に心停止（1～2秒）となる 適応が心不全のみ
マグネシウム	コンクライトMg	人工心肺手術の不整脈治療，予防	適応は頻脈性不整脈
ジフェニルヒダントイン	アレビアチン	ジギタリス中毒	不整脈の適応がない
直流通電（電気的除細動）	同期　50J～	発作性上室性頻拍	T波の上にかけるとRon Tとなってかえって心室細動になりやすいのでQRSがわかるときは同期にする
	同期（無理なら非同期）100J～	心室頻拍	
	非同期　200J→300J→360J→…	心室粗動・心室細動	

[文献]
1) Fleisher LA, et al : The predictive value of preoperative silent ischemia for postoperative ischemic cardiac events in vascular and nonvascularsurgery patients. Am Heart J 122 : 980, 1991

心電図を勉強するのに簡潔で非常にわかりやすい本を1冊紹介する。（英語の本だが読みやすいものである）Emanuel stein : Rapid analysis electrocardiograms　Lea & Febiger

How to

血圧測定
間接法

香川医科大学附属病院救急部　小倉真治

血圧（blood pressure：BP）

　血圧とは血管内圧のことで，血液が血管壁に及ぼす圧力をいうが，通常は動脈血圧を血圧と称している。血圧は3つの因子によって規定される。つまり，心臓の収縮力，血流量および血管壁の弾性力である。これら3つの因子のいずれかが破綻することによって，血圧は低下したり上昇したりする。心収縮が最大になったときの圧を最高血圧または収縮期血圧と称し，心拡張の最低の内圧に相当するものを最低血圧または拡張期血圧と称している。なお，最高血圧と最低血圧の差を脈圧といい，心拍出量と比例することが多い。また最高血圧と最低血圧の下1/3の値を平均血圧と呼ぶことがある。最高血圧と最低血圧の差を脈圧差という。正常では30mmHg以上であるが，この値が30mmHg以下になっている場合は，心拍出量低下もしくは循環血液量減少を示唆する。

血圧計

　血圧計はマンシェット（圧迫帯），圧力計，送気球，送気弁により構成されている。血圧計の種類には水銀血圧計とアネロイド式携帯用血圧計がある。前者は血圧を水銀の重さとつり合わせて測定するもので，後者は空気圧によって金属板が押し上げられ，この弾力板の変化を圧力の変化で表示するようにしたものである。最近は自動的に送気，加圧，減圧，排気を行い，測定値をデジタル表示する自動血圧計も普及している。

1．マンシェットの幅

・上腕外周長の40％（上腕直径の約1.2倍）
小さいマンシェットでは高めに測定される。
大きいマンシェットでは低めに測定される。

2．種類

　(1) 実際の測定法：測定法には触診法と聴診法がある。聴診法が理想的ではあるが，聴診により血圧音が聴取しにくい場合（出血性ショックなど）には触診法で代用する。さらに救急車の車内など周囲が騒がしいときには，触診法を併用しながら聴診をするべきである。

　(2) 触診法：マンシェットの下縁が肘窩より3cmくらい上に位置するようにし，皮膚に密着して巻く。マンシェットを装着したならば，橈骨動脈の拍動を触知する。次にマンシェット内に空気を送入して，動脈圧の消失する点からさらに20～30mmHgくらい高い点までマンシェット内圧を高める。この後1秒ごとに2～3mmHgずつ減圧するように排気弁をゆっくり開放し，最初に脈拍を触れる圧が触診による最高血圧（収縮期血圧）である（図1）。

　(3) 聴診法：触診法と同様にしてマンシェットを巻き，上腕動脈の拍動が最も強い部位に聴診器を当て，上腕動脈の拍動音が聴取できなくなる点までマンシェット内に送気する。次いで空気を抜いて内圧を下げてくると，ある点で音がきこえ始める。この点をスワン（Swan）の第1点といい，最高血圧に相当する。以後，聴診上きこえてくる音をコロトコフ（Korotokoff）音という。さらに内圧を下げていくと，ある点で突然音が弱くなる。この点をスワンの第4点という。さらに内圧を下げていくと音がまったく消失する点がある。この点をスワンの第5点という。一般に第5点を聴診法による最低血圧とするが，人によっては第4点をとることもある。2回血圧を測定し，最高血圧

図1　触診法の実際

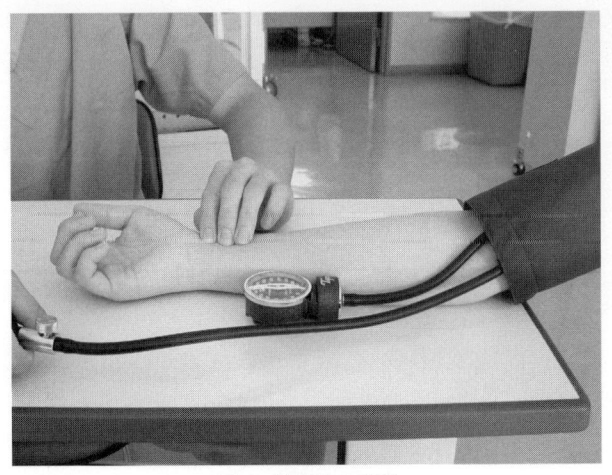

が120mmHg，最低血圧が70mmHgであるならば120／70と表現する。

注）ショック状態では不正確。

ドップラー法

・聴診器の代わりに超音波ドップラー血流計を用いる。

・ドップラー血流計で血流音をききながら血流音が途絶えるまでカフ圧を上げ，次にカフ圧をゆっくり下降させ血流音が再開する時の圧が収縮期血圧である。

・新生児，小児，ショック時に有利。

自動血圧計

(1) マイクロフォン法：聴診器の代わりにマイクロフォンでコロトコフ音を聴取する。

(2) オシロメトリック法：カフ圧を減少させるにつれ，脈圧により動脈壁が振動する時相があるが，この振動をカフ内圧を通じて圧力センサーで測定し，その振動の時相によるパターンの変化から血圧値を認識する方法である。多くの自動血圧計ではカフ圧減少に伴う振動の頂点の放落線の推移をコンピュータで分析し，収縮期圧は放落線の立ち上がり点を，拡張期圧は立ち下がり点を選んでいる。利点は，カフを巻くだけでよく，測定が容易である。また雑音や騒音が多くても測定可能である。欠点としては測定時間中に血圧が変動している場合には測定できないか，不正確になりがちである。

連続的測定法

トノメトリ法：比較的壁の薄い動脈壁を皮膚の外から小面積のセンサー板で押すと動脈壁の一部が平面化し壁の円周方向への応力が消失するために血管内圧が直接センサーに反映されるといったものである。実際には橈骨動脈上にセンサーを置き動脈圧を測定し，オシロメトリック法で測定した血圧で補正している。

How to

血圧測定
間接法

医療法人財団康生会武田病院麻酔科　西川　望

　麻酔において血圧を測定しないことはあり得ないが，大部分の症例ではその測定は非観血的方法で十分である。血圧は心臓に近い部分で最も高く，遠ざかるにつれて低下する。一般には上腕動脈での測定をもって血圧とする。心臓の収縮に同期した圧を収縮期圧（SP），拡張したときの圧を拡張期圧（DP）という。図の動脈圧波形のAとBの面積が等しくなる圧を平均動脈圧というがこれは電気的に割り出されるものである。簡便式に（SP＋2×DP）÷3があるが実際とは異なる値である（図では矢印で示している）。

　血圧は絶えず変動しているが麻酔中は麻酔深度，麻酔薬，循環作動薬，輸液，出血，体温変化などの影響を受ける。

　血圧測定の歴史上，現在のような水銀マノメータとカフ（Manschette）を腕に巻き付けて血圧を測定したのはRiva-Rocci（1896）である[1]。彼はカフ圧を収縮期圧以上に上げて橈骨動脈に脈拍の戻ってくる圧を測定した（return-to-flow technique）。ただしこの方法では収縮期圧しか測定できない。Korotkoff（1905）は同じ装置を使い聴診器をカフのすぐ下の動脈に当てカフ内の空気をゆっくりと抜いて音の変化から血圧を測定した[2]。現在の診療の場で用いられている方法である。

　麻酔の場に血圧測定をもたらしたのは有名な脳外科医であるCushingである[3]。彼は1902年にRiva-Rocciのカフを見て，血圧を測定しそれを麻酔記録に記載することを考えた。

手動による血圧測定

　手動による血圧測定は一部の教育的病院の手術室を除き後述する自動血圧計に取って代わられたと思われる。水銀血圧計とバネを用いたアネロイド型血圧計がある。アネロイド型血圧計はバネの強さが経時的に変化するので水銀血圧計により時々較正する必要がある。カフの幅は上腕の直径

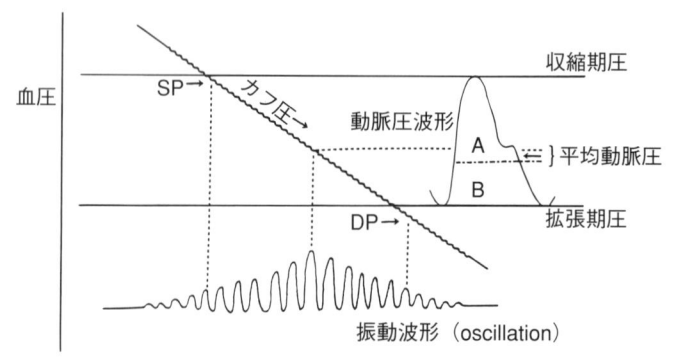

図　oscillometry法の原理

　カフ圧を収縮期圧以上に上げ徐々に減圧すると下のような振動波形が見られる。振幅のピークが平均動脈圧（点線で示す）であり，ピークからあらかじめ決めた割合の振幅の部分をoscillometry法による収縮気圧（SP），拡張期圧（DP）とする。

　一点鎖線は動脈圧波形から得られる真の平均動脈圧であり，平均動脈圧中の矢印は簡便式から得られた値である。

より20％大きいものが理想である。一般には大きすぎるカフは血圧は低く出るが比較的誤差は少ない。一方，幅の狭いカフでは血圧は高く表示されその誤差は大きい。カフ減圧の速度も重要で1回の脈拍ごとに2〜4mmHgずつ減圧する。ただしこれは内科診察室の話である。麻酔中の血圧測定は細かな数値よりも頻回に短時間で測ることが大事であり，手動による血圧測定は必ずしも適当な方法ではない。

自動血圧計による測定

1. 自動血圧計による間歇的測定（automated noninvasive blood pressure：NIBP）

現在の医療の現場の多くがNIBPを使用している。NIBPを用いれば収縮期圧，拡張期圧，平均動脈圧を測定表示するだけでなく，一定のレンジからはずれた高血圧，低血圧を警報で知らせることも可能であり，記録として残すこともできる。さらに手動による測定とは異なり測定者は他のことをしていても自動的に何度も一定間隔の測定が可能である。

多くのNIBP装置はoscillometry法によるもので，原理は1931年von Recklinghausenによって記述されている[4]。すなわちoscillometry法は心拍動による血管壁運動がカフによる圧迫でカフ内に伝搬するのを，その部に内蔵する圧力センサーにより感知し血圧を測定する。カフを収縮期圧以上に加圧した後に徐々に減圧してくると動脈には振動波形（oscillation）が現れ，さらに減圧するとその振動は振幅を増しピークに達してまた減衰する（図）。振幅のピーク値は平均動脈圧に近似することが知られており，あらかじめ決めたピークの振幅のそれぞれ何分の1かになる振幅の血圧を収縮期圧，拡張期圧として推測し表示する（図のSP，DPである）。したがって，oscillometry法による収縮期圧，拡張期圧は必ずしも実際の動脈圧波形の値に一致するものではない。

oscillometry法では適当なサイズのカフを選択すれば足首や大腿部で測定することも可能であり，また小児や新生児でも測定できる。一般にoscillometry法は心房細動などの不整脈や，徐脈の時には測定できないことがある。また初回の測定時に急なカフ圧の上昇により痛みを訴える人も少なくない。頻回の測定ではカフの部分に皮下出血を作ることもある。

2. 自動血圧計による連続測定

動脈内にカニュレーションをしないで連続して血圧を測る方法もある。通常使われているのはtonometry法である[5]。tonometerとは血圧計や眼圧計を意味し，これでは意味不明だが，原理は皮膚上の圧センサーにより間接的に血管の内圧を測定するものである。測定には圧センサーを並べたプローブを表在する血管（通常は橈骨動脈）の上で動かさないことが肝要である。そのため腕は肘，手首，指でしっかりと固定される。較正は上腕にカフを巻きoscillometry法を用いて頻回にする必要がある。脈拍の不整や小児では測定は難しい。

oscillometry法による連続測定も可能である。試作器では手首にプローブを巻くだけで簡単に血圧が連続測定できるが，現在（2000年末）のところ市場には出ていない。

[文献]

1) Brown WC, et al：The sphygmomanometer of Riva-Rocci 1896-1996. J Hum Hypertens 10：723, 1996
2) Schevchenco YL, et al：90th anniversary of the development of Nikolai S. Korotokoff of the auscultatory method of measuring blood pressure. Circulation 94：116, 1996
3) NP Hirsch, et al：Harvey Cushing：his contribution to anesthesia. Anesth Analg 65：288, 1986
4) Yelderman M, et al：Indirect measurement of mean blood pressure in the anesthetized patient. Anesthesiology 50：253, 1979
5) Kemmotsu O, et al：Arterial tonometry for noninvasive, continuous blood pressure monitoring during anesthesia. Anesthesiology 75：333, 1991

How to

血圧測定
直接法

佐賀医科大学医学部附属病院麻酔科蘇生科　平川奈緒美
佐賀医科大学医学部附属病院手術部　戸野　保

　血圧測定法には，間接法と直接動脈内にカテーテルを挿入して血圧を体外へ導き，圧トランスデューサで測定する直接法の2つの方法がある。直接法では，動脈圧のモニタリングが連続して可能で，間接法では測定できない鋭敏な血圧の変化や脈圧の変化を観察することが可能であり，動脈血液採取ができ，頻回の血液ガス分析も可能である。直接法は，心血管手術，肺切除術，脳神経外科手術，低血圧麻酔症例，大量の出血が予想されるような症例などのほかにハイリスク患者の麻酔の場合にも有用である。

　直接法でカテーテルを挿入する動脈としては，橈骨動脈がよく用いられるほか足背動脈，上腕動脈，大腿動脈，浅側頭動脈が挙げられる。浅側頭動脈圧測定は，大血管手術で脳分離体外循環などの，脳への血圧の指標として用いられる。動脈の部位の違いにより動脈圧高にも影響を及ぼし，足背動脈圧は橈骨動脈圧よりも高い値が出る。末梢になるほど波形は急峻となり収縮圧は上昇する。足背動脈圧が中枢側の圧と異なる原因としては波が動脈系を伝播するに伴い，動脈圧波形が徐々に歪められるためである[1]。

　動脈圧測定キットは，伝わってきた血圧を電気信号に変えるための圧力トランスデューサ，耐圧チューブ，ゼロ点設定の三方活栓，フラッシュ作動部，増幅器，加圧バッグ，フラッシュ溶液（ヘパリン加生理食塩液）からなる（図1）。トランスデューサの働きは，受圧膜部に加えられた圧力を電気信号に変換して取り出すことである。このための変換原理として一般的に用いられているのがストレインゲージである[2]（図2）。カテーテルと三方活栓をトランスデューサに接続し，生理食塩液を流して回路内の気泡を完全に除去する。血栓防止のためのイントラフロがセットになっており，持続的に1～3ml/hフラッシュできるキットもある。トランスデューサの三方活栓を右心房の高さに固定し，三方活栓のハンドルを患者ラインに対し閉じて大気開放にした状態でゼロ設定を行う。

　動脈圧波形より以下に示す情報が得られる。
(1) 収縮期圧，拡張期圧，平均動脈圧，脈拍数
(2) 不整脈：一回心拍出量（SV）の変化に伴い動脈圧波も変化
(3) 末梢血管抵抗：大きい場合には波形の立ち

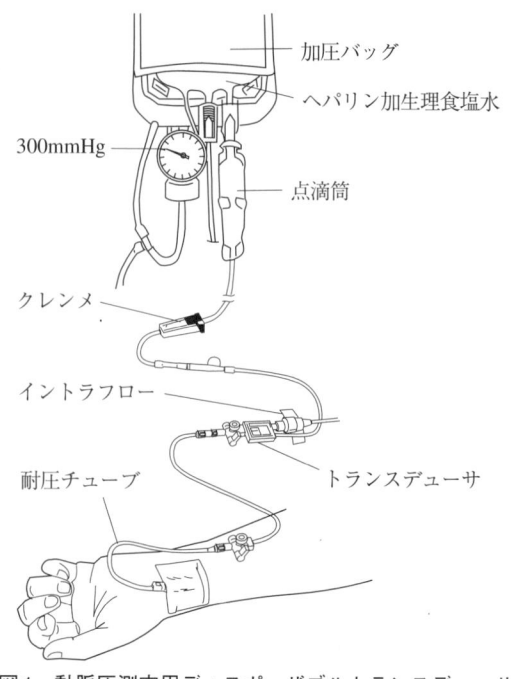

図1　動脈圧測定用ディスポーザブルトランスデューサキットの接続

図2.a

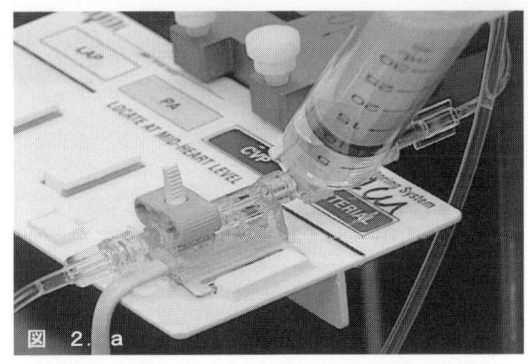

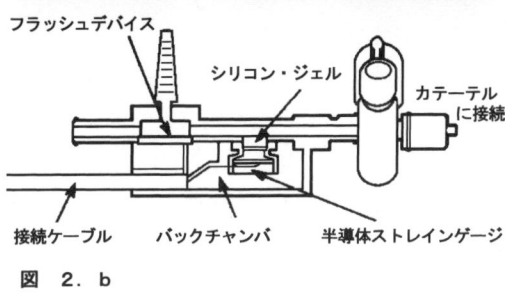

図2.b
フラッシュデバイス　シリコン・ジェル　カテーテルに接続
接続ケーブル　バックチャンバ　半導体ストレインゲージ

図2　トランスデューサ

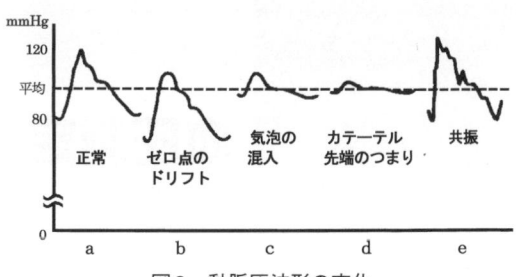

図3　動脈圧波形の変化
a：正常，b：ゼロ点のドリフト，c：気泡の混入，d：カテーテル先端の閉塞，e：共振
（小野哲章：7 観血式血圧計の取扱いと保守，MEの知識と機器の安全．桜井靖久ほか編．東京，南江堂，1987，p119より引用）

上がりは緩やかとなる。動脈硬化の強い場合には，立ち上がりは急峻となる。

(4) 脈圧の変化

脈圧の拡大：SVの増加，末梢血管抵抗の減少，血液駆出速度の増加が原因となり，大動脈弁閉鎖不全症，動静脈シャントのある場合，動脈硬化や高血圧などで認められる。

脈圧の狭小化：SVの減少，末梢血管抵抗の増加，血液駆出速度の低下，血液内容量の極度の減少が原因となる。具体的には，ショック，hypovolemia，末梢血管の収縮，大動脈弁狭窄症などで認められる。

(5) 呼吸性変化：hypovolemiaの場合には，人工呼吸下では特に呼吸性の波形の基線の変動が認められる。これは，人工呼吸により，SVに影響を与えるためである。

直接動脈圧測定法の誤差要因（図3）

(1) トランスデューサの位置：右心房の位置より高すぎると収縮期圧，拡張期圧ともに下がる。逆に低い場合には，収縮期・拡張期圧ともに上がる。

(2) ゼロ点のドリフト：同じ方向へ同じだけずれる。

(3) 回路内への気泡の混入：収縮期圧は下がり，拡張期圧は上がり，緩やかな波形となり，いわゆる"なまった波形"となる。

(4) カテーテルの閉塞：血圧波形は，脈圧が狭小化したなまった波形となる。

(5) 共振（リンギング）：収縮期圧は上がり，拡張気圧は下がる。

このような場合には，トランスデューサの位置の確認や，ゼロ点の再調整，気泡抜き，フラッシュや回路の交換などをして対処する。

合併症

感染，出血，血栓形成，末梢の虚血，皮膚壊死，空気塞栓，血腫，神経損傷など

[文　献]
1) Reich DL：Section II Hemodynamic Monitoring, Cardiac Anesthesia. 3rd ed. Edited by Kaplan JA. NewYork, WB Saunders Company, 1993, p263
2) Bedford RF：5 Invasive Blood Pressure Monitoring, Monitoring in Anesthesia and Critical Care Medicine. Edited by Blitt CD. Edinburgh, Churchill Livingstone, 1985, p41
3) 小野哲章：7 観血式血圧計の取扱いと保守，MEの知識と機器の安全．桜井靖久ほか編．東京，南江堂，1987, p119

How to

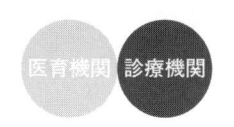

血圧測定
直接法

横浜市立市民病院麻酔科　新堀博展，曽我武久

直接的動脈圧測定

直接的動脈圧測定は動脈内にカニューレを留置し，圧トランスデューサを介してモニター画面に圧波形と数値を表示する方法で，連続的に血圧をモニターすることができ，採血も可能である。

適応

(1) 心臓血管外科手術，肺手術。
(2) 長時間の手術，大量出血が予想される手術。
(3) 低血圧麻酔を行う手術。
(4) 重症患者（心疾患合併，ショック状態，高度の貧血，呼吸不全など）。
(5) 高度の不整脈で非観血的動脈圧測定では測定困難な症例。
(6) 内分泌，代謝疾患などで頻回の血液ガスデータが必要な症例（糖尿病，腎不全，アシドーシス，電解質異常）。
(7) 広範囲の熱傷や外傷でマンシェットの装着が困難な症例。

穿刺部位

動脈穿刺，カテーテル留置の項参照。
橈骨動脈，足背動脈，大腿動脈などが穿刺対象となり，一般的に橈骨動脈を選択することが多いが，術式，体位により決定する。

合併症

動脈穿刺，カテーテル留置の項参照。
血腫や血栓による動脈の閉塞，空気塞栓，感染，回路の接続トラブルによる出血，薬液の誤注などがあり，静脈留置に比べ重篤な合併症が多い。

回路の組み立て

(1) ヘパリン1,000〜2,000単位を混入した500ml生食パックにトランスデューサ付き持続フラッシュ装置を接続する。
(2) 回路内をヘパリン加生食で満たす。この時生食パック内の空気も完全に除去する（図1）。気泡が回路内に残留しないように回路が完全にヘパリン加生食で満たされるまで，加圧バッグには圧をかけない。
(3) 回路内をヘパリン加生食で満たしたら，加圧バッグを300mmHgで加圧し，再度回路内を十分にフラッシュする。
(4) トランスデューサを心臓の高さ（一般的には前腋窩線の高さ）に合わせて，ゼロバランスをとる。

波形に影響を与える因子

(1) 穿刺部位による波形の変化（図2）
動脈圧波形は測定部位が心臓から末梢にいくにしたがって収縮期圧は上昇し，拡張期圧は低下するため，脈圧は上昇する。平均動脈圧は比較的一定である。一般的に収縮期血圧は上腕マンシェット＜橈骨動脈＜足背動脈。

(2) 気泡の混入
回路内に気泡が混入すると収縮期圧が低く，脈

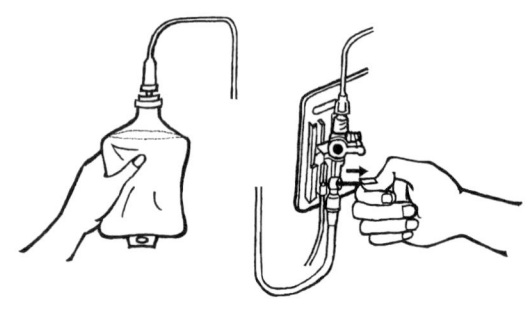

図1　生食パック内の空気除去のしかた
生食パックに回路を接続し，逆さまにして片手で圧をかけながら完全に空気を除去する。

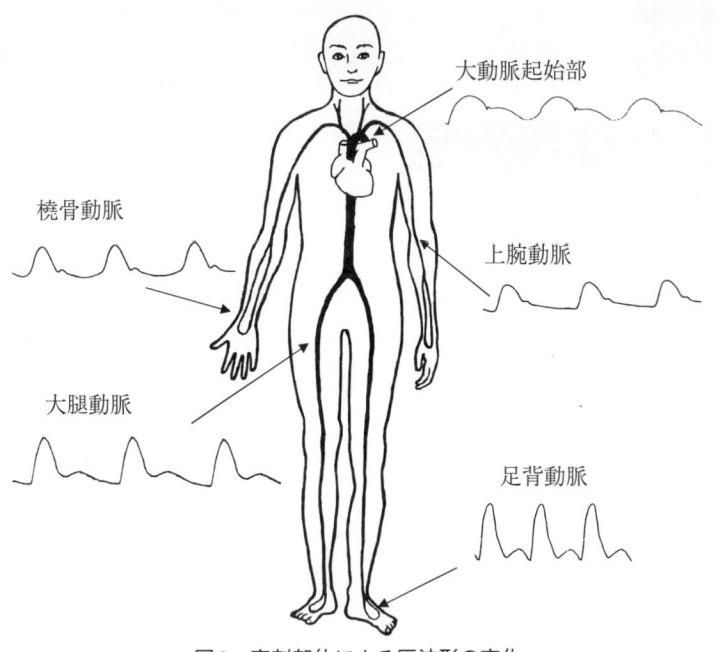

図2　穿刺部位による圧波形の変化

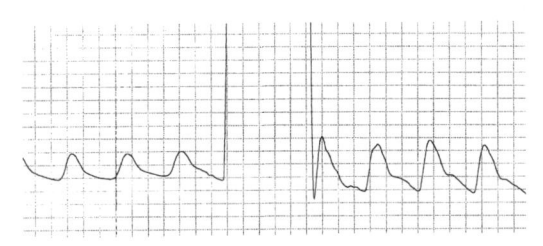

（大動脈起始部、橈骨動脈、上腕動脈、大腿動脈、足背動脈）

図3　カニューレの先あたりによってなまった波形
フラッシュした後，改善した。

圧も小さい鈍った波形になることがある。

(3)　カテーテルの先あたり（図3）

穿刺部位の手首，足首の屈曲によってカニューレ先端が先あたりし，鈍った波形になることがある。手首や足首の角度を変えたり，回路をフラッシュすることで改善する。

(4)　呼吸性変動の大きな波形（図4）

呼吸周期に一致する波形，数値の大きな変動は循環血液量が減少している場合，気道内圧（胸腔内圧）が上昇している場合によく見られる。

採血時の注意

回路から採血する場合，空気の混入，清潔操作に気をつけ，回路のなるべく刺入部に近い位置で採血する。まず10mlのシリンジをトランスデューサに近い三方括栓に接続し，採血部位から刺入部までの回路内容量の3倍程度の血液をゆっくり逆流させてから検体を採取する。この時過度の陰圧をかけると，溶血したり，回路内のヘパリンが完全に除去されず，測定値に誤差を与えるので注意する。採血終了後の回路内フラッシュでは，空気が誤って注入されないように注意し，注入時には過度の圧をかけない。

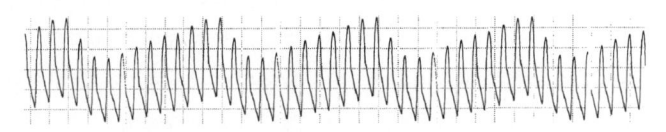

図4　呼吸性変動の大きな波形
循環血液量の減少に伴い呼吸周期に一致した血圧の変動が見られる。同時に頻脈と波形の先鋭化が認められる。

How to

体温測定

福島県立医科大学医学部麻酔科学講座　服部尚士，斎藤祐司，村川雅洋

はじめに

体温は，外部の環境温によって変化する「外殻温」と，ほぼ一定に保たれている「核心温」とに分けられ，臨床における体温の評価は，核心温でなされている。しかし麻酔中においては，体温調節中枢の機能が抑制されるうえに，多くの麻酔薬が血管拡張作用を有するため，変化に乏しいはずの核心温も環境温の影響で受動的に変化するようになる。したがって麻酔中には，核心温のモニタリングが必要である。ただし手術中においては，手術部位や患者体位などを考慮したうえで，体温測定部位や測定器具を使い分けなければならない。

体温計の種類と測定原理[1]

手術室で通常使用されているのは，サーミスタ（Thermistor），熱電対式，熱補償式を利用した体温計であり，いずれも連続的モニタリングが可能である。

1. サーミスタ温度計

金属は温度が上昇すると電気抵抗が減少するという原理を利用した方法である。サーミスタは，Thermally Sensitive Resistor（熱に敏感な抵抗体）の総称で，金属酸化物を主原料とし高温で焼結して得られるセラミック半導体であり，温度プローブの先端に装置されている。常に微弱な電流を流すことによって測温部の温度変化に伴う抵抗の変化を測定し，体温を表示する。コネクタは，そのほとんどがYSI-400という同一の規格であるため，モニターの機種が違っても問題なく使用できることが多い。

2. 熱電対式温度計（サーモカップル）

熱電対は温度差に応じて発生する起電力によって温度計測を行う素子である。2種の金属を接合して環状の回路を作り，2カ所の接合部を異なった温度にしたとき，温度差に応じて起電力が生じ，回路に電流が流れるという原理を利用している。測温部にある接合部の温度は電流の測定によって得られ，外部からの電流を必要としない。

3. 熱補償式（図1）

熱補償式体温計は，皮膚表面を完全な断熱材で覆うと，熱が深部組織から体表へ移動し，体表の温度は深部組織の温度と平衡に達するという理論に基づいた方式である。日本テルモ社からコアテンプ®が販売されている。実用化されたプローブでは，断熱材の上下に制御用サーミスタと測定用サーミスタがあり，外側はヒーターが組み込まれたアルミニウムブロックで覆われている。これを体表面に密着させ外気温の影響を遮断すると，電子回路は制御用のサーミスタを介して2個のサーミスタの温度が常に一定になるようにヒーター電流を制御する。これにより理想的な断熱材と等価となり，深部組織から体表，さらにプローブ内の測定用サーミスタの温度は一定とみなされ，深部温を体表温として測定できる。

測定部位とその特徴（図2）

日常的に最も頻繁に用いられている体温測定部位は，日本では腋窩であり，欧米では舌下である。しかしこれらは核心温を正確には反映していないうえ，長時間の連続測定には適していない。全身麻酔中には，主に直腸温・膀胱温・食道温・鼓膜温・前額部深部温・肺動脈血温などが測定され，「核心温」とみなされている。

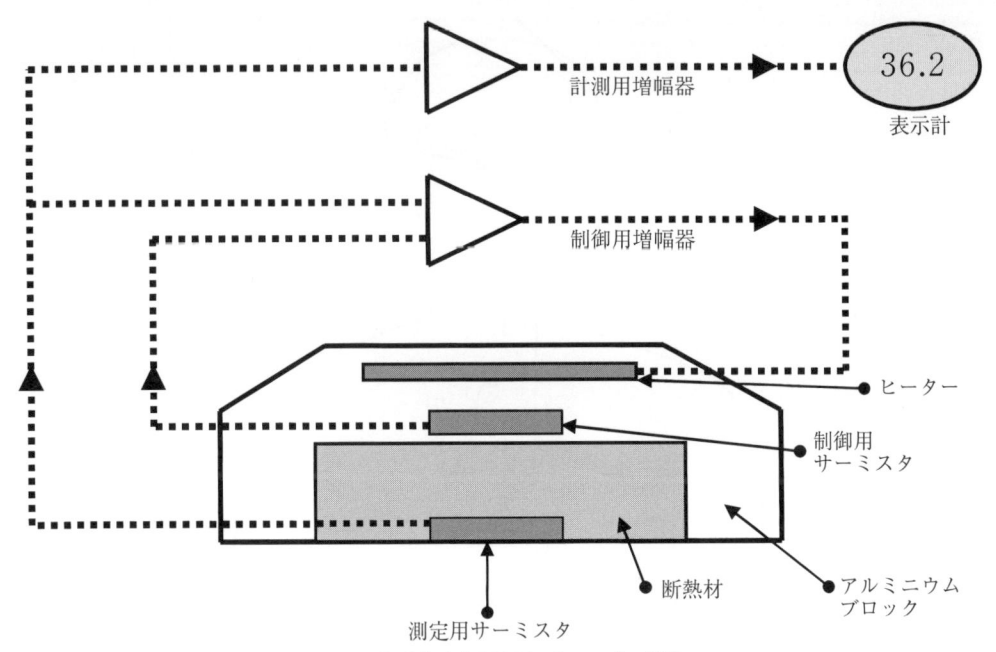

図1　熱補償式体温測定プローブの構造
2個のサーミスタの温度が常に一定になるようにヒーター電流を制御。

1．直腸温の計測

　手術中の体温測定法として最も一般的に用いられている。プローブを肛門から成人で約8cm，乳幼児で約3cm程度挿入して計測する。プローブは再使用型のサーミスタが一般的であるため，挿入の際には感染防止上ディスポーザブルシースを使用した方がよい。体位変換や排便などにより抜けることがあり，急に下降した場合には，プローブの挿入状態を確認する必要がある。

2．膀胱温の計測

　膀胱内に留置する尿カテーテルに温度センサーが付属したものを使用して測定する。中枢の血液温をよく反映し，尿カテーテルを留置する患者では，同時に体温測定も行えるため有用である。しかし，体温の変化が著しく，かつ尿量が少ない場合，速い体温の変動をモニタリングできないことがある。

3．食道温の計測

　大動脈血温を反映し，低体温麻酔の際には心筋温の指標としても利用される。センサーが気道に近いと換気による影響を受けてしまう。左心房の高さ，または食道下部1/3～1/4での測定が信頼性が高いとされ，成人では咽頭より24～28cmほど挿入する。食道内聴診器に温度センサーを内蔵したものを使う場合には，心音の最大聴取地点とする。

4．鼓膜温の計測

　細い熱電対あるいは小型のサーミスタプローブを挿入し，鼓膜に接触させて測定する。しかし，技術的に鼓膜の表面にプローブを接触し続けることは困難であり，実際には環境温に影響される外耳道温を測定している可能性がある。また，全身麻酔中に挿入する場合，プローブ挿入時に患者が痛みを訴えないために，鼓膜を損傷する危険がある。鼓膜温は，食道温に比べ血液温の変化に対する追従性が劣るとされる。

　赤外放射を測定する非接触型鼓膜温計を用いれば，安全に測定でき，しかも操作が簡単である。しかし，核心温としての精度に対する評価は定まっていない。

5．前額部深部温の計測

　熱補償式体温測定プローブはさまざまな部位での測定が可能であるが，前額部での測定は血液温とよく相関するとされる。そのため前額部深部温

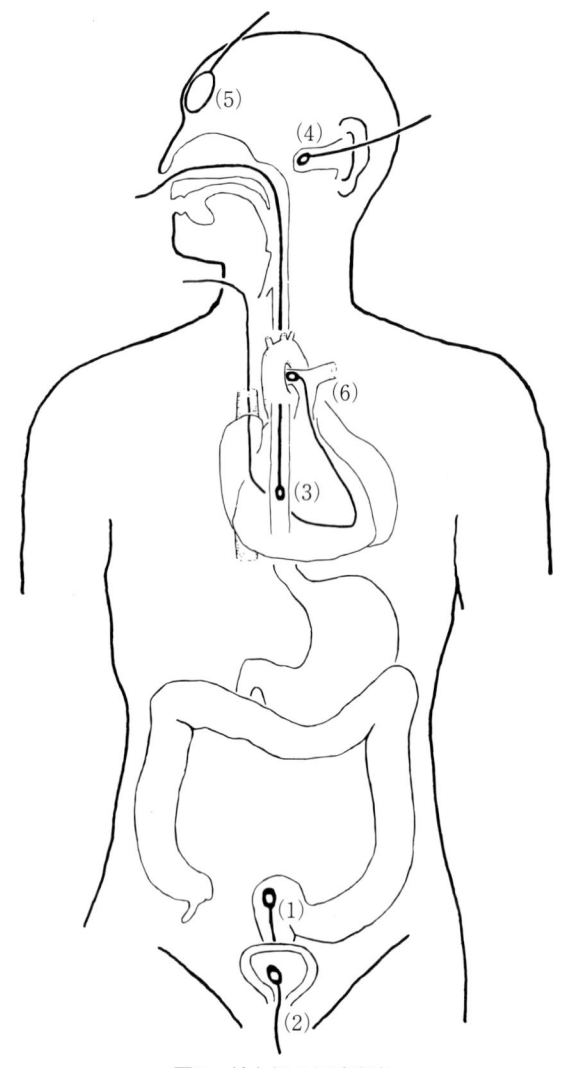

図2 核心温の測定部位
(1)直腸温
(2)膀胱温
(3)食道温
(4)鼓膜温
(5)前額部深部温
(6)肺動脈血温

は，非侵襲的中枢温モニタリングとして利用されている。また，プローブを足底部にも設置すると，その2点での温度較差から末梢循環を評価できるとされている。

長時間の使用時や，低体温麻酔など温度変化が著しい場合には，プローブの接触部に低温熱傷を来す可能性がある。その予防のためには，測定部位を一定時間ごとに変えたり，プローブをガーゼで覆ってから装着することが推奨されている。

6. 肺動脈血温の計測

肺動脈内に留置したSwan-Ganzカテーテルの先端のサーミスタを用いて血液温を測定する。挿入の侵襲が大きいので，Swan-Ganzカテーテルの適応がある場合にのみ，これを利用する。

体温測定法の選択

麻酔中の体温測定部位を選択する際に考慮すべ

きこととしては，以下の点が挙げられる．

・手術部位の影響を受けないか

下腹部開腹手術に際して直腸温・膀胱温を，開胸手術に際して食道温を測定した場合には，体温は低めに表示される．

・急激な体温変化への追従性はあるか

体外循環を使用した低体温手術では，血液温をよく反映する部位（食道温・前額部深部温）に比べ末梢臓器（膀胱温・直腸温）で体温を測定した場合，実際の体温変化に迅速に追従できないため，食道温，前額部深部温なども同時に測定する必要がある．

・低侵襲であるか

肺動脈温は血液温を直接測定するが，Swan-Ganzカテーテルが必要となり，鼓膜温は鼓膜穿孔の報告がある．体温測定時には，体温モニター自体の侵襲も考慮する必要がある．

麻酔中には以上のことを念頭に，目的にあった部位での測定を心がけ，中枢温の連続測定を行うことが必要である．

[文　献]
1) 戸川達彦：生体計測とセンサ，温度のセンサ．東京，コロナ社，1986, p284

How to 体温測定

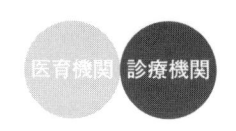

伊勢崎市民病院麻酔科　大竹哲也

体温測定の意義

　核体温（core temperature）とは体温調節中枢である視床下部の血液温度であるが，実際には他の部位で代用する。主な核体温（中枢温）測定部位は，鼓膜・食道・直腸・膀胱・肺動脈血液などである。

　麻酔中は体温低下が起きやすい。中枢温は麻酔導入から30分以内に急激に低下し，その後も2時間程度は低下が持続する。長時間にわたる開胸術や開腹術では熱の放散量が増加し，体温の低下は著明になる傾向がある。

　低体温では血中カテコラミンが上昇し，末梢血管は収縮する。シバリングも術後に起きやすくなる。また全身麻酔からの覚醒が遅延し筋弛緩薬の作用も遷延する。さらに血液凝固能の低下により出血量が増加したり，創部感染率が上昇するともいわれている。

　一方，麻酔の重篤な合併症である悪性高熱では著しい体温上昇がおきる。この場合体温上昇と時間の関係も診断上重要な問題とされ，一般には15分で0.5℃以上の上昇とされる。このため体温は連続測定が必須となる。また多発性硬化症ではわずかな体温上昇（1℃）でも新たな症状を惹起しうると指摘されているので，厳密なモニタリングが必要である。

体温測定の実際

　体温測定には測定部位に適したいくつかのプローベがある。図1に各種プローベを示した。これらは温度による半導体の抵抗値の変化を利用したサーミスタ温度計である。非接触型鼓膜温測定装置以外は患者監視装置に接続されるので，心電図などと同様に必ず連続測定とし，モニターの1画面に体温の表示を行うようにしている。

　術中体温測定部位としては以下の箇所があり，手術様式によって測定部位を使い分ける必要がある。

　鼓膜温：非接触型鼓膜温測定装置は挿入角度によってうまく測定できない時があるので注意が必要である。連続測定用のプローベはマスク換気時や体位変換時に鼓膜穿刺などの合併症が起きたという報告もあるので，麻酔導入や各種処置が終了した後挿入するのが望ましい（図2a）。挿入に当たってはセンサーを包んでいる綿のすぐ後方に透明な羽があるが，この羽が外耳道に入った所で抵抗が感じられる。抵抗を感じたらそれ以上深く入

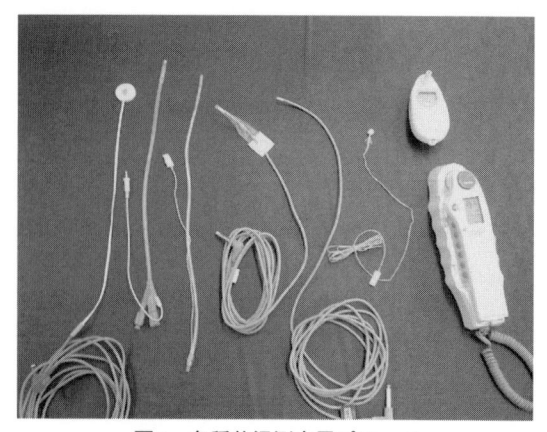

図1　各種体温測定用プローベ
左から順に
①皮膚温用プローベ
②膀胱温センサー付き膀胱留置カテーテル
③食道温測定用プローベ
④直腸温測定用プローベ（カバー付き）
⑤鼻腔温（口腔温）測定用プローベ
⑥鼓膜温測定用センサー
⑦非接触型鼓膜温測定装置・2種類

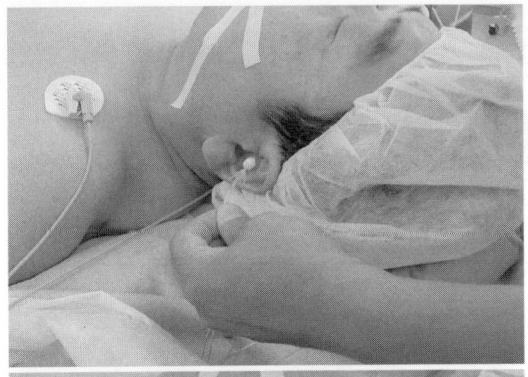

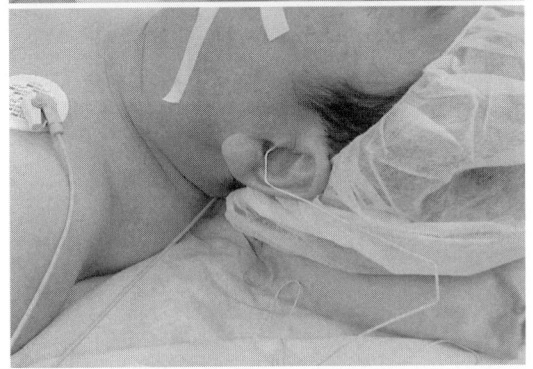

図2(a) 鼓膜温測定用センサーを挿入するところ

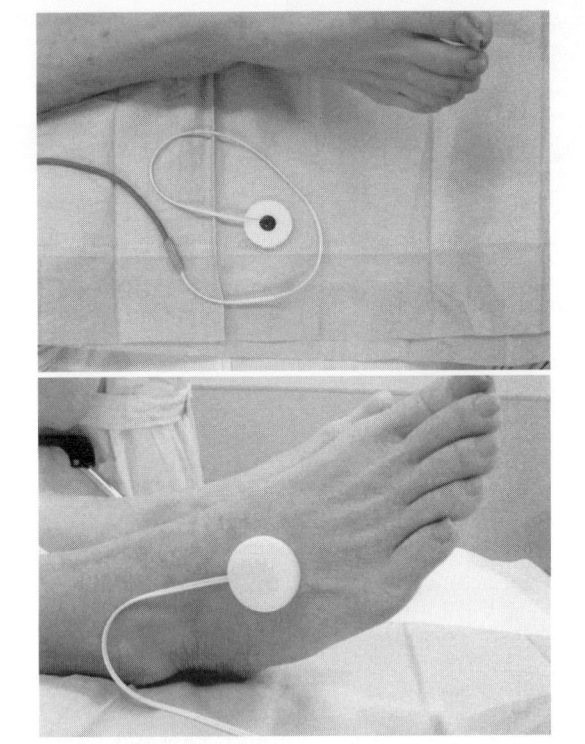

図2(b) 皮膚温測定用プローベと足背へ装着したところ

れない。一般的に他の中枢温より低い温度（1℃位）を示す。

膀胱温：膀胱留置カテーテルについている温度センサーで膀胱温を測定する。中枢温として良い指標となるが，下腹部の開腹術では低くなるので注意が必要である。

直腸温：プローベ・カバーを被せ直腸に挿入する。数cm以上入れればよいが浅いと抜けることがあるので，大腿内側でラインをテープ固定する。一般的に他の部位よりも高い温度（0.3～1℃位）を示す。

肺動脈血液温：スワンガンツ・カテーテルの先端で血液温（肺動脈血液温）を測定するので中枢温の良い指標となる。

食道温：下部食道の心臓背面にプローベを置くことが重要であり，最大心音聴取部位かその数cm下方が良い位置とされる。

腋窩温：外層温であるため，中枢温としてみるには脇を閉じて密閉しなくてはならない。一般的に他の中枢温より低い（0.5～1℃位）。

鼻咽頭温：中枢温として良い指標になるとされるが，深く入れすぎると口腔内にプローベが出てしまうので，鼻孔より5cm位で止める。鼻腔は出血しやすい部位なので，当院では第一選択とはしていない。

末梢皮膚温：末梢皮膚温は中枢温ではないが，末梢循環の状態を反映するのでショックなどの時，手掌や足底・足背などに装着して中枢温との温度差（7℃以上）をみる。プローベ貼付時，数秒間押しつけるとよい。腰椎麻酔や神経ブロックなどの効果確認にも使用できる（図2b）。

How to

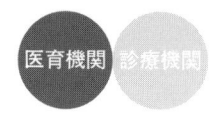

動脈血酸素飽和度

筑波大学臨床医学系麻酔科　猪股伸一

　パルスオキシメータは，較正が不要でありその使いやすさのため広く臨床使用されている。ここでは，信号をキャッチするためのプローブと装着方法の工夫・注意点について概説する。

プローブの種類と装着方法

　成人用と小児用に大きく分けられ，いくつものタイプがある。成人の（最も頻用されている）指用クリップは，指が短い場合や極端に太い場合には正確に測定できない。指が短いと光路まで届かない。（末端肥大症のように）極端に指の太い患者では，パルスオキシメータによるSp_{O_2}は低値をとり，実際の動脈血液ガス分析の結果と解離することがある。このような場合には，図1のようにするとよい。使用するのは耳用プローブで，患者の頭側に位置する麻酔科医に都合の良いことに耳介のほか鼻翼および口唇・頬部を挟むことで測定できる。頭頸部の手術の場合にも手足などを挟んで測定できる。最近，外表ではなく気管内チューブのカフに指に巻き付けるタイプの薄型プローブを透明なテープで張り付ける方法が報告されている（図2）[1]。気管内チューブのカフは高容量であることが必要とされる。

　上記のトータルなSp_{O_2}に加えて，脳循環の指標となる局所 cerebral oxygen saturation（CsO_2）を経皮的に持続モニタリング可能なデバイスがINVOS™である。CsO_2と transcranial Doppler sonographyの変化はよく相関し脳血流の良い指標とされている[2]。われわれは，総頸動脈や内頸動脈の手術時に，2つあるプローブを左右の前額部に貼っている。片側の脳循環が低下するとCsO_2に左右差が観察されるため（図3），速やかに回復させるように，手術操作および循環動態の管理を行っている。

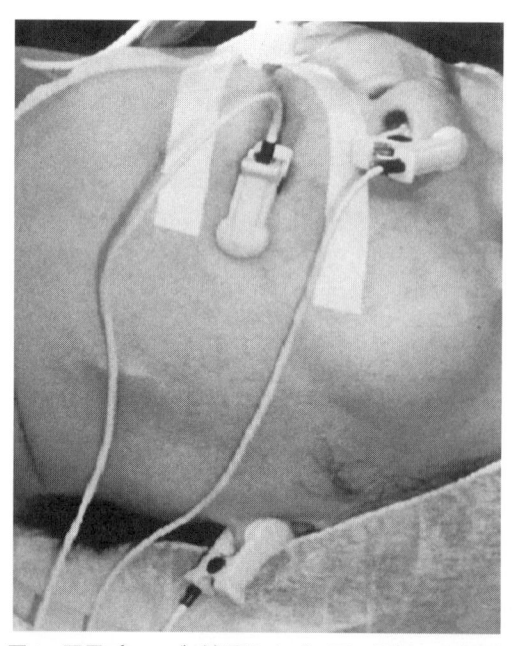

図1　耳用プローブ（鼻翼および口唇・頬部への応用）

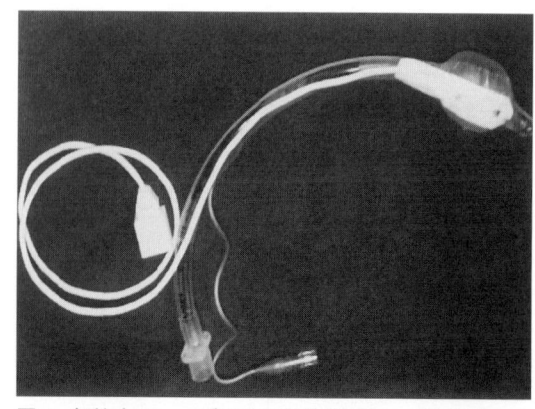

図2　気管内チューブのカフに薄型プローブを透明なテープで張り付ける方法

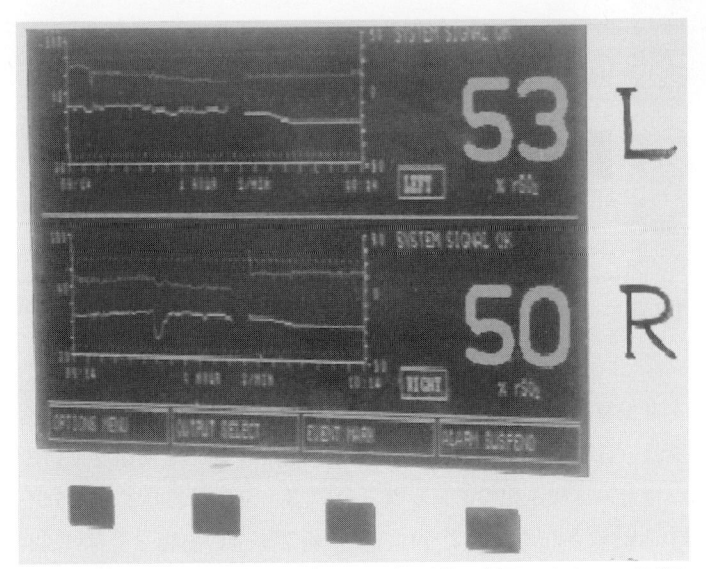

図3　右内頸動脈の血流遮断時に右CsO_2が一時的に低下したトレンドグラフ

注意点

まず強調したいのは，脈動しているのは動脈に限らないということ。例として，極端に指の太い患者では，人工呼吸中に低酸素状態を示す所見がないのにもかかわらずSpO_2が極端な低値をしめすことがある。これは，静脈の脈動も感知しているためと考える。次に，最近流行しているネイル・ペインティングに注意してほしい。きれいに拭き取られているように見えてキラキラ光る小破片が残存していることがある。また，プローブの付いている部位を適宜変えることも必要であるし，遮光することも重要である。

[文献]
1) Brimacombe J : A pilot study of left tracheal pulse oximetry. Anesth Analg 91 : 1003, 2000
2) Fearn SJ : The contribution of the external carotid artery to cerebral perfusion in carotid disease. J Vasc Surg 31 : 989, 2000

How to

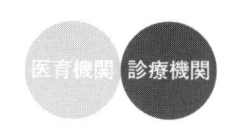

動脈血酸素飽和度

高知県立中央病院麻酔科　武田明雄

　動脈血酸素飽和度を非侵襲的，連続的に測定するパルスオキシメータは，日本麻酔学会の安全な麻酔のためのモニター指針に「酸素化のチェックのため装着すること」と記載されているように，麻酔中や集中治療室における重症患者の呼吸・循環モニターとして必要不可欠である。その値が正確な値を示すためには，①センサーが適切に取り付けられ（発光部と受光部が正対し，測定部位を圧迫していない），②安定したパルスが得られ，③その値が心拍数と一致していることが重要である。

　パルスオキシメータで得られる測定値（SpO_2）と実際の動脈血酸素飽和度（SaO_2）との誤差の要因としては，①体動，②センサーの圧迫固定，③末梢循環不全，④光学的干渉，⑤電気的干渉等が考えられる。

　1. 体動に対しては，クリップ式よりもディスポーザブルの粘着式センサーの方が，また装着部位も途中で修正可能な手指や鼻背，耳介部が適切である。

　2. センサーの圧迫固定はしてはならない。クリップ式センサーの場合，指の太さで違いがあるが，約25〜35mmHgの圧力が皮膚にかかり，絆創膏固定をした場合100mmHgにもなるといわれる[1]。このため装着部位の循環障害が起こり，動脈拍動が弱まり，さらに静脈うっ血，静脈拍動が起こり，測定部位の静脈成分が増加し測定値が低くなる可能性がある[2]。また，長期間の圧迫による皮膚損傷も報告されており，当施設では3〜4時間以内の短時間の麻酔症例ではクリップ式を，それ以上の長時間の麻酔症例や集中治療部では粘着式センサーを使用している。

　3. SpO_2は経皮的酸素分圧モニターと違い末梢循環不全の影響を受けにくいと言われているが，低体温や出血等により循環血液量が減少した場合，センサー装着部位の末梢循環が不良になり誤差を来すことがある（図1）。その場合脈波形も減弱してくるため，脈波形の連続モニターが有効である。当然のことながら基本的な血圧測定，動脈圧波形の変化，装着部位近辺の皮膚温をモニターし，中枢温と末梢温の較差拡大の検知等他の方法による循環状態の検索も必要で，パルスオキシメータが脈波を検出できないような末梢循環不全は相当の重症であり，いたずらにセンサーだけに集中すべきではないことを強調する必要がある。

　4. 光学的干渉には図2のような原因が挙げられる。受光部を皮膚に密着させることが肝心で，圧迫の問題もあり，いつも決まった指等に装着するのではなく，センサーの大きさに適した部位を探して装着すべきである。あるいは，装着部位に

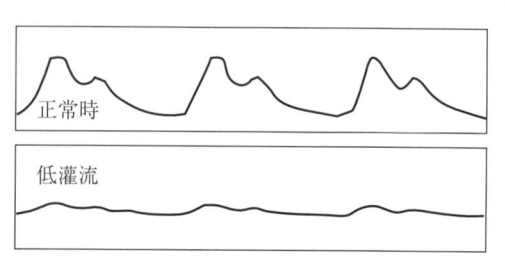

正常時

低灌流

◆信号の素のシグナルが小さくなる
　　血管収縮，低体温，末梢血管疾患，
　　ショックなど循環血液減少

（ネルコア社資料）

図1　低灌流

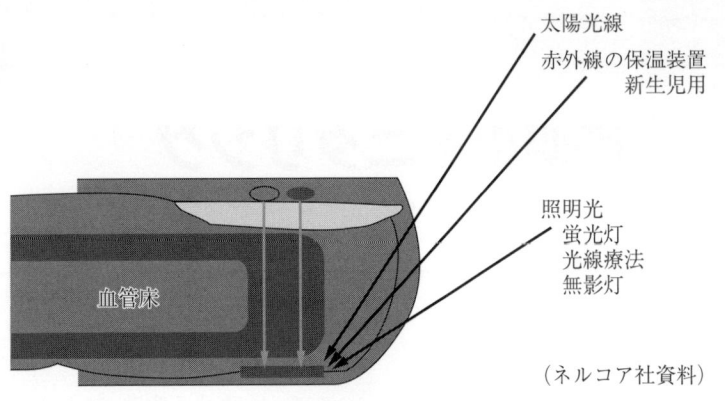

図2　周囲の光の干渉

応じたセンサーを使用すべきである．光学的干渉はディスポーザブルの粘着式センサーで多いように思われるが，保温もかねて装着部位をなんらかの被覆材で覆うことも有効であろう．

5. 電気的干渉の防止法としては，①センサーを電気メスやグランドパッド使用部位から離して装着する，②他の機器とコンセントを共有しない，③できるだけバッテリー駆動で使用する，等が考えられる．②に関しては，手術室，集中治療部では使用機器が多く，③に関しては，最近ではパルスオキシメータも他のモニターとともに1つの機器に組み込まれていることが多く困難である．

以上パルスオキシメータによるSp_{O_2}測定時の問題点について記した．当施設では，センサー装着に関しては特別な工夫はしていないが，上記のような問題点があることを十分に認識して使用するようにしている．また，集中治療部ではセンサー装着部位も毎日観察，変更するようにしている．

[文　献]
1) 高倉照彦：パルスオキシメータの操作と保守管理. Clinical Engineering 7：116, 1996
2) 近藤陽一：パルスオキシメータの落とし穴. LISA 1：46, 1994

How to

呼吸のモニタリング

防衛医科大学校集中治療部　尾崎孝平

気管挿管下では,数多くの呼吸パラメータがより詳細に,かつ簡便にモニターできるようになり,呼吸モニター機器も充実してきた。

一方,挿管中のハイレベルなモニタリングに比較すると,非挿管下の呼吸モニタリングはお粗末である。すなわちパルスオキシメトリ(Sp_{O_2}),心電図の胸郭インピーダンスから導かれる呼吸数以外にルーチンとされる呼吸パラメータはない。

ところが,Sp_{O_2}は高濃度酸素投与下では,初期の酸素分圧低下を捉え難く,胸郭インピーダンスから求める呼吸数は呼吸運動を反映し,気道狭窄などの低換気を早期に捉えることはできない。心電図異常とSp_{O_2}低値によって無呼吸など低換気のトラブルを察知したときは,すでに患者が非常に危険な状態にあるということを肝に銘じておくべきである。特に一定時間を経過した低換気に続く徐脈は,その直後に心停止が訪れることを高い確率で示す[1]。図1は換気異常を認識する反応時間を比喩的に示す[2]。

図1が示すように呼気炭酸ガス($ETCO_2$)は鋭敏なモニターである。しかし,非挿管下ではサイドストリーム方式しか使用できず,表1に挙げる問題点からモニターと言うより呼吸の有無を判別するアラーム的要素が強くなる。

呼吸に関する異常に対して血液ガス所見(BGA)は定量的なデータとして評価しやすいが,定点的な値でしかない。連続的なBGAデータとしてSp_{O_2}と$ETCO_2$を活用できる場合もあるが,非挿管下では上記の理由で簡便なモニタリングとはなり難い。特に抜管後の患者の呼吸状態は大きく変化するために,異常の兆候に気付いてBGAをチェックする意識がなければ,アラームレベルで初めて異常に気付くことになる。

では,より鋭敏な指標はなにか？ 呼吸パターン(視診・触診)とそれにつづく聴診・打診である。特に自発呼吸下では呼吸パターンは鋭敏な指標であり,トラブルを回避するための最良のモニターとなる[3]。たとえば,抜管前のBGAと胸部X

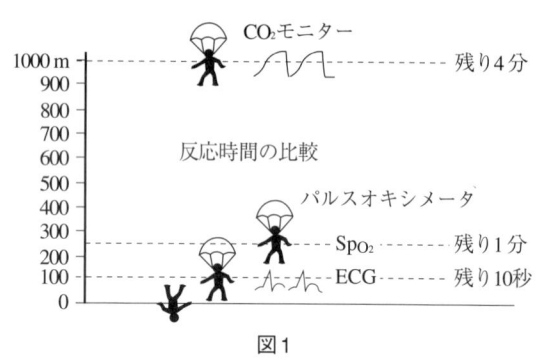

図1

麻酔中の患者を,スカイダイビングで落下する人にたとえ,ECGは100m上空で開く落下傘なので,10秒程度しか余裕がない。パルスオキシメータは250m上空で開く落花傘。したがって30〜60秒程度余裕がある。しかし,CO_2モニターは1,000m上空で開くので,地上に激突するまで2〜4分の余裕がある。

(Swedlow：Capnography：A useful clinical monitor for the Anesthesiologist. int.（IMI出版物)より）※本図は小児を対象としたものと思われ成人では多少異なる。

表1　非挿管下のカプノグラムの問題点

① 水,分泌物で細いサンプリングチューブがすぐに詰まる。
② サンプリングを行う場所(鼻,口,咽頭,喉頭),呼吸様式(口,鼻,口鼻呼吸)で値とカプノグラムが大きく変動する。
③ 無呼吸アラームとして優秀であるが,上気道狭窄でも炭酸ガスの呼出は検出される。

線所見に特に異常を認めなかった患者が，抜管してICUへ搬送されるとPa_{O_2}/F_{IO_2}が芳しくないという現象が時々見られる。このような患者の大多数で抜管後の呼吸パターンに問題を見出せる。異常なパターンを分析することで下側肺障害や気胸などの異常の存在を認識でき，これらに対していち早く対応ができる。

非挿管下では呼吸パターンに関するパラメータは，呼吸数を除くとほぼすべてが主観的な表現や感覚（例：大きい，浅い，努力性など）であり，定量的なものがない。主観や感覚に頼っているにもかかわらず呼吸パターンの標準的な教育システムがない。加えてモニター機器の発達が呼吸パターンの観察をなおざりにすることに拍車をかけている。呼吸に関するトラブルが抜管後に多いことは，挿管の前後でモニタリングに大きなギャップがあること，呼吸パターンを観察する意識・能力が低下していることに起因すると言っても言い過ぎでないように思われる。

呼吸パターンの認識[4]

呼吸パターンの異常を知るには，まず正常な安静時の呼吸パターンを認識することが重要。そのためには，時間要素と運動要素に分けて観察する習慣をつける。

時間要素：各時相（吸気時間，吸気ポーズ，呼気時間，休止期）とおおよその時間を認識する。一定の呼吸リズムで，間隔が延長するもしくは異常な周期的リズムがないことを確認する。麻酔医はQRS音から心拍数を把握できるように，小数点以下1桁の秒数をおおよそ判断することは訓練で可能になる（0.2秒と0.5秒の吸気ポーズは容易に判別できる）。

運動要素：胸郭，腹部の運動パターンを把握する。これには術前の呼吸運動の綿密な観察が必要になる。パターンは体位で変化し，坐位と臥位は区別して把握する。始動する部分とそれに遅れる部分，同調性（左右・上部下部胸郭・胸部腹部）を認識する。胸郭の拡張と上腹部の膨らみが術前もしくは最大吸気位の何割程度か推定する。部分的な陥凹，隆起がないことを観察する。さらに横隔膜の吸気・呼気時の位置と形状を聴打診からおおよそ把握する。

時間要素・運動要素は主に視診で確認するが，不明瞭な場合は触診を併用すると明瞭に把握できる。ただし，呼吸パターンは患者の意識で大きく変化するため，できるだけ呼吸を意識させない形で観察することがポイントである。したがって話し掛けずに安静閉眼した状態を視診で確認した後に，触診・聴打診に移る。

トレーニングのコツは，時間的要素，運動要素，呼吸音を科学的に分析して言葉で表現することである。注意点は努力性，浅い，速いなど特定しにくい表現をできるだけ用いないようにすることである。最初は，各自の安静時の正常なパターンについて表現させるところから始める。

呼吸数15回/分，1呼吸サイクル4秒を想定して，正しく時間要素を述べることができる研修医は少ない。彼らの最も多い解答は「2秒吸って，2秒はく」「吸息1.5秒，呼息2.5秒」「吸気と呼気の比が1：2」で，意識して呼吸パターンを分析した経験がないことを露呈していた [☞]。

[☞] 実際の吸息と呼息の時間は，ほぼ同じか若干呼息が長い。人工呼吸器のⅠ：Ｅ比は吸気相時間（吸気時間＋吸気ポーズ）：呼気相時間（呼気時間＋休止期）のことで，調節呼吸では1：2前後になる。

[文献]

1) Caplan RA, et al : Unexpected cardiac arrest during spinal anesthesia : A closed claims analysis predisposing factor. Anesthesiology 68 : 5, 1988
2) Swedlow : Capnography : A useful clinical monitor for the Anesthesiologist. ASA refresher course 1987
3) 尾崎孝平，ほか：ICUにおける患者の診かた4.呼吸．田中一彦ほか編．集中治療室．メディカ出版，1996, p30
4) 尾崎孝平：人工呼吸をマスターする前に大事なことがいっぱい．日本呼吸管理学会誌5（2）：69, 1995

How to

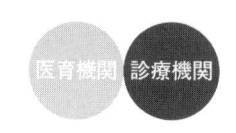

呼吸のモニタリング

国立病院九州がんセンター麻酔科　栗原雄二郎

　パルスオキシメータとカプノグラムは全身麻酔の安全性を飛躍的に向上させた。しかし情報を解析し判断を下すのは麻酔科医であり，麻酔科医の五感による観察がモニタリングの基本である。少しでも「おや？」と感じることがあったら見過ごさず，本当に異常がないかを確認する習慣が大切である。日本麻酔学会作成の始業点検指針，モニター指針[1]に従って安全な麻酔管理を心がける。

1．麻酔開始前の準備
　(1) 麻酔器のチェック，回路のリークテスト
　(2) 人工呼吸器の設定：成人では一回換気量 $8 \sim 10ml \cdot kg^{-1}$，換気回数8〜12回/分程度に設定する。
　(3) モニター機器のスイッチを入れておく：較正にしばらく時間がかかりすぐには使えない機器もある。意外に忘れやすいのが単体で外付けしている酸素濃度計のスイッチである。
　(4) 中央配管であっても緊急用に酸素ボンベを麻酔器に装着しておく。

2．麻酔導入時の注意
　(1) カプノグラムのセンサーは導入時のマスク換気の時から回路に装着しておく。カプノグラムの第一の目的は食道挿管防止である。
　(2) 酸素投与前にルームエアーでのSp_{O_2}を記録しておき，コントロール値とする。
　(3) 気管内挿管後はカプノグラムで確認すると同時に聴診器で呼吸音の左右差がないことを確かめる。気管内チューブ固定後，体位交換後にも再度聴診する習慣を付ける。

3．臨床所見によるモニター
　(1) 視診：①唇，皮膚，爪，血液の色からチアノーゼや末梢循環不全の有無を判断する。②胸郭，呼吸バッグの動きの観察。③気道狭窄のサイン（tracheal tag，奇異呼吸）の観察。
　(2) 聴診：①胸壁，食道聴診器による呼吸音，心音②麻酔器，人工呼吸器からの異常音②モニター機器の音調，アラーム音
　(3) 触診：呼吸バッグからの情報（呼吸抵抗，換気量，筋弛緩薬使用時の自発呼吸の出現など）

4．気道内圧計
麻酔器に備え付けられた回路内圧計の値を気道内圧とする。または圧トランスデューサで電気的に測定する。普通$10ml \cdot Kg^{-1}$の換気量では最大吸気圧は$20cmH_2O$前後で，$30cmH_2O$を越える場合はなにか異常を考える。呼気から吸気への移行時の針の振れで筋弛緩薬使用時の自発呼吸の出現を知ることができる。圧の上昇は肺コンプライアンスの低下，回路や気管内チューブの折れ，喀痰などによる狭窄や閉塞でみられる。低下は回路のはずれや漏れで起こる。ベンチレータ使用時は低圧，高圧アラームの設定をする。

5．流量計
麻酔器の回路内に装着されているものや携帯できる小型のライトレスピロメータがある。一回換気量，分時換気量を測定する。

6．酸素濃度計
センサーは通常吸気側に取り付ける。低濃度アラームを設定する。

7．パルスオキシメータ
ヘモグロビン酸素飽和度を分光光度計測法で測定する。プローブは指尖または耳朶に装着する。本来の酸素飽和度Sa_{O_2}と区別するためSp_{O_2}表示する。低血圧，低体温，末梢循環不全などで動脈の拍動が小さくなると測定が困難になる。体動や振戦がある場合も正しく測定されない。血管内色素注入（メチレン

①正常　　　　　　　　②呼気上昇相の緩慢

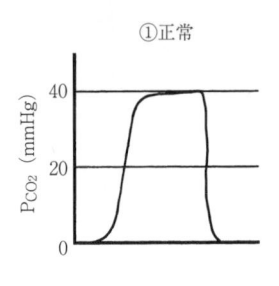

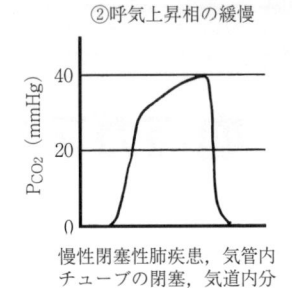

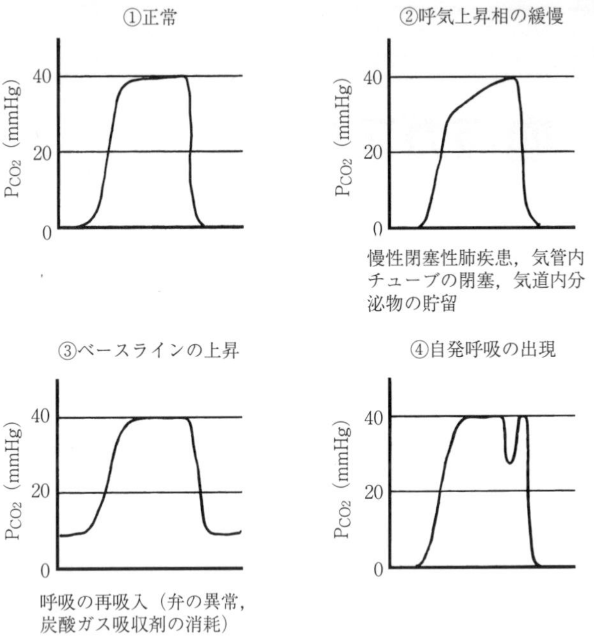

慢性閉塞性肺疾患，気管内
チューブの閉塞，気道内分
泌物の貯留

③ベースラインの上昇　　④自発呼吸の出現

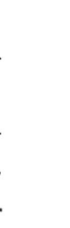

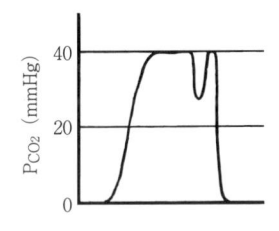

呼吸の再吸入（弁の異常，
炭酸ガス吸収剤の消耗）

⑤持続的な上昇：低換気，悪性過高熱など代謝亢進
⑥持続的な低下：過換気，死腔換気
⑦呼気相プラトーの消失：回路の漏れ
⑧呼気下降相の緩慢：吸気弁の異常，回路の閉塞
⑨波形の消失：食堂挿管，回路の非接続
⑩急激な低下：肺塞栓など死腔換気の増加，心拍出量の低下

図　カプノグラムの異常波形と原因

ブルーやインドシアニングリーン）時は実際より低い値が出る。Sp_{O_2} 90%でPa_{O_2}は約60mmHg，Sp_{O_2} 96%で約80mmHg，Sp_{O_2} 98%で約110mmHgである。

8．カプノメータ：終末呼気炭酸ガス濃度とともに炭酸ガス曲線（カプノグラム）を表示する。カプノメータは気管内挿管の成功を確認し，換気が行われていることを客観的に評価できる全身麻酔には不可欠のモニターである。メインストリーム方式とサイドストリーム方式があり，後者はマスク換気でも使用できる。通常，終末呼気炭酸ガス分圧（P_{ETCO_2}）と動脈血炭酸ガス分圧（Pa_{CO_2}）の差は3〜5mmHgでありPa_{CO_2}の変化はP_{ETCO_2}に反映されるので換気量が適切かどうかの評価に役立つ。35〜40mmHgになるように設定する。カプノグラムの観察の要点は①波形の有無，②P_{ETCO_2}の絶対値，③その時間的変化，④波形の立ち上がりの形である。図に異常波形とその原因を示す。

9．麻酔ガスモニター：気化器の精度の確認や麻酔深度の推測ができる。麻酔覚醒時の呼気の濃度から麻酔薬の残存状態を知ることができる。前もって使用する吸入麻酔薬の設定が必要な機種もあるので導入前に設定しておく。麻酔薬を誤注入したときは異常な濃度を示す。

10．その他：血液ガス測定，気管支ファイバースコープ，胸部X線写真，動脈内血液ガス連続モニタリング装置など。

[文　献]
1) 日本麻酔学会：安全な麻酔のためのモニター指針．麻酔 42：943, 1993

How to

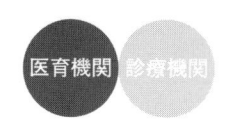

血液ガス分析

福岡大学医学部麻酔科学教室　櫻木忠和

1. はじめに

動脈血ガス分析は37℃に温度調節された容器内でpH，二酸化炭素分圧（Pa_{CO_2}），酸素分圧（Pa_{O_2}）を測定する。pHとP_{CO_2}は比較－測定電極間の電位差から，P_{O_2}はClark電極の陽極の酸化と陰極の還元による電流変化から測定される。重炭酸イオン濃度（HCO_3^-）および塩基過剰（base excess：BE）は，pHとP_{CO_2}から計算される。

血液ガス分析を適正に行い，解釈するためにはいくつかの注意が必要である。

2. 採血前の注意点

(1) 吸入酸素濃度（F_{IO_2}）

動脈血酸素化および換気不全の有無の評価のために，少なくとも5分間，F_{IO_2}と換気条件を一定にしておく必要がある。

(2) 抗凝固剤

血液ガス測定は全血で行う。抗凝固剤にヘパリンナトリウム（10mg/ml）が選択されるが，多量のヘパリン（pH7.0）は，Pa_{O_2}とPa_{CO_2}をルームエアーに近づける。シリンジを十分にフラッシュしておく必要がある。

(3) 気泡

血液ガスの検体に気泡が含まれていると，空気と血液間でガスが平衡になり，pHが増加し，Pa_{O_2}は150mmHgに偏位する。気泡を取り除く必要がある。

(4) 検体の冷却

検体がすぐ冷却されず，37℃のまま保たれると白血球細胞によってO_2が消費され，CO_2が産生され続ける。10分以内に解析するかすぐに冷却する必要がある。

3. 温度補正

低温下では，pHは上昇し，P_{CO_2}は減少し，HCO_3^-は不変となる。一方，血液ガス分析ではpH，P_{CO_2}，P_{O_2}は37℃の閉鎖系で測定される。温度補正の必要性については議論がある。

(1) alpha-statの概念では，温度補正を行わず，pH，P_{CO_2}の値を使用する。

(2) pH-statの概念では，患者の体内温度で補正したpH，P_{CO_2}の値を使用する。

Shapiroらは，温度補正を日常的に行うことの科学的根拠はないとして，alpha-statを支持している[1]）。

4. 酸塩基平衡異常

以上の注意点をまもって測定された血液ガス分析値の評価ガイドラインを表1に示している。アシドーシス（acidosis）とアルカローシス（alkalosis）は酸または塩基優勢の酸塩基平衡状態であり（HCO_3^-がそれぞれ<22または>26 mmol/l），pHが異常である必要はない。酸血症（acidemia）やアルカリ血症（alkalemia）はpHで決定される。

5. 動脈血酸素分圧

(1) 正常値

空気呼吸下（$F_{IO_2}=0.21$），1気圧におけるPa_{O_2}の正常値を表2に示す。

(2) 吸入酸素濃度とPa_{O_2}の関係

吸入酸素濃度が10％増加するごとにPa_{O_2}は50mmHgずつ増加する（表3）。実測値が予測値よりも低ければ，低酸素血症が存在する。

表1 動脈血液ガス分析値による診断基準

	pH	P_{CO_2} (mmHg)	$[HCO_3^-]$ (mmol/l)	BE (mmol/l)
正常	7.35〜7.45	35〜45	22〜26	−3〜+3
呼吸性アシドーシス				
非代償性（急性）	↓	↑	正常	正常
部分代償性（亜急性）	↓	↑	↑	↑（+）
完全代償性（慢性）	正常	↑	↑	↑（+）
呼吸性アルカローシス				
非代償性（急性）	↑	↓	正常	正常
部分代償性（亜急性）	↑	↓	↓	↓（−）
完全代償性（慢性）	正常	↓	↓	↓（−）
代謝性アシドーシス				
非代償性（急性）	↓	正常	↓	↓（−）
部分代償性（亜急性）	↓	↓	↓	↓（−）
完全代償性（慢性）	正常	↓	↓	↓（−）
代謝性アルカローシス				
非代償性（急性）	↑	正常	↑	↑（+）
部分代償性（亜急性）	↑	↑	↑	↑（+）
完全代償性（慢性）	正常	↑	↑	↑（+）

(Shapiro B：Clinical application of blood gases. 5th ed. Edited by Shapiro B, et al. St Louis, Mosby-Year Book, 1994 より引用改変)

表2 空気呼吸下（F_{IO_2}＝0.21）で許容されるPa_{O_2}

成人・小児	mmHg
正常	97
許容される範囲	＞80
低酸素血症	＜80
新生児	
許容される範囲	40〜70
加齢	
許容される範囲（年齢）	
60	＞80
70	＞70
80	＞60
90	＞50

(Shapiro B：Clinical application of blood gases. 5th ed. Edited by Shapiro B, et al. St Louis, Mosby-Year Book, 1994 より引用改変)

表3 吸入酸素濃度とPa_{O_2}の関係

吸入酸素濃度（％）	Pa_{O_2}
30	＞150
40	＞200
50	＞250
80	＞400
100	＞500

(Shapiro B：Clinical application of blood gases. 5th ed. Edited by Shapiro B, et al. St Louis, Mosby-Year Book, 1994 より引用改変)

[文 献]
1) Shapiro B：Clinical application of blood gases. 5th ed. Edited by Shapiro B, et al. St Louis, Mosby-Year Book, 1994

How to

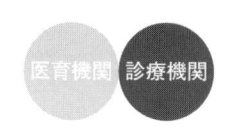

血液ガス分析

国立療養所村山病院麻酔科　伊澤仁志

モニターとしてパルスオキシメータ，呼気終末炭酸ガス濃度測定などあるが，血液ガス分析の代りにはならない。採血から測定まで守るべきことがある（表1）。pH，Pa_{CO_2}，Pa_{O_2}，O_2Sat（酸素飽和度）は実測値。HCO_3^-，BE，O_2CT（酸素含量）は計算値。pH，Pa_{CO_2}，HCO_3^-，BEから呼吸，非呼吸（代謝も含む）による酸塩基平衡（図1）が，Pa_{O_2}，O_2CT，O_2Satからは肺の酸素化能，換気能，循環状態など（表2）がおおよそ分かり，臨床所見や病態と合わせて診断する。Pa_{O_2}は同じでも酸素解離曲線の右方移動や左方移動により，O_2Satが上下することを理解しておく。手術などの前に対照値として血液ガス分析を行っておくとよい場合がある（表3）。酸塩基平衡異常をおこす疾患や病態を示す（表4）。

表1　血液ガス分析の採血，測定で守るべきこと

1. 不安や痛みを与えない。過呼吸や息ごらえを起こす。穿刺1回で採る（局所麻酔薬を使う）。しっかり止血する。
2. 採血用の注射器はヘパリンで血液が薄まらないようにする。
3. 採血時に注射器はできるだけ吸引しない。血液中のガスが抜ける。
4. 泡を作らない（血液ガス分析用採血キットはやりやすい）。
5. ヘパリンとよく混ぜるため注射器をそっとRollingする（機械もある）。振らない。
6. 直ちに測定する（最初の2滴程度捨てる）。置いておくと白血球，血小板，網状赤血球により酸素が消費され二酸化炭素がでる。すぐ測れないときは氷水につけて2℃以下を保つ。保存のときは注射器はガラスの方がよい。プラスチックはガス拡散がある。
7. 採血時の患者の体位を記録しておく。Po_2は臥位では立位，座位より低い。

参考
2000年保険点数
血液ガス分析　200点
動脈血採血　1日につき　40点（血液回路からの採血は算定しない）
手術後医学管理料に両者とも包括される。老人の取り扱いは別に定める。

表2　Pa_{O_2}低下の原因と対処法

(1) 原因
　肺胞低換気（Pa_{CO_2}増加伴う）
　換気血流不均等分布
　ガス拡散障害（酸素は肺間質の浮腫などで拡散が悪くなる。炭酸ガスは影響を受けにくい。）
　静脈性シャント増加（心不全，肺水腫，無気肺など）
　F_{IO_2}の減少
(2) 対処法
　原因の治療
　酸素濃度をあげる
　換気量を増やす
　PEEPをかける
　利尿薬
　循環補助薬　など

表3　手術前などに血液ガス分析を行っておくとよい場合

1. 65歳以上
2. 急性呼吸器疾患
3. 慢性呼吸器疾患
4. 心不全などの心機能低下
5. 肥満者
6. 発熱
7. 神経筋疾患
8. 20本以上の喫煙者または既往歴
9. アルコール多飲者
10. 薬物中毒
11. 睡眠時無呼吸症候群
12. その他，手術後などに血液ガスの悪化または改善の予測される場合　など

表4 Pa_{CO_2}とHCO_3^-の増加，減少の原因（主なもの）

1. $Pa_{CO_2}\uparrow$（呼吸性アシドーシスなど）の原因
① 肺，胸郭，気道の異常による低換気
高齢者，肺炎，肺結核，無気肺，閉塞性肺疾患（肺気腫，気管支喘息），胸郭形成術後，気道閉塞（異物など），気管支喘息重積発作，気胸，胸水，肥満，睡眠時無呼吸症候群，脊椎変形，胸郭変形，胸部外傷など
② 呼吸抑制
高齢者，呼吸抑制薬（睡眠薬，鎮静薬，麻酔薬，麻薬など），重症筋無力症，脳炎，髄膜炎，筋ジストロフィー，小児麻痺，頸髄損傷，破傷風，甲状腺機能低下症，睡眠時無呼吸症候群，肥満，代謝性アルカローシスへの代償，人工呼吸器の換気量不足（呼吸回路のリークなど），疼痛，酸素投与など。
③ CO_2産生増加（緊急治療の対象になることが多い）
敗血症，急性動脈閉塞症術後，横紋筋融解症，悪性高熱症など。
④ 循環系の異常
心不全，静脈系シャント，肺梗塞，肺塞栓など。

2. $Pa_{CO_2}\downarrow$（呼吸性アルカローシスなど）の原因
① 過換気
発熱，中枢神経疾患（脳炎，髄膜炎，脳卒中，脳腫瘍，外傷など），疼痛，不安，ヒステリー，過換気症候群，気管支喘息初期，肺炎，肺水腫，間質性肺炎，肺線維症，妊娠，甲状腺機能亢進症，肝性昏睡，代謝性アシドーシスへの代償，呼吸刺激薬（テオフィリン，カフェイン，β受容体刺激薬など），人工呼吸器の換気量過量設定，胸部外傷，低酸素など。
② CO_2産生低下
脳機能低下，低体温など。
③ 循環系の異常
心不全，肺梗塞など。

3. $HCO_3^-\downarrow$（代謝性アシドーシスなど）の原因
① HCO_3^-の喪失
腎細管性アシドーシス，慢性腎不全，アルカローシスの治療などのためのアセタゾラミド，下痢，膵液や胆汁の排出，回腸導管，呼吸性アルカローシスに対する代償作用など。
② 酸の負荷
糖尿病ケトアシドーシス，アルコール，飢餓，ビタミンB_1欠乏症，肝不全，乳酸アシドーシス，心不全，薬物（サリチル酸，メチルアルコール，トルエンなど），中心静脈栄養中の製剤（塩酸アルギニン，塩酸リジンなど），代謝性アルカローシスの治療としての塩酸投与，塩化アンモニウムなど。

4. $HCO_3^-\uparrow$（代謝性アルカローシスなど）の原因
① HCO_3^-の増加（再吸収など）
大量輸血後（直後はアシドーシスのちにクエン酸が代謝されて），メイロンなどアルカリの投与，ミルクアルカリ症候群など。
② 酸の喪失
嘔吐吸引による胃液の喪失，利尿剤（ループ，サイアザイド），下痢（chlorideの喪失），鉱質コルチコイドの過剰，高カルシウム血症，バーター症候群，慢性高炭酸ガス血症，大量ペニシリン静注など。
③ Hイオンの細胞内への移行など
低カリウム血症（利尿薬，原発性アルドステロン症，高レニン血症，クッシング症候群，副腎皮質ホルモン投与，嘔吐など）など。

```
┌─────────────────────────────────────────────────────────────────────┐
│ Paco₂ ↑  呼吸性アシドーシスまたは代償性代謝性アルカローシス，他に心不全，悪性 │
│          高熱症などがある                                              │
└──┬──────────┬──────────────┬───────────────────────────────────────┘
   ↓          ↓              ↓
┌──────┐  ┌──────┐    ┌──────────────────────────────┐
│ BE↓  │  │ BE〜 │    │         BE↑                 │
│(pH↓)│  │(pH↓)│    └──┬──────────┬──────────┬─────┘
└──────┘  └──────┘       ↓          ↓          ↓
 混合性    非代謝性    ┌──────┐  ┌──────┐  ┌──────┐
 アシドー   呼吸性     │ pH↓  │  │ pH〜 │  │ pH↑  │
 シス      アシドー    │代償性 │  │代償性 │  │代償性 │
           シス       │呼吸性 │  │呼吸性 │  │代謝性 │
                     │アシドー│  │アシドー│  │アルカロー│
                     │シスまた│  │シス（pH│  │シス（＋│
                     │は慢性代│  │が7.35に│  │換気障害│
                     │謝性アル│  │近い）ま│  │もありう│
                     │カロー  │  │たは代償│  │る）    │
                     │シス＋急│  │性代謝性│  │        │
                     │性換気障│  │アルカロー│ │        │
                     │害     │  │シス（pH│  │        │
                     │       │  │が7.45に│  │        │
                     │       │  │近い）  │  │        │
                     └──────┘  └──────┘  └──────┘
```

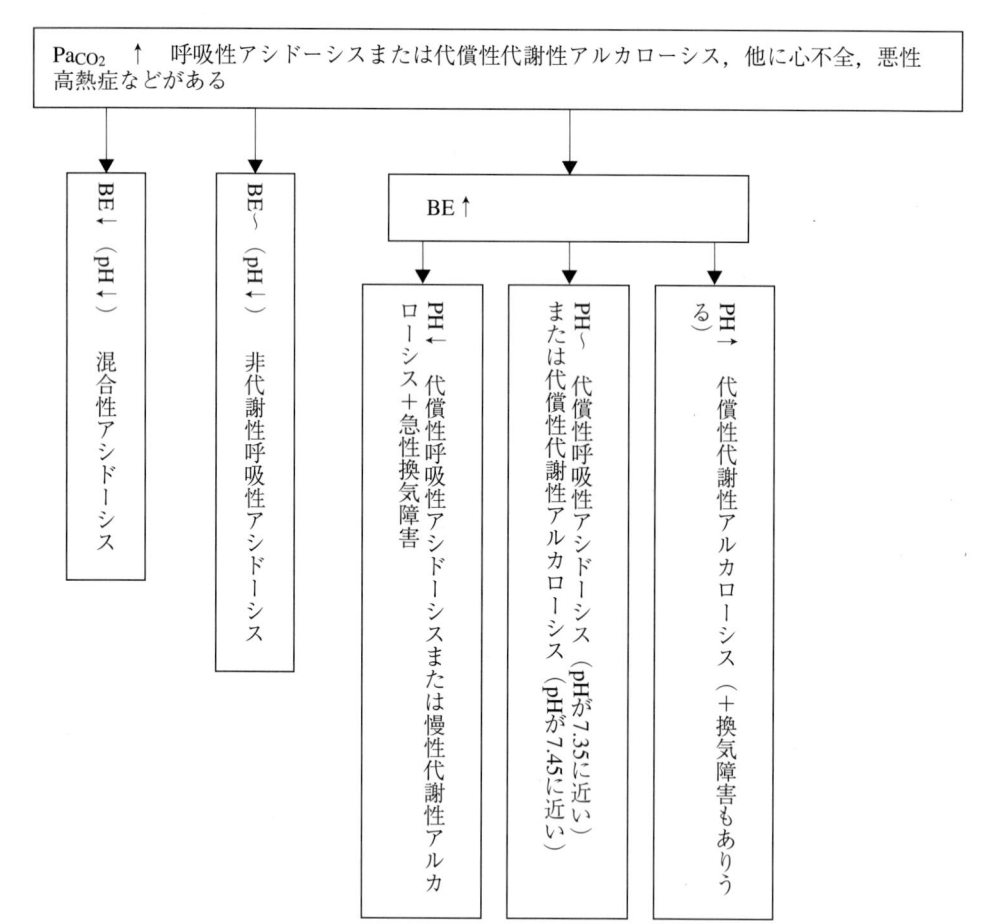

図1　動脈血液ガス分析結果から酸塩基平衡の判定（投与薬剤や治療による修飾に注意）

　BEはHCO₃⁻と読み替えてよい。pHまたはBEから考え始めてもよい。病態が異常でも正常値を示すことがある。代償作用は呼吸性で数分，代謝性（非呼吸性）では血漿，赤血球で数分〜10分，腎臓（主体）で2〜5日。呼吸器障害，腎機能障害で不十分な代償作用。Siggaard-Andersenの酸塩基平衡チャートなど（各成書に載っている）参照。

Pa_{CO_2}　～　正常，呼吸性アシドーシス＋治療か過換気，呼吸性アルカローシス＋換気障害か鎮静などで正常値を示すこともある

- BE↓（pH↓）非代償性代謝性アシドーシスまたは代償性呼吸性アシドーシス
- BE～（pH～）データが一見正常化　正常または対症療法後に
- BE↑（pH↑）非代償性代謝性アルカローシス、（代謝性アルカローシス＋人工呼吸器　など）

Pa_{CO_2}　↓　呼吸性アルカローシスまたは代償性代謝性アシドーシス，他に低体温，脳機能低下など炭酸ガス産生低下，心不全など

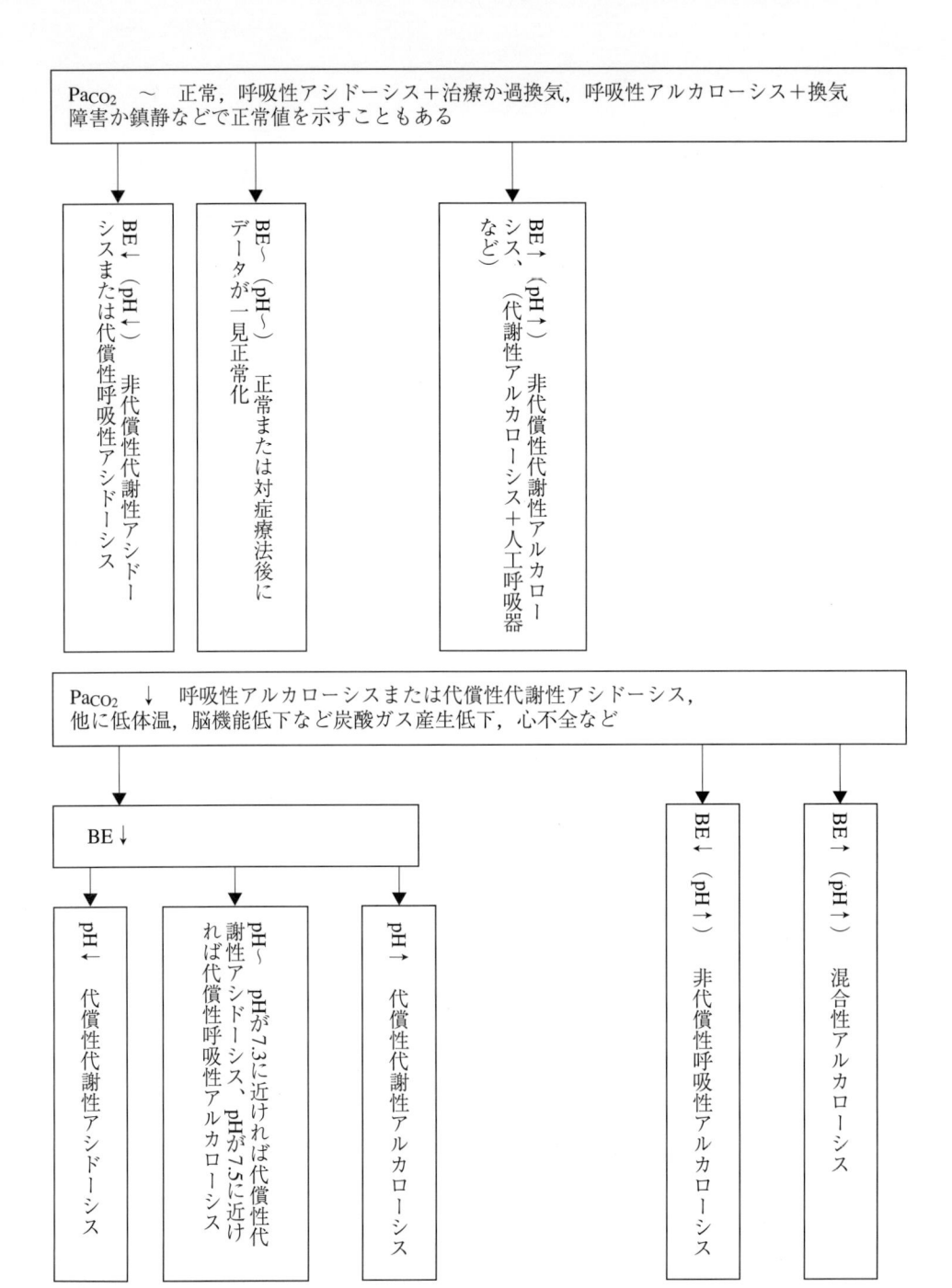

- BE↓
  - pH↓　代償性代謝性アシドーシス
  - pH～　pHが7.3に近ければ代償性代謝性アシドーシス，pHが7.5に近ければ代償性呼吸性アルカローシス
  - pH→　代償性代謝性アルカローシス
- BE↓（pH→）非代償性呼吸性アルカローシス
- BE↑（pH↑）混合性アルカローシス

図1　動脈血液ガス分析結果から酸塩基平衡の判定（投与薬剤や治療による修飾に注意）（つづき）

3

気道 編

How to

麻酔用マスクの使い方

千葉大学医学部麻酔学講座　佐藤二郎

　フェイスマスク（以下マスク）を用いた換気の補助・調節には上気道確保が密接に関連しており本稿ではそうした観点を中心として若干の私見を交えて述べる。

　マスクは透明のものを使う。口の開き方，唾液の噴出や嘔吐の有無など中の様子が見えるし，マスクが呼吸気によって周期性に曇ったり晴れたりすることで換気の良否が確認しやすいからである。われわれは，マスクに接続した蛇管を上にではなく横に出している（図1）。患者の視界を妨げないことによって患者の不安が軽減されると考えるからである。

　マスク換気時の気道確保のためのポジショニングは頸部後屈，下顎挙上，開口の三つが原則であり，これを triple airway maneuver という（図1）。いわゆる sniffing position も頭部を高くすることにより結果的に頸部後屈と下顎挙上をしているのである。小顎や肥満（必ずしも小顎ではない）など上気道確保困難と思われるような場合でも triple airway maneuver をきちんと取ればマスク換気はなんとか可能であることが多い。気道確保困難例に対してマスクで調節換気を行う場合は，図1に示すように両手で triple airway maneuver を行い人工呼吸器を用いて換気するようにする。その際カプノメータを装着してその波形により適正な換気が行われているか否かを評価するとよい。人工呼吸器が使えず，用手人工換気をしなければならない時は，片手で triple airway

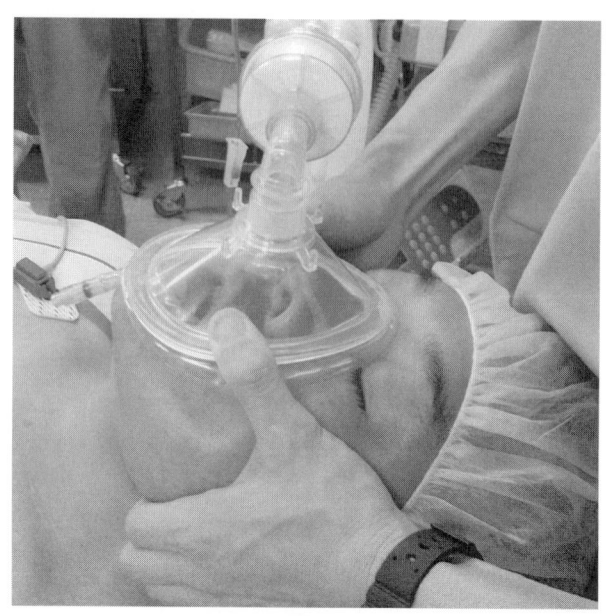

図1

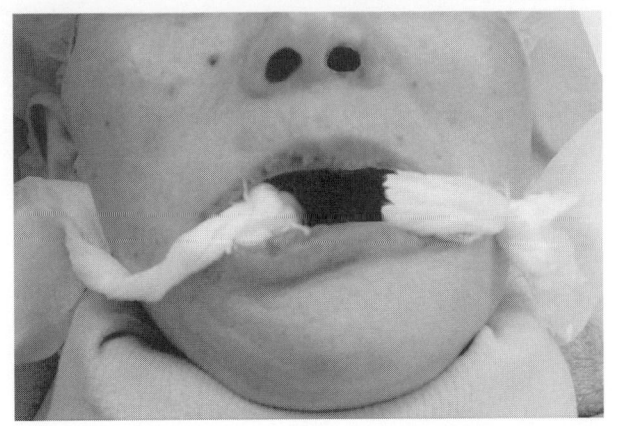

図2

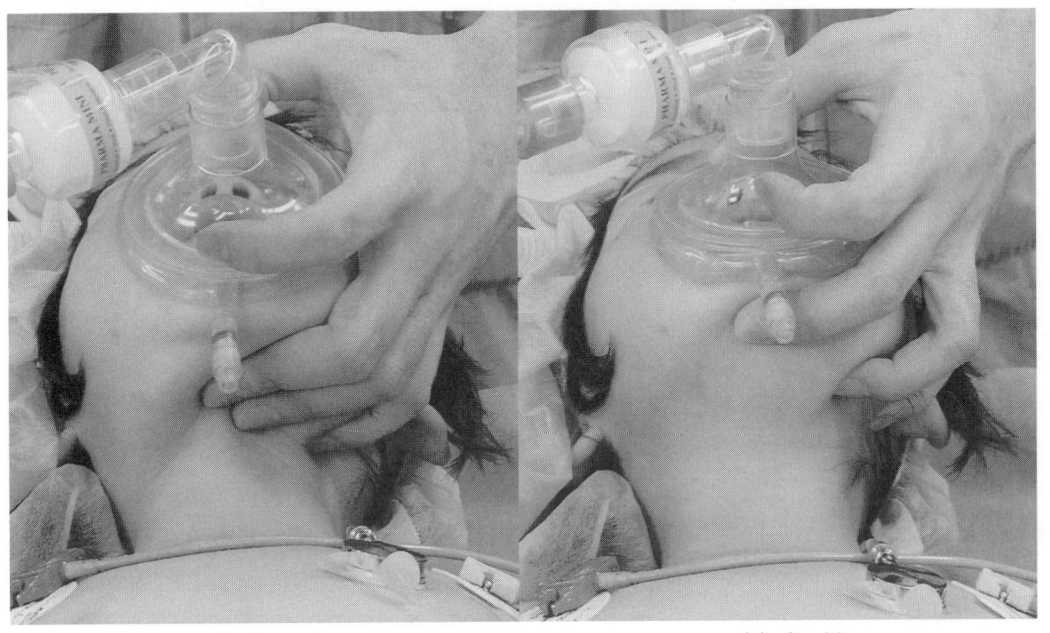

(a) 悪い例　　　(b) 良い例

図3

maneuverを行うことになる。この場合開口を保つのが難しいので経口エアウェイを使うべきであるが，とっさの場合にはバイトブロックを噛ませるのでもよい。鼻茸などもともと鼻閉のある患者や高齢者など皮膚がたるんでいてしっかりマスキングすると鼻孔を塞いでしまう場合ではバイトブロックを噛ませるのは意外に役立つ。

高齢者などで自歯がまったくなかったりわずかしか残っていない人では，マスクと皮膚の間からガス漏れのないようにマスクを強く押さえ込んでしまうと口の周りの皮膚がたるんでしまってかえってうまく固定できなかったり，鼻孔まで塞いでしまったりして，うまく換気できないことがある。こういう時には，両口角から口内に生理食塩水や水道水（蒸留水は不可）で濡らしたガーゼをいれて頬部が膨らむようにするとよい（図2）。しっかりと固定されている入れ歯ならつけたままにした方がよいこともあるし，グラグラした歯に入れ歯が固定されている場合には入れ歯をつけっ放しにしていた方が自歯の保護になることもある。

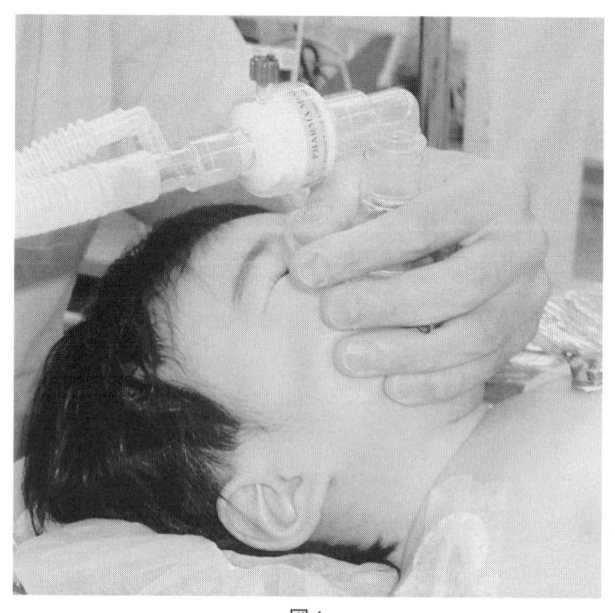

図4

　小児では周知のごとく成人に比し舌が大きいなどの解剖学的特長により上気道閉塞を来しやすい。マスクを用いた気道確保がうまくできず下顎を強引に持ち上げそれでも上気道を開通できず，さらに強引に下顎を持ち上げたりして四苦八苦している研修医の姿をよく見かける。これは下額骨下の軟部組織を押さえ込んで舌を口腔内に押し込みかえって上気道閉塞を起こしているためである（図3）。正しくは下顎角に小指や薬指を当て下顎をはずすような方向に持ち上げてやればよい。とにかく軟部組織ではなく骨に力を加えるようにする。小児の小手術を自発呼吸下にマスク麻酔する場合，筆者は椅子にすわって肘を手術台につけ手掌で下顎骨中央部とマスク下部を一体にして呼吸管理することがある（図4）。比較的長時間になってもマスクと上気道の保持姿勢が安定し疲れないからである。

　気管支ファイバーを用いた気管挿管時のマスク換気においてわれわれの施設で行っている方法を紹介したい（図5）。マスク下部に穴（直径約20mm）を開け，縦に切れ目を入れたスポンジ栓をしておく。通常の急速麻酔導入を行い，気道確保ができることを確認したのちに筋弛緩する（気道確保が困難であれば，筋弛緩することなく直ちに覚醒させてほかの方法に変更する）。上述のマスクを用い，一人が両手で triple airway maneuver を行い人工呼吸器を用いたマスク陽圧換気をする。気管支ファイバーを栓の切れ目を通して経鼻的に挿入し気管まで到達させる。栓を外し，ゆっくりと気管内チューブを気管まで進めて気管挿管を終了する。この方法のミソは気道系が陽圧に保たれるため上気道の開存性がよく解剖的オリエンテーションが良好であることである。また経鼻のほうが経口よりも気管内チューブの走行が上気道の走行とより一致しているため経鼻的挿管のほうが容易である。

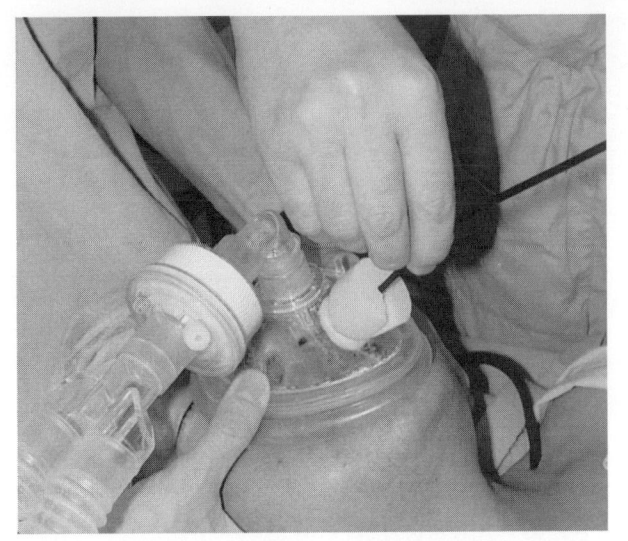

(a) 気管支ファイバー用フェイスマスク

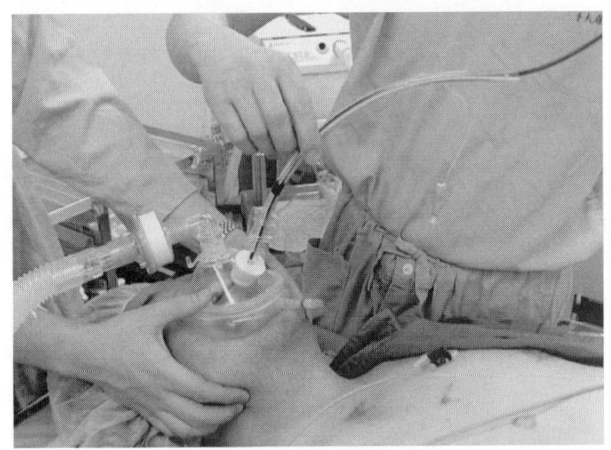

(b) 気管内チューブ挿入操作

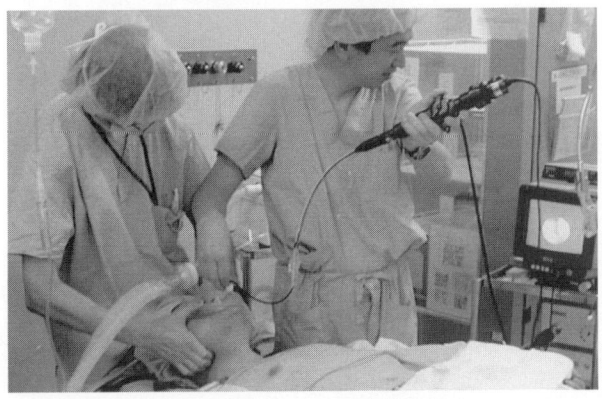

(c) 気管支ファイバー挿管全景
図5

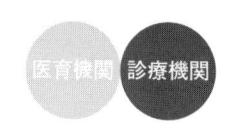

麻酔用マスクの使い方

埼玉県立循環器・呼吸器病センター麻酔科　藤田　尚

　麻酔用マスクは，気管内挿管などによる気道確保の前に，酸素投与と強制換気を行う目的で用いられる．挿管困難があれば，次の手段を施すまでの呼吸維持は，マスク換気に頼らざるを得ない．マスク換気を有効に行うためには，顔によく密着してリークの少ないマスクを選択することと，下顎保持により気道を開通させておくことが重要である．

マスクの選択

　マスクは，第一にリークが少ないものを，次にデッドスペースがより小さいものを選ぶ．サイズは新生児用から成人用まで数種類あるが，鼻，口，頬が覆われる大きさで，眼球を圧迫しないサイズがよい．黒ゴム製マスクとプラスチック製マスクでは，一般に，プラスチック製マスクの方がリークは少ない．

　また，プラスチック製は軽くて，臭いがなく，透明であるため，圧迫感が少なく，患者観察にも適している．

マスク換気

　舌根沈下は，舌および前頸筋群の緊張が低下することで起こる．これらの筋肉は，下顎骨，舌骨に付着している．したがって，下顎を前方に挙上すれば，それとともに舌根部も前方に移動し，上気道が開通する．

1．下顎保持による気道確保

　左手の母指と示指でマスクを顔に密着させ，中指と薬指を下顎体の下縁に，小指を下顎角にかけて，下顎を上顎より前方に押し出すように挙上する（図1）．中指と薬指で下顎体下縁を持って引き上げようとすると，指を深くかけざるを得ず，顎下部から口腔底の軟部組織を圧迫してしまい，かえって気道閉塞の原因となることがあるので注意する．左手だけで下顎を保持できなければ，両手を用いる（図2）．この場合は，バッグを加圧するためにもう一人必要になるが，人手が足りなければ，ベンチレータを用いる．以下に述べるマスク換気困難症例では，二人でマスク換気を行うことが推奨される[1]（図3）．

　マスク換気は，死腔の増大分を考慮して，1回換気量を大きくする必要があるが，酸素を胃内に押し込まないために，換気圧を15〜20cmH$_2$O以下に保つ[2]．

2．マスク換気困難

　マスク換気困難の原因となるのは，マスクのリークと気道閉塞である．マスクリークは，歯のない患者や頬や顎の髭が濃い患者で起こりやすい[3]．とくに，歯のない患者は，頬部がこけ落ちているうえに，舌と口蓋の間のスペースが狭くな

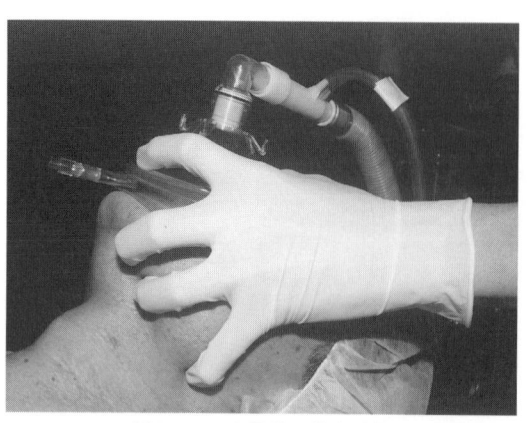

図1　マスク保持の基本手技
　下顎は小指で挙上し，中指と薬指は補助的に使う．小指だけでは力が足りなければ，薬指も下顎角にかけ，この二指で挙上する．

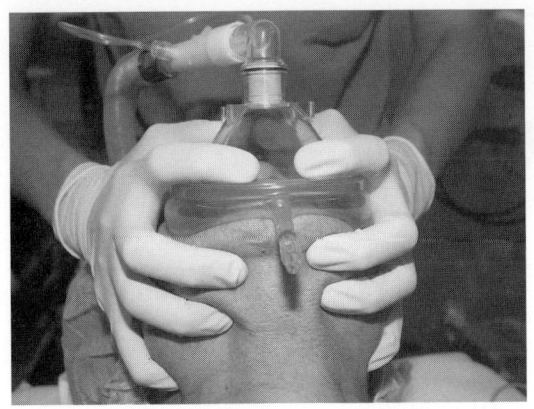

図2 両手を用いたマスク保持
右手も左手と同じ要領でマスクを保持し，下顎を挙上する。

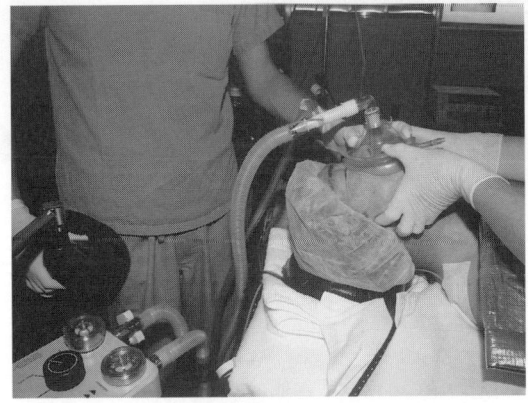

図3 マスク換気困難症例でのマスク保持
患者の頭側に立った麻酔医は基本手技どおり片手でマスクを保持し，他の一人が両手でこれを補助する。

っているため，マスクの密着が困難なだけでなく，下顎を挙上しようとすると舌が口蓋に押しつけられ，気道が狭窄してしまう。このような患者では，ガーゼやスポンジを歯肉と頬粘膜の間に詰めて頬を膨らませたり，両手を使って軽く口を開くようにして下顎を挙上し，頬をマスクに押し当ててマスクの漏れを減らす。義歯を装着したままにしておくのも一つの方法である。髭の濃い患者では，剃ることができればよいが，不可能なら，患者の口に合わせて穴を開けた粘着性のドレープ（調理用ラップ[4]など）で髭を覆い，その上からマスクを当てるなどの工夫が必要となる。

- [☞] 肥満や加齢に伴って上気道は狭くなってくるが[5]，これらの患者は，意識レベルが低下すると，気道閉塞を来しやすい。このような上気道閉塞による換気困難に対しては，エアウェイの使用が有効である。
- [☞] マスクのクッション部分には，弁がついており，注入する空気の量を調節して使用する。とくにプラスチック製マスクでは，空気を入れすぎないようにして，クッションを柔らかくした方が，さまざまな顔の形状に柔軟にフィットして使いやすい。
- [☞] マスクリークが原因となる換気困難の対策として，小さなマスクで鼻だけを覆い，口を密封して経鼻的に陽圧換気をする方法[6]も考案されている。

[文 献]
1) Benumof JL : The ASA difficult airway algorithm : New thoughts and considerations. Annual Meeting Refresher Course Lectures. 2000, p235
2) Stone DJ, et al : Airway management, Anesthesia. 3rd ed. Edited by Miller RD.
3) Langeron O, et al : Prediction of difficult mask ventilation. Anesthesiology 92:1229,2000
4) Johnson J, et al : A hairy situation. Anesthesiology 91 : 595, 1999
5) Martin SE, et al : The effect of age, sex, obesity and posture on upper airway size. Eur Respir J 10 : 2087, 1997
6) Garewell DS : Difficult mask ventilation. Anesthesiology 92 : 1199, 2000

How to

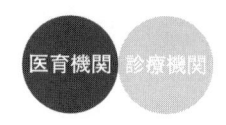

エアウェイの使い方

日本医科大学付属千葉北総病院麻酔科　益田律子

エアウェイは気道を開通させ，自発呼吸または補助呼吸を改善する目的で用いる。薬剤（麻酔薬，鎮痛鎮静薬，睡眠薬ほか），病的状態（外傷，昏睡）などによって意識レベルが低下または消失すると，上気道支持筋群の弛緩に伴い，舌根沈下，喉頭蓋下垂などで上気道閉塞が生じやすくなる。

上気道閉塞の徴候

吸気時雑音（いびき），喘鳴音，呼吸音消失，tracheal tack（吸気時の胸骨上窩陥凹），努力性呼吸，胸腹部の奇異運動，$EtCO_2$カーブの変形・消失，SpO_2低下

上気道閉塞の対処

頭部位置後屈と下顎挙上（head-tilt, chin-lift, jaw-thrust）（図1）によって解除できなければ，エアウェイ挿入が必要となる。

適切なエアウェイの選択と注意点

1．経口エアウェイ（図2，3）

適応：意識レベルが低下し嘔吐反射が鈍っている患者のみに使用する[1]。咽頭後壁に接触し，嘔吐反射を刺激するためである。舌に触れても表情筋に変化が出なければ良い適応である。挿入開始時に強く顔をしかめたり，挿入を拒絶する反応が出るようであれば良い適応ではない。通常はエアウェイのカーブを口蓋に沿わせて挿入する（標準法）が，始めに逆方向で挿入し途中で反転させる方法（変法）もある。ファイバースコープと気管内チューブを誘導できる特殊経口エアウェイとしてOvassapian airway（図3）などがある。

サイズ：各段階の大きさがある。大きすぎれば喉頭を塞ぎ，小さすぎれば舌を根部に押し入れ，気道閉塞を悪化させる。

【注意点】

反射の強い患者に対する粗暴な挿入は，嘔吐，喉頭痙攣などを誘発することがある。舌，口唇，歯牙損傷を生じないよう。愛護的に挿入する。

2．カフ付き口咽頭チューブ™（cuffed oropharyngeal airway：COPA™）（図4）

経口エアウェイにカフがついている。適応は経口エアウェイと同じである。自発呼吸下の短時間全身麻酔で用いられ，麻酔回路に接続できる。適切な位置に挿入されればカフを膨らませることによって補助的に陽圧換気を行うこともできる。気道確保の確実性は劣る。

【注意点】

誤嚥を防止できないためフルストマック，妊婦，外傷に対しては陽圧換気を行わない。

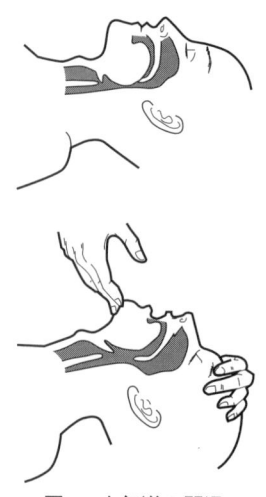

図1　上気道の開通
頭部を後屈し頤を前上方に挙上する。頸椎損傷のある患者，頸椎病変のある患者（慢性関節リウマチなど）では不用意に頭頸部を動かしてはならない。

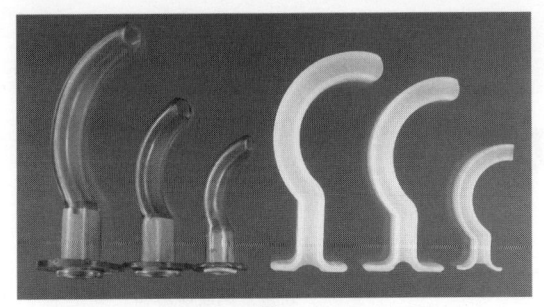

図2
左側：Guedel airway（ガデルエアウェイ）は緩やかなカーブを持つの中空構造のプラスチックで，歯牙接触部の金属でバイトブロック機能を有する。

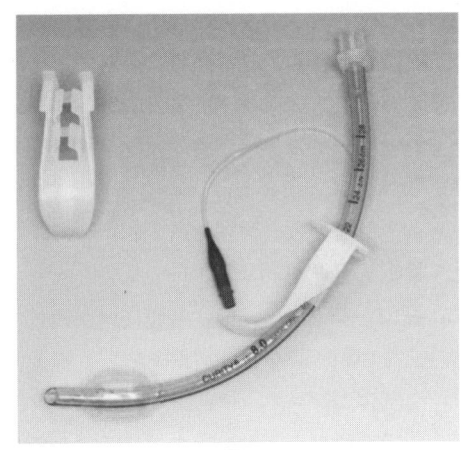

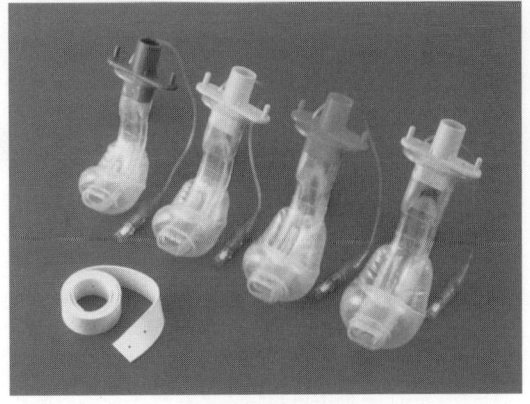

図4　COPA™
通常の経口エアウェイより1サイズ（1cm）大きいものを選択する。カフチェックの後，脱気して挿入。先端保護翼が口唇から1cm離れて正中に位置すれば適切に留置されている。サイズにもよるがカフ内には25〜40ccの空気が入る。

図3
Ovassapian airwayはエアウェイを開通すると同時に，ファイバースコープ・気管内チューブ挿入をガイドできる。舌圧排面が大きく，上方は開放されている。同様機能のあるエアウェイとしてBerman airway（上下2枚のプラスチック管腔構造），Williams airwayがある。

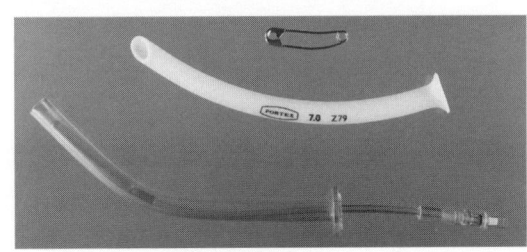

図5　経鼻エアウェイ
上：トランペット型経鼻エアウェイ。鼻腔，咽喉内への陥入を防ぐため近位端フランジに安全ピンをつけることができる。
下：Linder型経鼻エアウェイ。鼻粘膜を保護するため，内部カフを先端より1/4突出させ膨らませた状態で挿入する。留置後内部カフを抜去する。

3. 経鼻エアウェイ（図5）

適応：気道閉塞が軽度であれば，経鼻エアウェイが有効である。刺激が小さく，覚醒患者，嘔吐反射が残っている患者，浅麻酔，鎮静下の患者にも用いられる。咽喉頭外傷の患者にも良い適応となる[2]。口腔内吸引も容易である。

滑剤を塗布後，鼻甲介に平行となるよう愛護的に挿入する[1]。鼻中隔彎曲のため，挿入時に抵抗があれば，反対側に変更するか，サイズを細くする。鼻腔の視診と開通性で挿入側を決める[2]。

禁忌[2]：鼻骨折，鼻腔からの髄液漏の存在，経蝶骨下垂体腫瘍摘出術後，出血傾向および抗凝固療法中など鼻出血を来しやすい場合

サイズ：成人用では6から9まである。気道が開通するためには，先端が舌後方に位置する長さで，細いものを選択する。

【注意点】
粗暴な挿入による鼻出血は喉頭痙攣や気道閉塞の悪化を招く。

[文献]
1) Finucane BT, et al : Equipment for airway management. Principles of Airway management. 2nd ed. Mosby-Year Book, Inc. 1996, p36
2) McGee Ⅲ JP, et al : Nonintubation management of the airway : mask ventilation. Airway Management. Edited by Benumof JL, Mosby-Year Book, Inc. 1996, p228

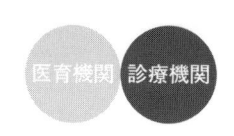

How to エアウェイの使い方

新東京病院麻酔科　菊池恵子

エアウェイは本来は舌根沈下に対する気道確保のための器具である。しかし最近では新しい気道管理器具として直接麻酔器に接続できるものや，ファイバー挿管のガイド用のものもあり，知っていると便利である。

1. 種類

(1) 経口エアウェイ

① 舌根沈下対策用基本型
　　グデル型エアウェイ

② 麻酔器接続型
　　カフ付口咽頭チューブ　COPA™（図1）
　　ラリンジアルマスク　LMA

③ ファイバー挿管の補助用具
　　バーマンエアウェイT™（図2上）
　　オバサピアンエアウェイ™（図2下）
　　ファストラック ラリンジアルマスク™

(2) 経鼻エアウェイ

麻酔器に接続できるものはマスクと気管内挿管の中間に位置し，自発呼吸下の全身麻酔で麻酔科医の両手が自由になる便利な装置である。また，ファイバー挿管では直接口腔内にファイバーを挿入するとオリエンテーションがつきにくいため，これらの器具を使うと便利である。

2. 選択の仕方のポイント

(1) 経口か経鼻か：経口は咽頭反射が残っていると使えないが，経鼻は反射があっても挿入できる。

(2) 小児か成人か：小児はアデノイドが大きいので経鼻用は使わない。

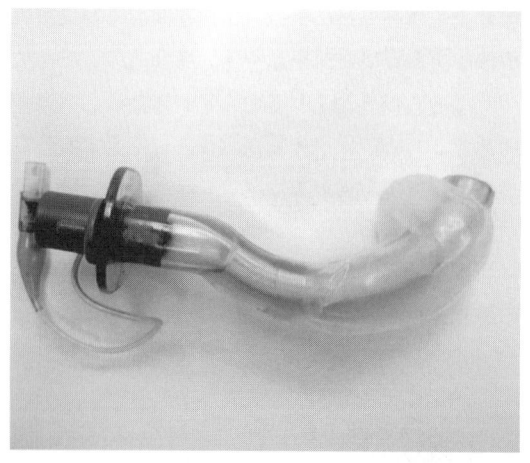

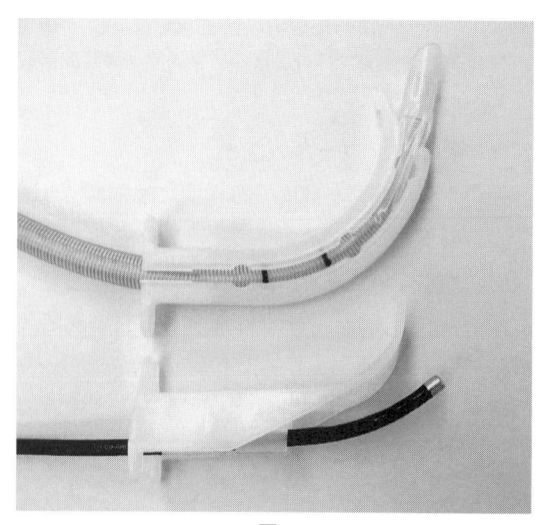

図1　カフ付口咽頭チューブ（COPA™）
グデル型エアウェイにカフが付いており，カフが舌根部を持ち上げ同時に咽頭腔をシールする。

図2
（上）バーマンエアウェイT™に挿管チューブを通したもの：側面にスリットが入っている。途中で切るとバイトブロックとしても使用できる。
（下）オバサピアンエアウェイ™にファイバーを通したもの：下面側にファイバーを正中に保持できるような工夫がなされている。

(3) サイズが重要：短いと先端が舌根部にぶつかり，長いと喉頭蓋を圧迫してしまい，かえって気道閉塞を起こす。挿入後換気状態が改善されない場合にはサイズを変更する（挿入の刺激で舌根沈下が改善されていることもある）。

3. 経口エアウェイの挿入方法

咽頭反射があると，息こらえや嘔吐などを起こすので，ある程度の麻酔深度が必要である。舌圧子などで舌根部を持ち上げるか，回転させて挿入する。プロポフォールは上気道の反射を抑制するので挿入が容易になる。

4. 経鼻エアウェイの挿入方法

鼻の見かけの方向に惑わされず，潤滑剤をつけて愛護的にそっと入れる。鼻腔が狭い場合は無理をせず反対側にかえてみる。合うサイズがない場合には気管内チューブを短く切って使ってもよい。鼻粘膜を損傷しないように材質が軟らかく，スタイレットの先端にカフが付いたものもある

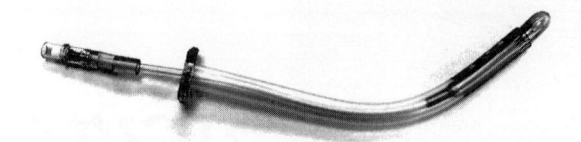

図3 リンダ経鼻エアウェイ™
鼻粘膜を損傷しないように挿入時はスタイレットの先端のバルーンを膨らませる。

（図3）。

5. 副作用と注意点

きちんと挿入されないとかえって気道閉塞，息こらえなどが起こる。誤嚥は防げない。

6. エアウェイのその他の使い方

総入れ歯の患者のマスクフィットが悪い時に経口エアウェイを使うと有効なことがある。また，経鼻エアウェイはバイトブロックの代わりになるが，特にバーマンエアウェイT™を途中で切ったものは患者の苦痛も少なく便利である。

How to

ラリンゲルマスクの使い方

東京医科歯科大学大学院医歯学総合研究科心肺統御・麻酔学　中沢弘一

気管内挿管と異なり，ラリンゲルマスク（以下LMAとする）は，盲目的に，しかも比較的低侵襲で挿入できるが，マスクを適切な位置へ円滑に留置することは意外に容易ではない。スムーズに挿入し，かつ満足のいく気道確保を得るようになるにはLMAに慣れ親しむことが必要であり，成書[1]や優れた総説[2]に記載されている標準的な方法を実践することが近道である。

準備

1. LMAの選択

LMAのサイズは#1, #1.5, #2, #2.5, #3, #4, #5, #6の8種類があり（#6は欧米のみ），まず患者の年齢，性別，体型に応じて適切なサイズのものを選ばなければならない。体重を基準とする場合，たとえば肥満者に対して大きなサイズを選ぶことは必ずしも適切とはいえない。著者は成人については男性で#5（体型が小柄なら#4），女性で#4（体型が小柄なら#3）という基準を用いており，大きめのマスクを選択し，少なめのカフエアーを用いるようにしている。こうすることでリークも上気道粘膜の圧迫もともに軽減できる。注入するカフエアーの量は推奨量をいっぺんに注入するのではなく，リークの許容できる最小限の量にとどめておく。リーク圧は20cmH$_2$Oあれば十分である。カフエアーをメーカーの推奨する容量まで注入してもリークが大きい場合にはひとつ大きいサイズに変更したほうがよい。

2. LMAの準備

カフの漏れはカフ容量の50％割増の空気を入れて確認するが，強い陰圧で脱気してもカフが膨らんでくるようであれば，やはり漏れが確認できる。

LMAは挿入前にカフを十分に脱気させておくのが原則である。これはマスクの先端がかさばると，挿入時に喉頭蓋を巻き込む可能性が高くなるからで，脱気させる際には図1のように特に先端部にしわを作らないように，スプーン状に整えておくことが重要である。そのための器材（Cuff-Deflator）もあるが，脱気する際に2～3本の指先で先端を丁寧に抑えながら行えばよい。

挿入に必要な麻酔

LMA挿入は気管内挿管のような侵襲は伴わないが，十分な麻酔深度を確保しておかないと咽頭反射や体動を起こし，危険である。通常，プロポフォールを用いれば筋弛緩薬を使用しなくても挿入が可能である。ただ，通常導入量（2～2.5mg/kg）では麻酔が不十分な場合が多く，就眠後にセボフ

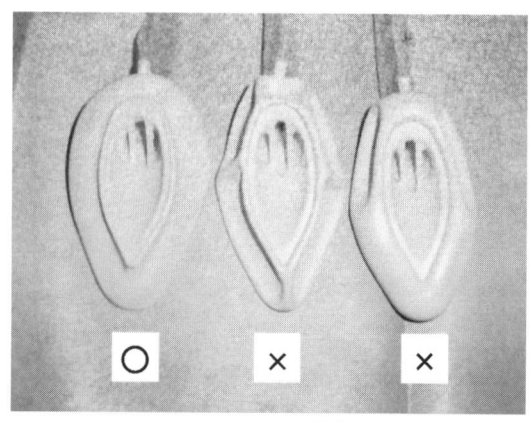

図1　LMAの準備
マスクの空気を十分に虚脱しておく。マスク先端にしわを作らないように虚脱させること（左）が重要で，中央のようなしわが残ったり，右のような不十分な虚脱では，喉頭蓋を巻き込んでしまうので（downfolding），好ましくない。

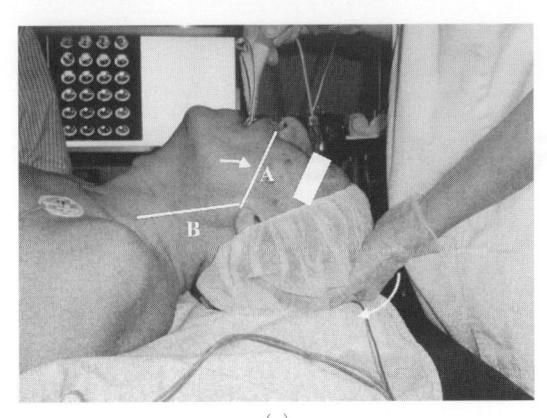

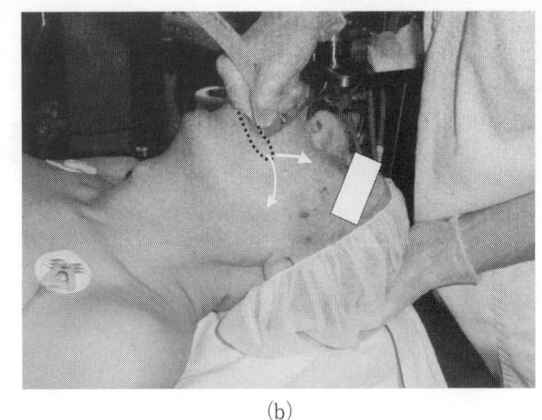

(a)　(b)
図2　LMA挿入時の頭位（a）と右手人差し指の力の加え方（b）
　(a) 左手で頭を軽く後屈させ軽く開口させる。この時，口腔軸（A）と咽頭軸（B）もより接近してくるのでマスクは気道方向へ進みやすくなる。
　(b) 右手人差し指を口蓋に押し付けるようにしながらマスクを咽頭へ推し進める。この時決して緩めてはならない。

ルランを吸入させるか，フェンタニル，ペンタゾシン，ミダゾラムのいずれかを前投与しておくのが安全かつ容易である。フェンタニル（1～2μg/kg）は筋硬直や呼吸抑制を来す場合があることに注意する。ミダゾラム（0.05mg/kg）の併用は呼吸抑制が少ない[3]。もうひとつ重要なことはこれらを用いる場合には麻酔導入開始3～5分前には前投与を行い，十分な効果の発現を待つことと，この間に十分な酸素化を行っておくことである。

LMA挿入の実際

LMA挿入のポイント（基本）は図2に示すように，頭部を後屈させ，口蓋の面（口腔軸）と咽頭後壁面（咽頭軸）がより一致するようにしておくことが重要である。このため，左手で軽く頭を後屈させるように支えるのがよく，この時麻酔深度が適正であれば口が軽く開く。

マスクの先端を硬口蓋に丁寧にあてがい，人差し指を口蓋に押し付けるようにしながらマスクを咽頭腔にすすめていく。左手人差し指の力は指先の届く限り緩めてはならない。途中で緩めたり，マスクの先端を口蓋に密着させておかないとマスクの先端が咽頭後壁で引っかかる。マスクに半量ほどの空気を入れておくと，引っかかりが少なくスムーズに挿入できるが，咽頭から食道入口部に進んでいく際に喉頭蓋を巻き込みやすくなるのであまり勧められない。

LMAを挿入した後にカフに空気を入れて換気できることを確認する。カフに空気を入れると，マスクの先端が食道入口部に正しく挿入された場合，チューブが口から突出してくる。挿入時に，咳反射が誘発される場合，マスクの先端が喉頭入口部を刺激していることを考える。また麻酔が浅いと挿入直後は喉頭痙攣や声門閉鎖を来しやすく，換気が十分に行えない場合がままある。これはLMAの挿入に伴って嚥下反射が起こり，声門閉鎖を来すためと考えられる。ただし，LMAの位置が不適切である場合もあり，両者の鑑別は難しい。この場合，決して強い圧をかけたりせずに，麻酔薬を追加するか，数十秒くらい時間をおいて自発呼吸の出現を待って判断したほうがよい。

[文献]
1) Brimacombe JR : The laryngeal mask airway : a review and practice guide. London, Sauinders, 1997
2) Asai T : The laryngeal mask airway : its features, effects and role. Can J Anaesth 41 : 930, 1994
3) Nakazawa K : Laryngeal mask airway insertion using propofol without muscle relaxants : a comparative study of pretreatment of midazolam and fentanyl. Eur J Anaesth 16 : 550, 1999

ラリンゲルマスクの使い方

長野県厚生連北信総合病院麻酔科　馬場浩介

適応

筋弛緩薬を必要としない四肢，体表の手術。

硬膜外麻酔との併用での下腹部手術。

長時間麻酔時のエアリークによる胃拡張の可能性を考慮し，手術時間が2時間以内程度の手術を目処に適応。

IPPVが必要な場合で気管内挿管を避けたい症例。

禁忌

フルストマック。

腹臥位は手術中の位置異常の修正をし難いため比較的禁忌。

挿入方法

挿入はBrainの報告した変法に従っているが，ポイントは口蓋，咽頭後壁に接触させながら挿入することであり（図1），失敗の原因で最も頻度が高いカフ先端の背側への折れ曲がりや喉頭蓋の下方への圧排を避けることができる。

また十分深い麻酔下で施行することも失敗を少なくするコツである。

(1) 準備

図2のようにカフが腹側に反らないようにカフ内の空気をすべて排除し潤滑剤を背側に十分塗る。

プロポフォールを$2〜3mg/kg^{-1}$とフェンタネスト$0.05〜0.1mg$の静注による麻酔導入後sniffing positionをとり，助手が下顎を下方へ引き下げ開口する。

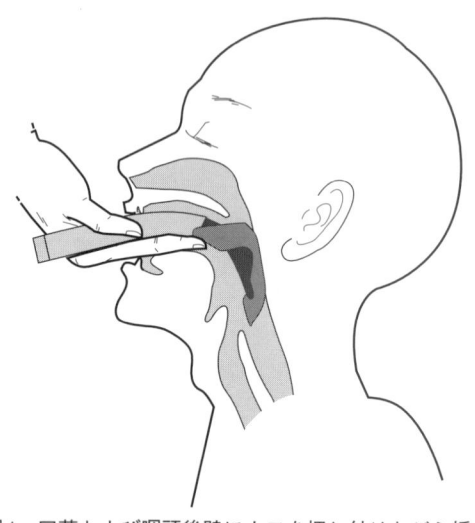

図1　口蓋および咽頭後壁にカフを押し付けながら挿入する

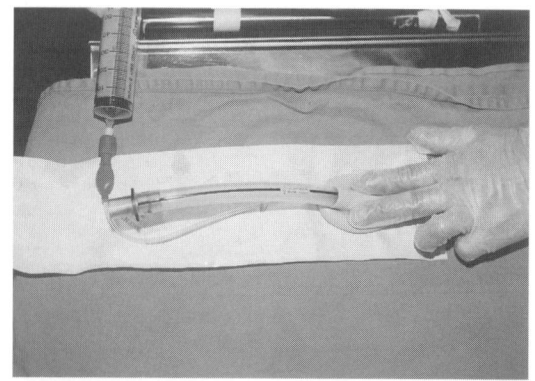

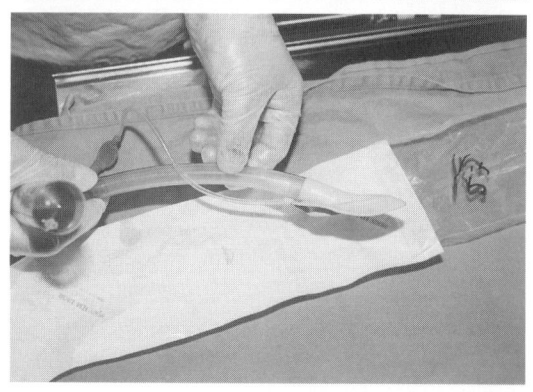

図2　挿入準備

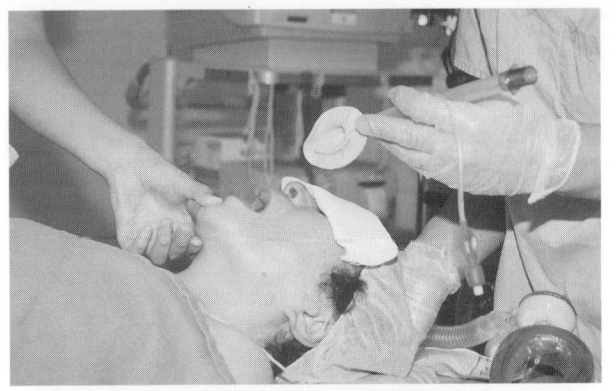

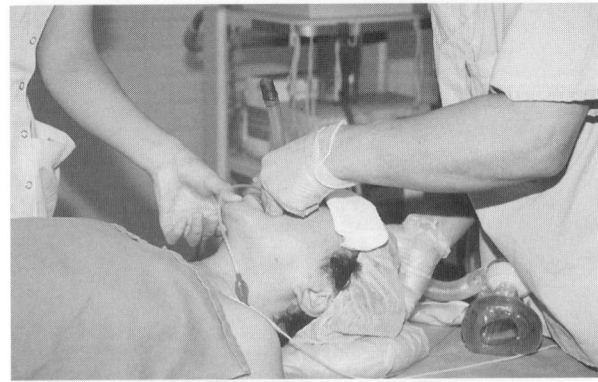

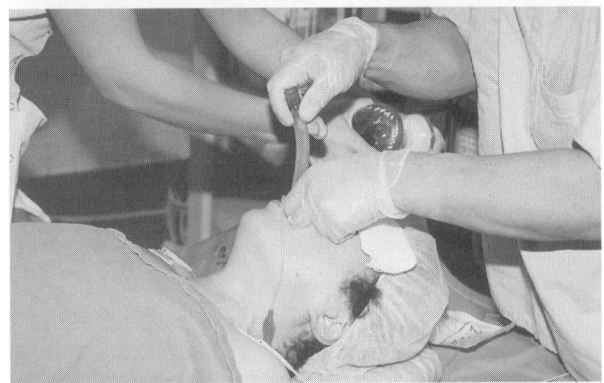

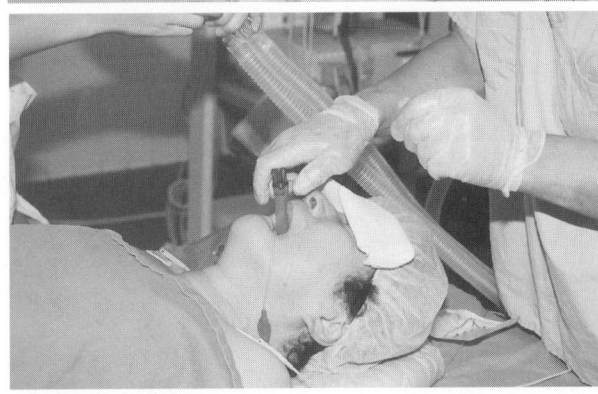

図3 ラリンゲルマスクの挿入

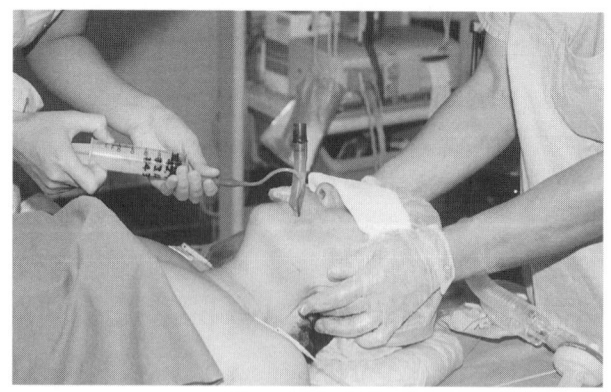

図4　空気の注入

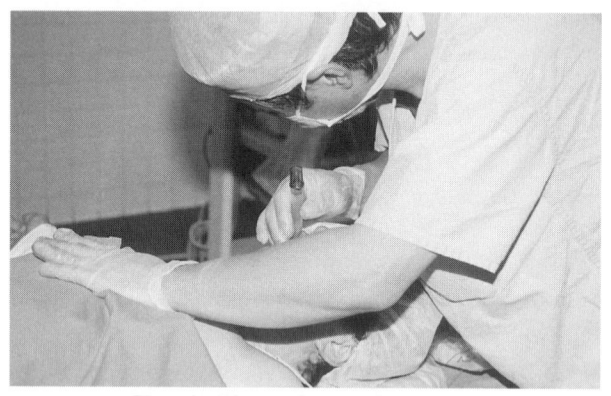

図5　前胸部を圧迫し、呼気を感ずる

　(2)　人差し指もしくは中指の先端をカフとチューブの境付近に置き，硬口蓋にカフの背側を密着させるように押し付けながら咽頭後壁まで進める。

　咽頭後壁に押し付けた状態で抵抗を感じる所まで一気に押し込む（図3）。

　カフの先端は食道に入っているはずである。

　(3)　チューブをフリーにした状態で空気を規定の量まで徐々に入れる（図4）。

　(4)　ある量まで入った時点でチューブは下咽頭の形状に密着するように押し戻され，チューブはゆっくり飛び出してくるが，動きが止まった時点で空気の注入をやめる。

　(5)　胸郭を手のひらで圧迫し，呼気を感じることで気道の開通を知る（図5）。

　(6)　チューブに描いてある黒い線が頭側を向くようにテープでしっかり固定する（図6）。

　(7)　麻酔器に接続し，換気を開始する。

15mmHg以下の気道内圧で空気の漏れがなければ密着度は十分である。

　それ以下で漏れる場合は，一旦固定を解除し空気を追加注入するが，自発呼吸で維持するつもりであればそのままで維持する。

　(8)　麻酔の維持

　浅麻酔になると反射でカフを押し出すためにカフの位置異常が生じ，また嚥下運動で空気を飲み込み胃の内圧が上昇し，嘔吐の原因にもなるため適度の麻酔深度を維持する。

　そのような状態になった場合には一時的に呼吸状態が悪化するが，まずは麻酔を深くすることで状態が落ち着くことが多い。

　プロポフォールは咽頭反射を抑制し，一時的に麻酔深度を深くするには便利でもある。

　IPPVが必要な場合は最高気道内圧がエアーリークを生ずる圧より低圧になるような1回換気量に設定する。

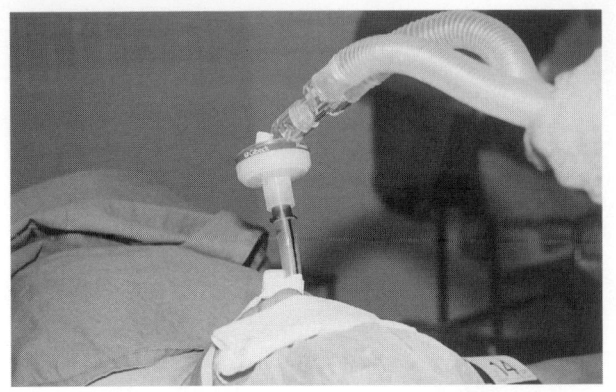

図6　黒い線を頭側に向けてしっかり固定

場合により筋弛緩薬を使用しても構わないがその場合には気管内挿管をしたほうがトラブルは少ない。

(9) 抜管

チューブの抜管は深麻酔時に抜き，マスク換気で覚醒させるか，自然開眼まで待ってから抜管する。

覚醒の途中で刺激を加えると息こらえやチューブの押し出し，喉頭痙攣を生じるため自然に覚醒するまで待ち，チューブを嫌がったり，開口のオーダーに反応するようになった時点で抜管する。

[文　献]
1) Brain AIJ：Laryngeal mask misplacement-cause, consequences and solutions. Anesthesia 47：531, 1992

[参考になる文献]
a) Asai T, et al：The Laryngeal mask airway：its features, effects and role. Can J Anaesth 41：930, 1994
b) Brimacombe JR, et al：Problems with the laryngeal mask airway：Prevention and manegememt. Int Anesthesiol Clin 36：139, 1998
c) Brimacombe JR, et al：The laryngeal mask airway：Limitations and controversies. Int Anesthesiol Clin 36：155, 1998

How to

気管内チューブの挿入・留置
喉頭鏡を用いて

群馬大学医学部麻酔・蘇生学教室　守田敏洋

気管内挿管は全身麻酔のほか，心肺蘇生，気道閉塞，気道内分泌物・出血の吸引，人工呼吸を要する呼吸不全などに行われる。

1. 経口挿管と経鼻挿管

経鼻挿管は経口挿管よりやや難しく，時間もかかり，鼻出血・副鼻腔炎・感染を起こしやすい。緊急時の気道確保法としては適当でなく，頭蓋底骨折を疑われる頭部外傷では絶対禁忌である。経鼻挿管は口腔内手術，頸椎損傷，下顎骨骨折，開口障害など経口挿管が不適切あるいは不可能な症例に用いる。いずれの挿管手技でも，緊急時以外，入眠剤・筋弛緩薬を投与して咽喉頭反射を消失させてから行う。

2. 気道確保難易度予測

気道確保の難易度の予測法を図1に[2]，挿管困難が予想される疾患を表1に示す。このような症例では，意識下に咽・喉頭にリドカインをスプレーし，喉頭鏡で声帯が直視できることを確認後に，麻酔を導入する。Cormackの分類によるGrade III（喉頭蓋は見えるが声帯は見えない），IV（喉頭蓋も見えない）ではファイバー挿管など特殊な挿管法を必要とする。

3. 気管内挿管の準備

気管内挿管に必要な道具，モニターを表2に，使用する薬剤を表3に示す。

4. 経口気管内挿管手技（図2）

（1）100％酸素投与下に患者を入眠させ，後頭部を挙上し頭部を環椎，後頭骨関節で後屈させ，マスク保持および換気が可能なことを確認する。筋弛緩薬を投与し，調節呼吸を行う。

（2）右手拇指と示指を交差し患者の口を開く。

（3）左手に喉頭鏡を持ち，舌を左方に圧迫し，ブレードを口腔の右側より進め，喉頭蓋を確認する。

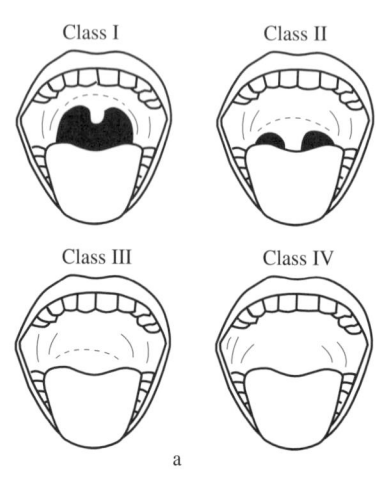

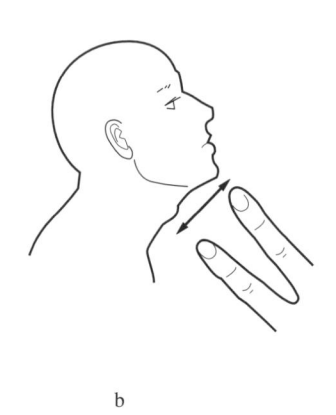

図1　Mallanpati 分類（a）と Thyromental distance（b）
Mallampati 分類 III, IV および Thyromental distance 7 cm 以下で挿管困難の可能性が高い。

表1 挿管困難が予想される疾患

疾患	原因
先天性疾患	
Down	巨舌，小口，
Goldenbar	下顎形成不全，頸椎異常
Klippel-Feil	頸部拘縮
Pierre-Robin	巨舌，小口，小顎症
Tracher-Collins	巨舌，小口，小顎症
Turner	挿管困難の頻度高い
後天性疾患	
口蓋炎	気道閉塞
下顎下，喉頭膿瘍，クループ	気道閉塞
テタヌス	開口障害
関節リュウマチ	開口障害，頸椎異常，小顎症
末端肥大症	巨舌，頸椎異常
甲状腺腫	気道閉塞，偏位
肥満	マスク換気困難

表2 気管内挿管の器具

気管内挿管時の必需品	挿管困難時に役立つ道具	モニター
1. 喉頭鏡	1. 鼻咽頭，口咽頭エアウェイ	1. 聴診器
2. 気管チューブ	2. ラリンゲアルマスク	2. 血圧計
3. マスク	3. コンビチューブ	3. 心電計
4. マギール鉗子	4. 気管支ファイバー	4. パルスオキシメータ
5. スタイレット	5. マッコイ型喉頭鏡	5. 呼気炭酸ガスモニター
6. 吸引カテーテル	6. ブラード型喉頭鏡	6. 筋弛緩モニター
7. 舌圧子	7. トラキライト	
8. カフ用クランプ	8. 経皮的気管穿刺針	
9. バイトブロック	（トラヘルパー，ミニトラック）	
10. チューブ固定用絆創膏	9. 気管切開	
11. 湾曲コネクタ		
12. カフ用注射器		
13. キシロカインゼリー		
14. 酸素供給装置		
15. 吸引装置		

　気管内チューブは内径，あるいは外周（French size）で表示し，成人男子で8.0mm（32～34Fr），成人女子で7.0mm（28～30Fr）前後のものを用意する。乳幼児では声門下（輪状軟骨部）が狭く，通常カフ付きチューブは不要である。低容量カフは気管支粘膜に壊死を起こす可能性があるため，5歳以上の患者では高用量低圧カフチューブを使用する。経鼻挿管では経口挿管のときより内径で1サイズ細いものを使用する。

（4）喉頭鏡を操作し（図2a，b），披裂軟骨と正中線が見えるようにする。声帯が見えることが望ましい。助手が喉頭を左右または後ろに押すと喉頭蓋・声門の視野が良くなる。また，左臼歯上から喉頭鏡を挿入し，この方法を組み合わせるとさらに視野が改善すると報告されている[3]。

（5）チューブを右手で保持し，右口角から口腔内に挿入する。カフが声門を通過するまでチューブを進める。

（6）カフをふくらませ，調節呼吸を行い，呼気

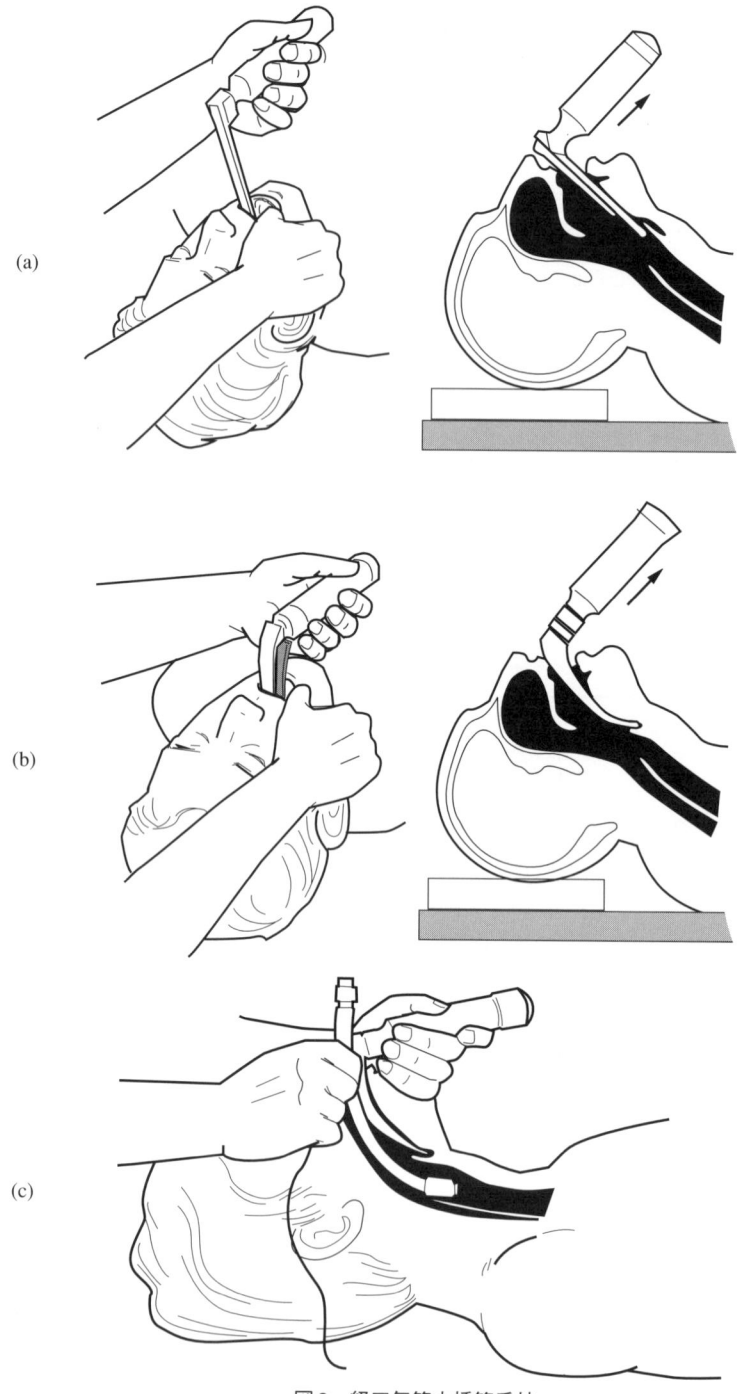

図2　経口気管内挿管手技
(a) 直型ブレードの喉頭鏡を用いた挿管。
　　左：ブレード挿入，右：喉頭展開。ブレードで直接喉頭蓋を挙上している。
(b) 湾曲型（Macintosh型）ブレードの喉頭鏡を用いた挿管。
　　左：ブレード挿入，右：喉頭展開。ブレード先端で舌根を持ち上げ，間接的に喉頭蓋を挙上している。
(c) 湾曲型ブレードを使用し，カフ付きチューブを挿入。

表3 気管内挿管時の薬剤

薬剤	投与量	作用発現時間	作用持続時間	副作用
チオペンタール チアミラール	3〜5mg/kg	10〜40秒	10〜20分	血圧低下 心筋収縮力低下 気道過敏性亢進
プロポフォール	2〜3mg/kg	1分以内	5〜10分	血圧低下 心筋収縮力低下
ヂアゼパム	2.5〜20mg/kg	120〜180秒	3〜6時間	呼吸抑制
ミダゾラム	2〜10mg/kg	120〜180秒	2〜4時間	呼吸抑制
フェンタニル	0.1〜0.2mg	数秒	30〜60分	呼吸抑制
ケタミン	1〜2mg/kg	30〜60秒	5〜10分	血圧上昇，頻脈，脳圧亢進，興奮，筋緊張亢進
スキサメトニウム	1mg/kg	1分以内	5〜10分	高K血症，徐脈，ミオグロビン血症
ベクロニウム	80〜150μg/kg	2〜3分	30〜60分	時に徐脈
パンクロニウム	80〜150μg/kg	3〜4分	30〜90分	頻脈

炭酸ガスモニターで炭酸ガスの呼出を確かめる。左右の呼吸音を確認し，気管支挿管でないことを確認する。

(7) バイトブロックを挿入し，固定する。

5．経鼻気管内挿管手技

右または左の鼻腔を（0.05％ヒビテングルコネート）とエピネフリン添加4％キシロカイン液で消毒と表面麻酔を交互に行う。麻酔導入後，鼻腔よりチューブを咽頭面まで進め，喉頭鏡操作により，喉頭を展開し，マギール鉗子でチューブの先端をつまみ，気管内に留置する。経口挿管時と同様に，チューブの位置を確認する。

[文献]

1) Stone DJ, et al：Airway management, Anesthesia 5th ed.Edited by Miller RD. Phyladelphia, Churchill livingstone, 2000, p 1414
2) 後藤文夫：麻酔科ガイドブック，改訂第3版，後藤文夫編，東京，真興交易，1993, p185
3) Yamamoto K, et al：Left-molar approach improves the laryngeal view in patients with difficult laryngoscopy. Anesthesiology, 2000, 92, 70

How to

気管内チューブの挿入・留置
喉頭鏡を用いて

国立神戸病院麻酔科　北村参治

使用器材

1．挿管チューブ

成人男性6.5mm（体重100kg以上は7.0mm）
女性6.0mm（体重70kg以上は6.5mm，100kg以上は7.0mm）

緊急時や数時間の手術であれば陽圧換気を行うのに差しつかえのない内径のチューブを使用する。成書には成人男性7.5〜8.0mm，女性7.0〜7.5mmと記載されているが，細いチューブは挿管が容易であり，喉頭損傷も少ないと考えている[☞1]。

チューブ先端から5〜7cmまで潤滑ゼリーを塗り，滑りやすくしておく。余分なゼリーはふき取る。

2．スタイレット

PVCで覆われ，先端が柔らかいものを使用する。麻酔のプロならばスタイレットを使用せずに挿管せよと教えられたが，喉頭展開が不完全にしか行えない症例では挿管チューブを声門へ誘導することができない。無理な喉頭展開をするよりも，スタイレットを使って，一度の喉頭展開で挿管するように心がけるべきである。

スタイレットにも潤滑ゼリーを塗り，挿管チューブ内を数回出し入れしてチューブ内面の滑りを良くしておく。スタイレットはチューブの先端2cm手前まで挿入し，5〜6cmの箇所で約70度彎曲させる。

3．喉頭鏡

通常，成人ではサイズ3の曲型ブレードを使用する[☞2]。

4．枕

7cm高のポリウレタン製の円座を使用する。

5．バイトブロック

麻酔中は使用しない。バイトブロックを使用するとかえって歯を損傷することがある。

6．固定用テープ

われわれは26mm幅の紙テープ（JMS Medi-Tape610™ブルー）を使用している。紙製だが扱いやすく，接着力も良好である。挿管チューブに付着した手袋のトナー，潤滑ゼリー，唾液などをふき取った後に，挿管チューブとの接触面積を広くとるように上下に数回巻き付けて固定する。

喉頭展開（図1）

後頭下に敷いたポリウレタン製円座を頭蓋底と頸椎の下に押し込むと頸椎全体は前屈し，かつ，後頭骨環椎関節および上位頸椎は後屈する。頭部

[☞1] 口にくわえて呼吸をしてみればわかるが，内径8mmと6.0mmのチューブの気道抵抗には大きな差がある。しかし，自発呼吸下に管理するのでなければ6〜6.5mm径の挿管チューブで差しつかえない。

[☞2] 曲型ブレードで喉頭展開が困難な場合は，直型ブレードを用いても容易ではない。口腔・咽頭・喉頭軸が直線にならないものを無理やり直線にもっていこうとするのだから，どうしても上門歯列に喉頭鏡の力が加わり，歯を損傷する。曲型ブレードで挿管できないのであれば，他の挿管方法を選択するのが賢明である。

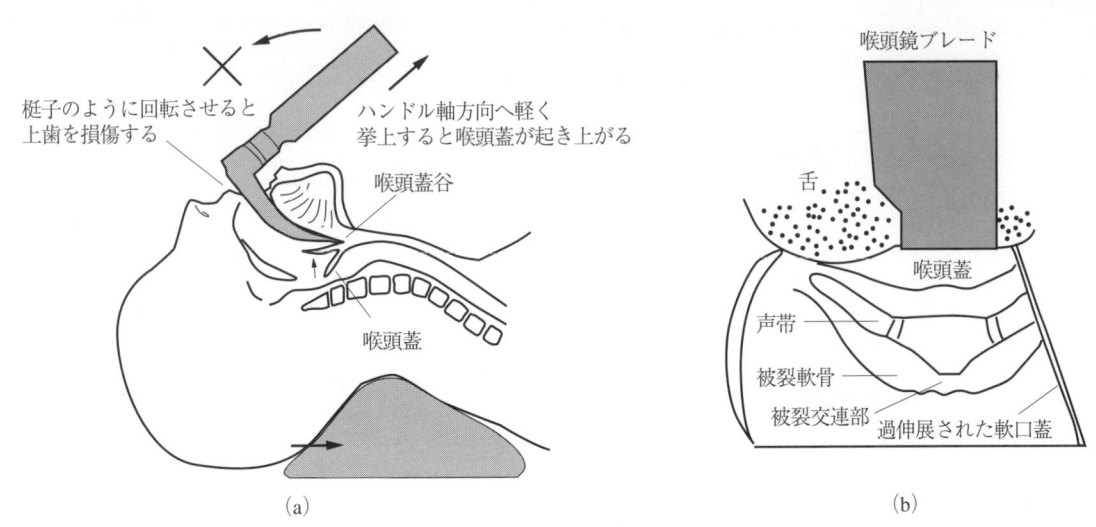

図1 喉頭展開
(a) 後頭下に敷いたポリウレタン製円座を頭蓋底部頸椎下へ押し込む。頸椎全体は前屈し，かつ上位頸椎は後屈するので喉頭鏡を挿入しやすくなる。
(b) 喉頭鏡をハンドル軸方向へ挙上すると喉頭蓋が起き上がり，声門部の全景が見えてくる。舌根部を左へ圧排しすぎると右軟口蓋を過伸展し，裂傷させることがある。

が後屈することにより開口幅が広くなり喉頭鏡の挿入が容易になる。右指で下顎を押し下げると口が開く。喉頭鏡ハンドルの下部を左手で保持し，舌が喉頭鏡ブレードの右側へはみ出さないように，右口角から舌の前半分を左へ圧排してブレードを挿入する。さらにブレードを正中位へ移動させながら舌根部まで押し進める。喉頭鏡のブレードを少なくとも正中位に位置させておけば口腔・咽頭内での挿管チューブの操作に支障はないが，少し左に寄せてあれば操作はより容易になる。ブレードの先端が舌根部を越えたところで舌と咽頭を持ち上げるようにして喉頭鏡を軽く挙上すると喉頭蓋が見える。

さらに喉頭蓋谷へ喉頭鏡を進め，先端が喉頭蓋起始部に達したところで再度喉頭鏡を挙上すると喉頭蓋が起きあがり，直下に声帯が展開される。いずれの際も，ブレードの先端だけを引き上げようとして，喉頭鏡ハンドルを梃子のように手元へ倒すと上歯を損傷する。喉頭鏡は必ずハンドル軸方向（前上方）へ持ち上げる。また，喉頭鏡の先端が喉頭蓋の起始部に達していないと喉頭蓋の挙上が不十分になる。

喉頭展開がなお不十分ならば，助手に甲状輪状軟骨部を手で圧迫してもらえば喉頭が下方（背側）へ下降し，声門部をとらえやすくなる。ただし，強く圧迫しすぎて喉頭関節を脱臼させないよう注意が必要である。

声門部が確認できたところで，右手でペンを持つように挿管チューブの上部を保持し，右口角から斜め水平に寝かせて口腔内へ挿入する。口腔から咽頭内へ進めるとともに，視野の妨げにならない程度に挿管チューブを垂直方向へ立ち上げ喉頭まで誘導する。声門を直視したまま挿管チューブを声門下へ約3cm挿入する。右手で挿管チューブを動かさないように保持したまま喉頭鏡を抜き去り，空いた左手でスタイレットを掴む。右手で挿管チューブを押し込むようにしながら左手でスタイレットを引き抜く。成人男子は口角部でチューブ先端より22cm，女子は21cmの位置でチューブを固定する。

喉頭展開が困難な場合（図2）

可能な限りsniffing positionをとるようにし，再度喉頭展開を試みる。つまり，口腔・咽頭・喉頭軸がより直線上に位置するよう体位を工夫するのである。7cm高のスポンジ製円座の下にさらに5cm高のパットを敷くと頸椎の前屈が強まり，口

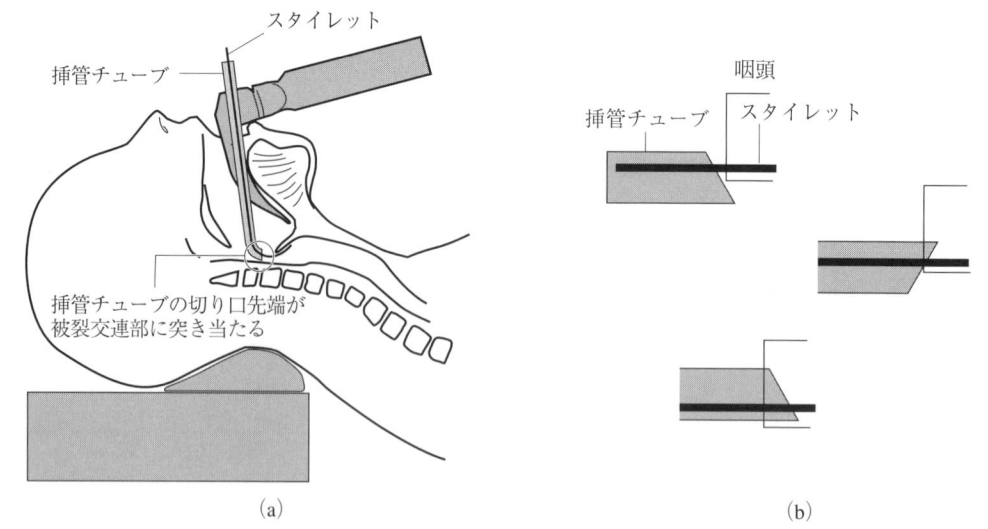

図2 Sniffing positionとスタイレット先出し挿管
(a) 頸椎の屈曲が不良な症例ではsniffing positionをとろうとしても口腔・咽頭・喉頭軸は直線にならず，口腔・喉頭軸は角度をもって交差する。
(b) スタイレット先出し挿管では挿管チューブの先端が披裂交連部に突きあたることがあり，その際は，挿管チューブを回転させて声門下へ挿入する。

腔・咽頭・喉頭軸が直線に近づく [☞3]。

喉頭蓋はなんとか確認できるが披裂部を視野にとらえることができない場合は，やむを得ずスタイレット先出し挿管を試みることがある。スタイレットを挿管チューブの先端から3cm先出しし，90度の彎曲をつける。喉頭蓋の下を滑らせるようにしてスタイレットだけを声門下へ挿入する。喉頭鏡を除去後，空いた手でスタイレットを保持し，もう一方の手で挿管チューブだけを回転させながら押し込む（スパイラルチューブの方が回転させやすく挿入しやすい）。その際，スタイレットは決して動かさないこと。スタイレットを喉頭蓋下へ滑り込ませるとき，および，引き続き挿管チューブを押し込むときに抵抗がある場合は決して強行しないこと [☞4]。

喉頭蓋すら確認できない場合は喉頭鏡挿管をあきらめ，ラリンジアルマスク（LM）ファイバー挿管に変更する [☞5]。

合併症を発生させない

挿管操作の前には，必ず上下歯列を点検し，歯列の安定性を確認する必要がある。不用意にクロスフィンガーで開口したり喉頭鏡を接触させたりすると，ブリッジ歯，差し歯，齲歯は容易に脱落することがある。

上歯列が総入れ歯であれば問題はないが，左側だけが義歯の場合は，義歯を除去すると喉頭鏡ブ

[☞3] 一度はsniffing positionを試してみてもいいのだが，それにより視野が劇的に改善することはない。Sniffing positionにこだわり，強引に喉頭を展開しようとすると合併症を引き起こしかねない。
[☞4] 喉頭蓋の位置さえ確認できればスタイレット先出し挿管が可能である。喉頭蓋の先端しか見えない場合は口腔軸と喉頭軸とは角度をもって交差している。喉頭軸の方向性を念頭に置いてスタイレットを喉頭蓋の下へ滑り込ませる必要がある。
チューブをストレートに押し込もうとすると先端が披裂交連部に引っかかることがある。その際は，挿管チューブを回転させると最先端部が喉頭内へ滑り込む。
[☞5] LMファイバー挿管はハローベスト装着などの挿管困難症例に対して有用である。人工換気を中断することなく，全身麻酔下に気管支ファイバースコープを気管内へ誘導できる。その後の挿管操作も容易である。

レードが歯と歯の間へ落ち込み，開口幅が狭くなって挿管チューブの操作が窮屈になる。義歯を装着したまま，喉頭鏡ブレードを義歯上に位置させて喉頭を展開するのがよい。

　残存歯は安定性に乏しいことが多く，喉頭鏡が接触すると容易に損傷される。残存歯に接触しないよう喉頭鏡をずらして挿入するか，義歯を装着したままプロテクターとして利用する。

　喉頭鏡を挿入するときに口唇や舌を喉頭鏡ブレードと歯の間に挟み込まないよう注意が必要である。

　舌の前半部分を左側へ圧排しても舌根部では喉頭鏡のブレードが正中位に位置するように挿入する。舌根部までも左側へ強く圧排すると右側軟口蓋を過伸展し，裂傷を生じることがある。軟口蓋の裂傷による痛みを挿管後の喉頭痛と誤診していることがある。

　決して無理をせず，落ち着いてゆっくりと，そして丁寧な挿管操作を心がける。

　また，自己の技量を認識し，難しいと判断すればあっさりと熟練者に交代するのが賢明である。

How to

気管内チューブの挿入・留置
気管支鏡を用いて

医育機関　診療機関

名古屋市立大学病院救急部　竹内昭憲

準備するもの

気管支ファイバースコープ：挿管用のバッテリー光源のものと一般の気管支検査用のものがある。視野をテレビモニターで見ることができると、供覧したり指導したりする場合に便利である。

バイトブロック：経口挿管を行う場合は気管支鏡用あるいは上部消化管内視鏡用のものが必要である。

気管内チューブ：経鼻挿管の場合、われわれはポーテックス社製のソフトチューブを使用しており、あらかじめ湯につけて柔らかくしている。経口挿管の場合は通常のチューブを使用する。

局麻薬：4％リドカイン、8％リドカインスプレー、リドカインゼリーなど。局麻薬の散布用にファイバー用の洗浄チューブ、吸入用スプレー（図1）があると細かい霧が作れて便利。

吸引

経鼻酸素カニューレ：挿管操作中に酸素吸入に使用する。

鎮静薬：ミダゾラム、ペンタゾシンなど

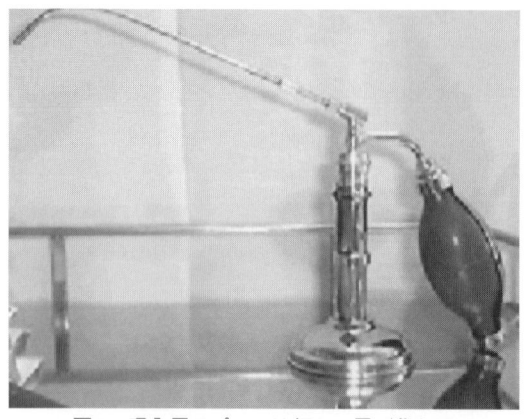

図1　吸入用スプレーは細かい霧が作れる

手順

型どおりにEKG、パルスオキシメータ等のモニターを装着したのち、喉頭鏡を用いて舌をよけて咽頭を局麻薬スプレーなどで局麻する。吸入用スプレーを用いると細かい霧が作れるので、それを用いて喉頭・気管内も局麻しておくと患者の苦痛が少ない上に挿管操作時に視野がバッキング等によりぶれないのでよい。必要なら鎮静薬を使用するが、鎮静しすぎると舌根が落ちてしまい気管支鏡の視野のオリエンテーションがつきにくくなるので、使用は必要最小限とし従命可の状態にしておく。酸素を投与しておく。

経鼻挿管か経口挿管か

慣れないうちは経鼻挿管の方が解剖学的に自然な通路であることから容易であると思われる。しかし経鼻挿管の場合、チューブの内径が経口挿管の場合より小さくなる、鼻腔の局麻・消毒が必要であり時間がかかる上に患者の苦痛も大きい、鼻出血を起こすと視野が悪くなるなどの欠点がある。以上のような特徴を理解したうえで経鼻にするか経口にするかを決定する。

経鼻挿管

鼻腔を綿棒を使用して、止血目的でエピネフリンを塗布し、0.2％ヒビテングルコネートで消毒を行う（図2）。リドカインゼリー3〜5mlを鼻腔内に注入する。口腔内の唾液等はあらかじめ吸引チューブで吸引しておく。

気管内チューブの挿入手順として、あらかじめ気管内チューブを鼻腔に挿入してからファイバーを気管内に挿入する方法と、まずファイバーのみを気管内に挿入したのちに気管内チューブを鼻腔

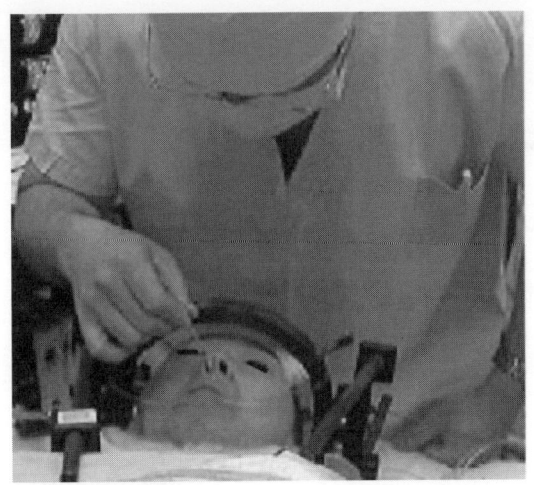

図2 綿棒で鼻腔にエピネフリンを塗布し消毒する

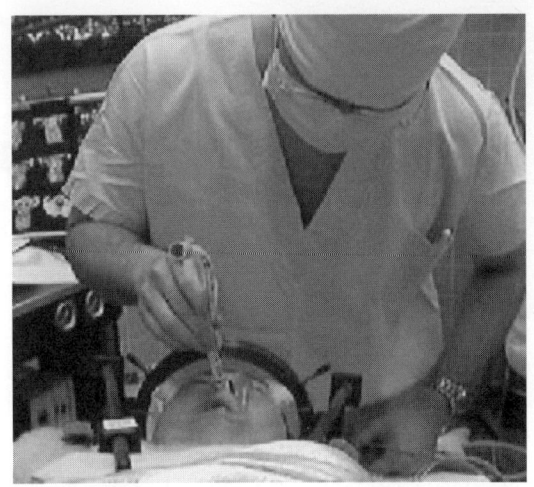

図3 経鼻挿管であらかじめチューブを挿入しておく方法

から気管内に挿入する方法の二通りがある。

　あらかじめ気管内チューブを鼻腔に挿入する方法は，まず鼻腔から気管内チューブを，チューブの遠位端から呼気を強く感じることのできるところまで，挿入し（図3），次にファイバーをこのチューブを通し，声門を探す。この方法の利点は呼気を強く感じるところまでうまくチューブをもっていければ，ファイバーを通した時にはほとんどの症例で喉頭がすでに見えることであるが，欠点はチューブを鼻腔に通す時に出血させると出血により視野が悪くなることである。

　ファイバーのみを気管内に挿入したのちに気管内チューブを鼻腔から気管内に挿入する方法は，あらかじめ気管内チューブをファイバーいっぱいに通しチューブの遠位端をファイバー上端にテープで固定しておき，次にファイバーのみを鼻腔から通し，声門を探す。この方法の利点はファイバーを鼻腔に挿入した段階での出血による視野の悪化が少ないことであるが，一方，ファイバーが気管内に入った後チューブを挿入する段階でチューブが鼻腔をなかなか通過しないことがある。

　声門を探す時に舌根が落ちていると，これに邪魔されてオリエンテーションが全くつかないことがある。そのような時は，患者に意識があれば「あー」とか「えー」とか発語させると落ちていた舌根があがるのと，喉頭が動いて視野の中に入ってくることがあるので探しやすい。鎮静が効きすぎて意識があまりないような場合は介助者が患者の下顎挙上を行うと落ちていた舌根が上がり喉頭が見えるようになることがある。

　喉頭が見えたら，できればファイバーの吸引孔を使用して4％リドカインで喉頭と気管内を局麻する。咳や嚥下運動などで喉頭が視野から外れることがあるがしばらく待っていればまた見えるようになる。呼吸の動きに合わせてファイバーを声門を通過させ，気管軟骨を確認し気管分岐部手前までファイバーを進める。気管チューブを進め，チューブ先端が視野に入ったら片側挿管になっていないかどうかを確認しつつファイバーを抜去し，チアミラル等で入眠させる。チューブを進める際に喉頭の入り口でつかえることがあるが，チューブをひねることによりチューブのベベルの向きが変わってうまく入る。

経口挿管

　患者にファイバー用のバイトブロックをかませ，チューブはファイバー上端にテープでとめておく。ファイバーで喉頭を探し以後は経鼻挿管のときと同様の挿管操作を行う。チューブの角度が経鼻の時ほど自然でないためチューブを進める時に喉頭入り口でつかえることが多いがチューブをひねることにより通過させることができる。うまく行えば鼻腔の消毒等が不要なため短時間で行えるし鼻腔をチューブが通らないので挿管時の患者の不快感も少ない。

How to

気管内チューブの挿入・留置
気管支鏡を用いて

小山市民病院麻酔科：(現)北村山公立病院麻酔科　篁　武郎

挿管困難症は，麻酔導入時をはじめとする気管内挿管時にもっとも懸念される合併症と言えよう。ゆえに麻酔科医はその可能性を常に念頭に置いておかなければならない。気管支ファイバースコープは，挿管困難症合併患者への気管内挿管時に極めて有効な機器であり，手術室には不可欠であることはいまや周知である。しかし，その手技は熟練を要するものでありながら，挿管困難症は一般的には決して多い症例でないので，習得する機会は少ない。ここでは，気管支ファイバスコープを用いた気管内挿管に関して，その手順，諸注意点，心構えなどについて，筆者の経験をふまえて述べる。

挿管困難の背景

挿管困難の背景としては患者側の問題以外に，麻酔医の手技による部分も小さくない。もし麻酔前評価で挿管困難の背景がない患者において，筋弛緩薬投与後に挿管困難に直面した場合，まず枕，喉頭鏡，挿管チューブの取り扱いの基本を再検討してみると状況が好転する場合がしばしばある。枕の位置や高さを調節して気管軸と咽頭軸をより近づける。喉頭鏡で舌を十分に圧排し，しっかりと下顎を上前方に引き上げて口腔軸を他の二軸に合わせる。挿管チューブは真ん中を持たずに口側の先端を持つことにより，そのカーブをより口腔－咽頭－気管の経路に合わせやすくする。これらの基本事項を確認しながら再度喉頭展開を試みる。なお，盲目的挿管を繰り返すことは周辺組織の浮腫，過剰分泌，出血の原因となり，挿管困難の状況を増悪させるので避ける。日頃から気管内挿管の際に，介助者に補助的に喉頭部を圧迫してもらうような習慣は，喉頭展開手技の上達の妨げになるであろう。

挿管前の準備

挿管前の評価で挿管困難が予想された場合は，複数の挿管方法を検討しておく。例えば，まずブラード型喉頭鏡™を用いて，次に気管支ファイバーを，それでも挿管できないならば逆行性挿管を，最後は気管切開する，というように，次の手段，その次の手段をイメージングしておくことが大切である。過剰な準備は決して無駄にはならない。頸部，肺の腫瘍，脊椎変形，気管切開の既往などがある場合は，挿管直前に気管の狭窄，変形の有無，頸椎の状態などを胸部X線写真で再確認する。また普段から，術前評価で挿管困難を疑う要因が特にない場合でも，筋弛緩薬投与後の予期せぬ喉頭展開困難に備えて，挿管直前に患者に大きく口を開けてもらい，開口の状態，下顎のサイズ，歯牙の安定性などを観察し，また鼻腔の状態を把握し，さらに禁忌でなければ導入前に100％酸素で患者に十分な深呼吸をしてもらうなどの癖をつけておくとよい。

挿管チューブ

スパイラルチューブは形状の自由度が高く有効である。ただし肉厚なので外径が大きくなることに留意する。サイズは，経鼻挿管では通常の経口挿管の場合よりも2，3ランク細いものを用いる。経口挿管の場合でも1サイズ小さいものを選び，より確実な挿管に備える。挿管チューブ内を気管支ファイバースコープがスムーズに通過することを挿管前に確認しておく。

経鼻か経口か

　手技面からみると，経鼻挿管の方が鼻腔に挿管チューブを固定でき，気管支ファイバースコープの操作がより容易である。一方，鼻腔粘膜や後咽頭の損傷による出血を来しやすく，経口挿管よりも挿管チューブの内径が鼻腔の狭窄や変形により挿管チューブのサイズが制限されるという欠点もある。いずれにしても挿管前に両側鼻腔の狭窄，変形，手術既往や，血液凝固障害，出血傾向の有無などを調べておく。

挿管

　気管支ファイバースコープによる気管内挿管は熟達した麻酔医でも時間を要する可能性があるので，意識下で行う。意識下挿管は患者にとって相当な苦痛となるので，挿管前に患者に意識下挿管の必要性や手順をよく説明して，同意，協力を求めることが大切である。また患者の状態をモニタリングしたり，挿管の介助などなにかと人手がいるので，スタッフを集めておく。

　経鼻挿管の場合，まず挿管側の鼻腔にリドカインスプレーを噴霧した後，エピネフリン添加4%リドカイン綿棒を静かに挿入し，表面麻酔と出血防止のための血管の収縮化を施しながら鼻腔を清浄化する。次に挿管予定サイズより2，3サイズ細いサイズの挿管チューブもしくは経鼻エアウェイから順に，1サイズづつ太いものを鼻腔より先端が咽頭部に達するまで挿入し，鼻腔の疎通性を確認する。咽頭部に達すると抵抗が軽くなるのでわかる。挿管するべきチューブを咽頭部気管支ファイバースコープを挿管チューブの内腔に通し，先端を操作しながら声門を探す。声門を確認できれば，側孔から2%リドカイン2mlを注入して声門部の表面麻酔をする。気管支ファイバーの先端を気管内に進め，次に気管内に入った気管支ファイバーをガイドにして挿管チューブを気管内に進める。気管分岐部を参考に挿管チューブを適切な位置に留置したのを確認したら，カフに空気を入れると同時に，必要に応じて静脈麻酔薬により入眠させ，気管支ファイバーを抜去する。解剖学的な見当がつかない状況下などでの粗雑な操作は，出血や声帯浮腫，気管喉頭痙攣の原因となる。

　経口挿管の場合は，挿管チューブが通過しうるバイトブロックや，チューブ状の経口エアウェイの背面を切り取り，気管支ファイバースコープが逃げられるように改造したものなどをガイドに用いて気管支ファイバースコープの先端を声門部まで誘導し，以降は経鼻挿管で述べた手順で挿管する。

　挿管中の体動や上気道反射があまりにも強い場合は，フェンタネストやドロペリドールなどを適宜投与することもあるが，過剰な鎮静，自発呼吸停止には十分に注意する。また，意識下挿管中は高血圧や，自律神経反射による徐脈を来しやすいので，降圧剤やアトロピンなどをあらかじめ用意しておく。

　麻酔導入後に遭遇する挿管困難の場合は，100%酸素でのマスク換気と気管支ファイバー操作との繰り返しになる。挿管に難渋する際，ラリンゲルマスク™での気道確保は有効な手段である。最近では内腔に挿管チューブを通すことができるラリンゲルマスク（LMA-Fastrach™）もある。

抜管

　抜管後の気管内再挿管は口腔咽頭部の浮腫や分泌物などで最初の気管内挿管以上に困難な可能性が高い。再挿管に必要な器材を準備し，100%酸素で十分に換気した後，覚醒，呼吸，咳嗽反射をよく確認して抜管する。

最後に

　麻酔とは，疾患治療のために患者の状態をあえて危険な状態にシフトさせ，しかるべきのちに再び麻酔前の状態に回復させなければならない行為であろう。であるならば，挿管をはじめとする麻酔業務全般に携わる際は，「……だろう」的な楽観姿勢ではなく，常に「……かもしれない」的な姿勢で臨むべきある。挿管困難に関しても，麻酔前の入念なる診断，予期せぬ事態も十分に考慮した準備が状況を左右するであろう。そしてなによりも，日頃から気管内挿管の基本的な手技に忠実でいることが麻酔科医に求められるものと考える。

How to

左右別気管支チューブの挿入・留置

福岡大学医学部麻酔科学教室　安元正信

麻酔中の分離肺換気に使用されるチューブの種類は左右肺を別々に換気できるダブルルーメン気管支チューブ（Mallinckrodt社製Broncho-cath™やSIMS Portex社製Blue line endobronchial tubeなど，以下DLT）や手術側肺を虚脱させるための気管支ブロッカー付き気管内チューブ（ユニベント・チューブ®）がある。それぞれ利点・欠点があるが，本稿では私たちの施設で行っているDLTを用いた方法について述べる。

1. 右用DLTと左用DLTはどういう症例に使用するか？

DLTには右用と左用が用意されていて，左用DLTを右用として転用することはできない。私たちは手術側肺の左右にかかわらず留置の安全域が広い左用DLT[1]をほとんどの場合用いている。右用DLTは，左主気管支内に腫瘍が浸潤していたり，または狭窄のため左用DLTが挿入不能な症例にのみ用いている。

2. チューブサイズの選択は？

術前の胸部X線写真を参考に，成人女性は35Fr〜37Fr，成人男性は37Fr〜39Frを中心に使用している。気管，気管支の太さに対して極端に細いチューブの使用は一見安全そうに思えるが，深く挿入されやすいことで，上葉気管支を閉塞する危険性があり，術中の無気肺や低酸素血症の原因となる。また，分離肺換気を達成するため気管支カフ（以下ブルーカフ）に注入する空気の量が多くなり気管支裂傷[2]の危険性も増すため適切なサイズを選択する。

3. 安全なDLTの挿入方法

左用DLT：喉頭展開後，DLT先端のブルーカフが声帯を通過した時点でスタイレットを抜去し，DLTの先端が左主気管支の方向へ向くように反時計回りにやや回転させる。次にDLTの気管支ルーメン（左ルーメン）に外径3.5mmの気管支ファイバースコープ（以下BFS）を挿入し，BFSをガイドとしてDLTを気管内へとゆっくり進める。このときBFSを気管支ルーメンに入れる前に，DLTを深く挿管しすぎると気管分岐部を通りすぎてしまい，BFSでのオリエンテーションがつかなくなることがあるので，なるべく浅く挿管して確実に気管分岐部を確認することが重要である。左右の気管支の確認は気管膜様部が背面にあることで行える（図1）。気管分岐部と左右の気管支を確認した後に，BFSをガイドにしてチューブ先端を左主気管支に挿入する。挿入後に上葉気管支が閉塞されていないことを確認する。

次にBFSを気管ルーメン（右ルーメン）へ挿入し，ブルーカフ近位端が気管分岐部直下に位置するよう[1]にチューブの深さを調節する（図2）。

右用DLT：左用の場合とほぼ同じであるが，留置後に右上葉入口部がDLTの右上葉換気孔に開口していること（図3）をBFSで確認する必要がある。

4. ブルーカフのシールチェック

DLTを適正位置に留置後は気管カフとブルーカフに空気を注入し，air bubble method[3]により気管支とカフのシールをチェックする（図4）。ブルーカフに入れる空気の量は通常2ml以下[3,4]で片肺換気が可能である。カフに3ml以上の空気を注入する必要がある場合は，DLTのサイズが

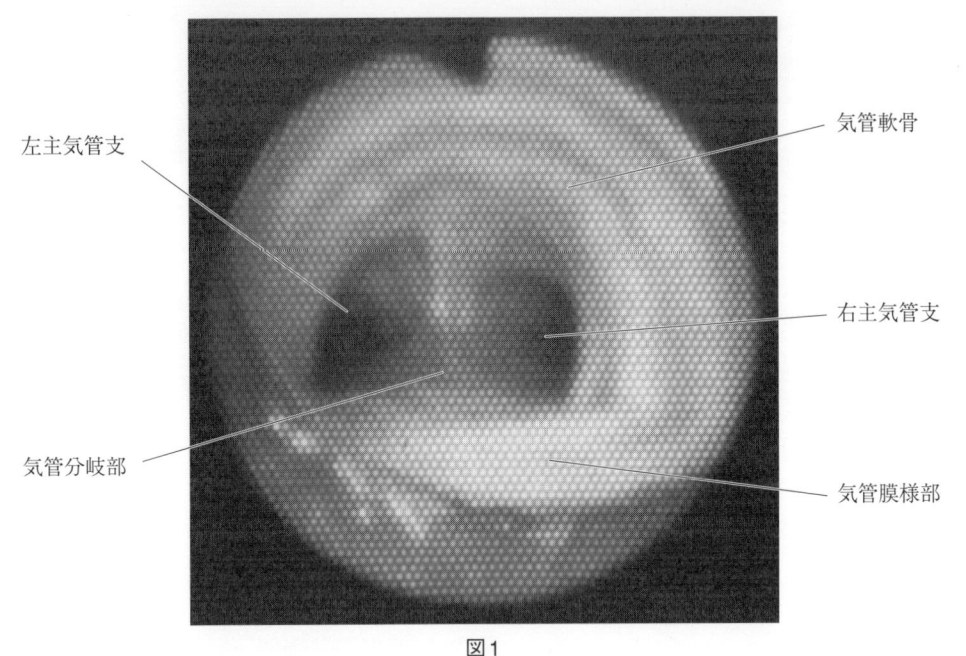

図1
最初に気管支ルーメン側から気管支ファイバースコープを挿入し，気管分岐部を確認する。膜様部（背面）と気管軟骨（前面）を確認することで左右の気管支を同定する。

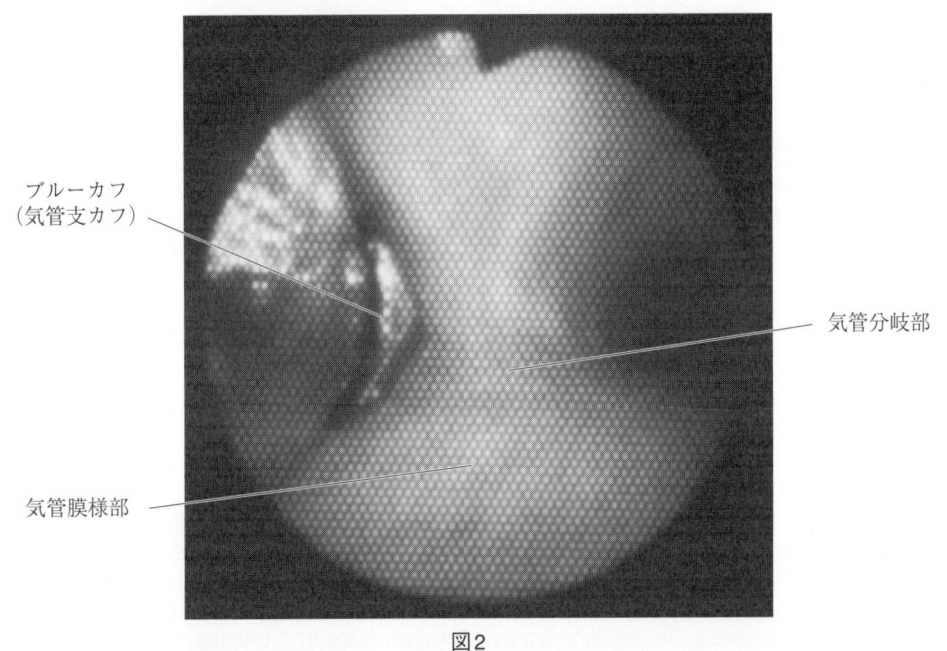

（左主気管支／気管軟骨／右主気管支／気管分岐部／気管膜様部）

図2
気管支カフ近位端が気管支分岐部直下に位置するように気管支ファイバースコープで深さを調節する。

（ブルーカフ（気管支カフ）／気管分岐部／気管膜様部）

細すぎるか，DLT留置位置が浅すぎてブルーカフが気管側へ逸脱していることが考えられ，再度BFSでDLTの位置を確認する必要がある。

5. 体位変換によるチューブの移動

仰臥位で手術が行われる場合は問題ないが，側臥位で手術が行われることが多く，体位変換による頸部の前屈や後屈によりチューブの位置が移動

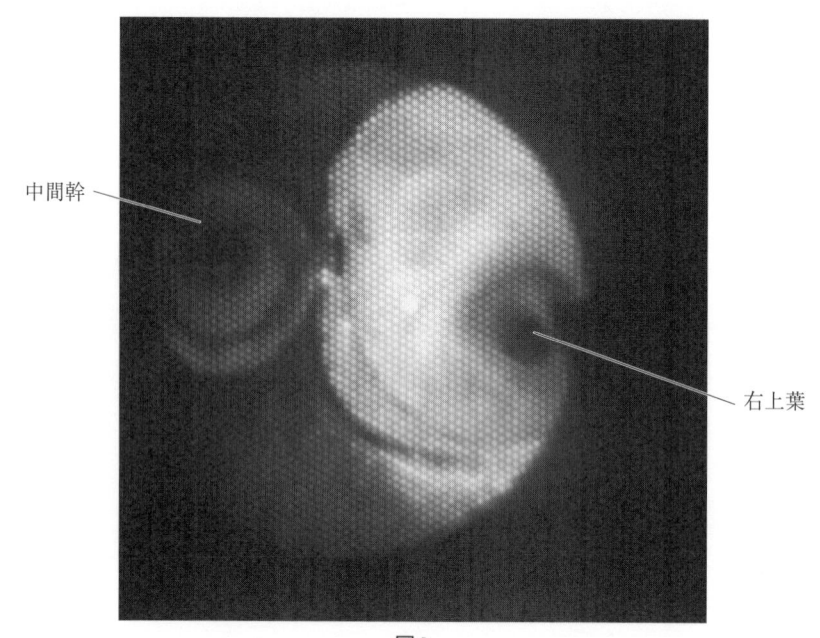

図3
右用DLTが適正位置にある場合は右上葉換気口が上葉に開口している。

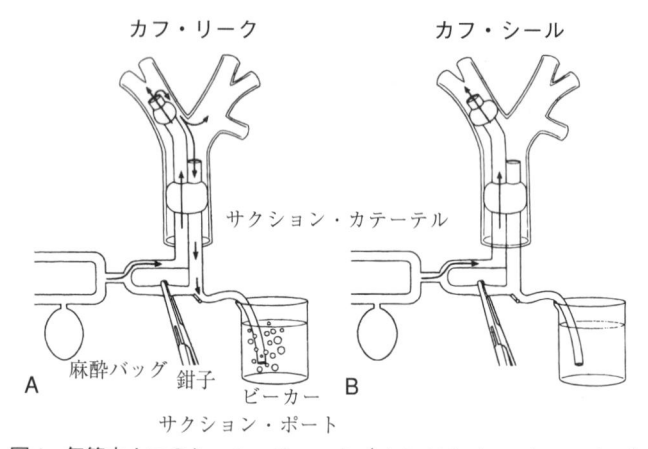

図4 気管支カフのシール・チェック（air bubble detecting method）
気管ルーメン側を鉗子でクランプして，DLT付属のサクション・カテーテルをサクション・ポートから気管ルーメンに入れる。次に麻酔バッグにより陽圧（20～30cmH₂O）をかける。気管支カフと左主気管支のシールが不十分であればビーカー内に空気の泡が生じる（A）。気管支カフと気管支のシールが十分であればビーカー内に気泡は認められない（B）。ビーカー内に気泡が認められない最小限の空気で気管支カフを膨らませる。
（Hannallah MS, et al：Comparison of three techniques to inflate the bronchial cuff of left polyvinylchloride double-lumen tubes. Anesth Analg 77：990, 1993 より引用）

する⁵⁾。最終的なチューブの固定は，体位変換後にBFSで適正な位置にあることを確認後に行う。体位変換時は，患側肺から分泌物や血液が健側肺へ流れ込む危険がある場合を除き，気管支粘膜へかかる圧をなるべく少なくするためにブルーカフは脱気しておき，体位変換後に再度片肺換気を達成できる最小量の空気でカフを膨らませる。術中，亜酸化窒素ガス（笑気）を併用する場合は，カフ圧をモニターし，カフ圧の上昇に注意する。
片肺換気の必要がなくなった時点でブルーカフ

の空気は脱気しておく。

6. 気管支ファイバースコープを使おう！

私たちはDLT挿入時に気管支ファイバースコープをルーチンで使用している。その理由は聴診だけでDLTを留置するよりも安全，確実で，短時間で適正位置に留置[6]できることである。また，術中にDLTの位置が移動しても，簡単に適正な位置に修正できるからである。

7. 最後に

DLTは慣れないうちは扱いが煩雑に感じられるが，BFSを用いて丁寧な挿管操作を心がければ，合併症も少なく安全確実な分離肺換気が可能である。

校を終えるにあたり福岡大学医学部麻酔科学教室比嘉和夫教授の御校閲に深謝致します。

[文 献]

1) Benumof JL, et al：Margin of safety in positioning modern double-lumen endotracheal tubes. Anesthesiology 67：729, 1987
2) Burton NA, et al：Rupture of the left main-stem bronchus with a polyvinylchloride double-lumen tube. Chest83：928, 1983
3) Hannallah MS, et al：Comparison of three techniques to inflate the bronchial cuff of left polyvinylchloride double-lumen tubes. Anesth Analg 77：990, 1993
4) Brodsky JB, et al：Bronchial cuff pressures of double-lumen tubes. Anesth Analg 69：608, 1989
5) Saito S, et al：Alteration of double-lumen endobronchial tube position by flexion and extention of the neck. Anesthesiology 62：696, 1985
6) Cheong KF, et al：Placement of left-sided double-lumen endobronchial tubes：comparison of clinical and fibreoptic-guided placement. Br J Anaesth 82：920, 1999

How to 左右別気管支チューブの挿入・留置

聖路加国際病院麻酔科　大和田哲郎

準備

　右気管支用チューブは右上葉支口をあわせて留置するのが難しいことと，あえて右気管支用を使う必要性がほとんどないので，当院では分離肺換気はすべて左気管支用チューブを使用している。チューブのサイズに関しては男性では39Fr，女性では37Frを選択しているが，若年の女性や小柄な女性では35Frを選択している。tracheal cuffとbronchial cuffのリークがないことを確認した後，キシロカインゼリーを特にカフのところに塗布しておくとよい。

　位置の確認方法として当院では外径3mmの気管支ファイバースコープを使用しているが，外径4mmまでのファイバースコープは簡単に挿入できると思われる。

挿管の手順

　喉頭鏡で喉頭展開をした後，右口角の方からチューブを挿入していく（図1）。もし，この時にチューブが歯にあたってうまく声帯を越えないときは，チューブの先端から15cmあたりのカーブの弯曲を強くするとよい。tracheal cuffが上の前歯にあたってこすれると，カフが破れることがあるので注意する。

　チューブの先端が声帯を越えたらスタイレットを抜き，チューブをほぼ90度回転させて先端が左側を向くような位置にしてそのまま挿入していく（図2）。

位置の確認

（1）　まず，tracheal cuffを膨らませ，バッグで用手換気を行い，気管内に挿管でされていることを確認する。この時にはチューブが深く入りすぎていない限り，両肺換気になっているはずである。

（2）　tracheal tubeの連結部をペアンでクランプして用手換気を行いながら，tracheal lumenにファイバースコープを挿入する。気管分岐部で

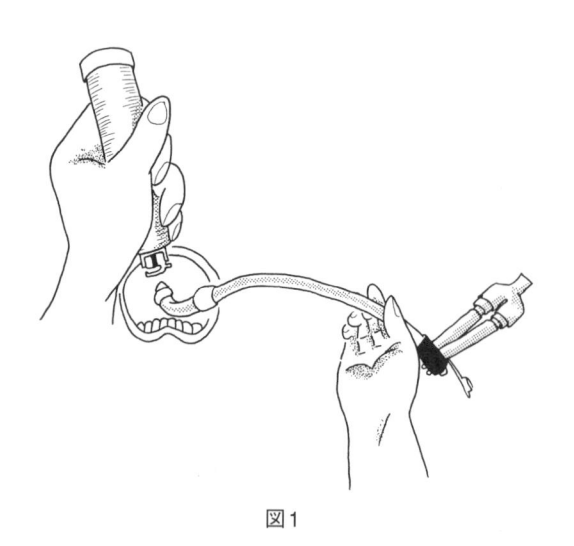

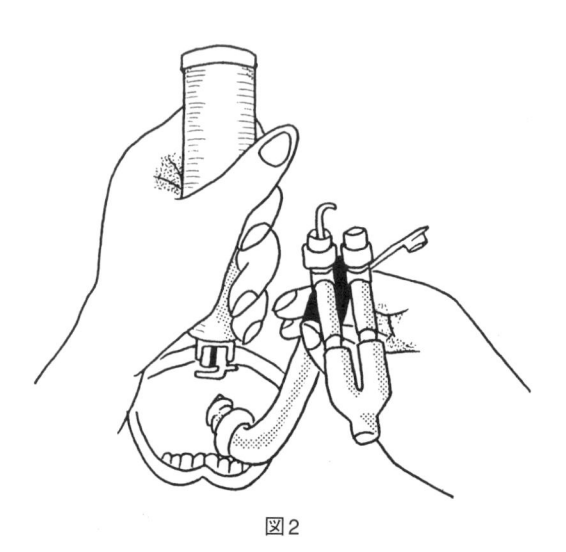

図1

図2

図3

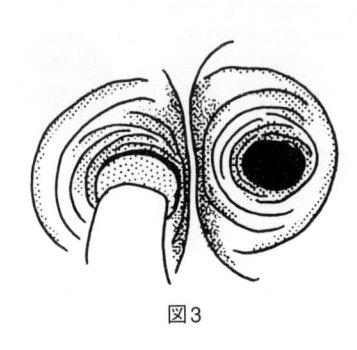

bronchial tubeの右側に右気管支の入口部が確認できればbronchial tubeが左気管支に挿入されている（図3）。確認できれば(5)に進む。

(3) もし，bronchial tubeの右側に右気管支の入口部が見えない場合bronchial tubeが右気管支に挿入されているのでファイバースコープを抜き，ペアンをbronchial tubeの連結部にかけ直して，bronchial lumenにファイバースコープを挿入しtracheal cuffの空気を抜いて気管分岐部が確認できるところまでチューブを引き抜く。（右口角で20〜22cmのところまで引き抜けば，チューブの先端はまず，気管内にある。）

(4) ファイバースコープだけを左の気管支に挿入し，これをガイドにしてチューブを進める。これにより，bronchial tubeを左気管支に挿入することができる。換気が不完全であれば，tracheal cuffを膨らませて十分換気する。その後，(2)の操作を繰り返す。

(5) bronchial cuffを膨らませてみて（通常2〜3mlで，カフのパイロットバルーンが耳たぶ程度のかたさになるように空気を入れる）青く見えるbronchial cuffの手前の部分が気管分岐部を過ぎてぎりぎり確認できる深さになるようにチューブの位置を調整する（図3）。なお，チューブの位置を変えるときは，2つのカフの空気はどちらも抜いてから行う。

(6) 左右の連結部をそれぞれ別々にクランプして，聴診で左右それぞれ片肺換気であることを確認する。また，カフの空気を漏れのない，最少の量となるように調節する。このとき，うまくいかなければ，チューブが深く入りすぎており，気管分岐部と思われたところは第2分岐部であり（通常右の主気管支の分岐部であることが多い），(3)からやり直す。

(7) もし，チューブの位置に自信がもてない場合，胸部のX線写真を撮って確認するとよい。

(8) bronchial cuffの空気を抜いて，体位変換を行う。再び(5)の操作を行う。通常，側臥位にするとチューブは少し浅めになっていることが多い。

挿管困難の場合

(1) まず，普通の気管内チューブを挿管することを考える。

(2) 当院ではASA（American Society of Anesthesiologist）のdifficult airway algorithm[1]に沿って行い，最終手段はラリンゲルマスクファーストラック™を使用する。なお，ラリンゲルマスクを通して気管内チューブを挿管する時に，細い（当院では外径3mm）ファイバースコープをガイドにして気管を確認しながら挿管するとまず，成功する。

(3) 通常の気管内チューブが無事挿管できたら次にPortex Tracheal Tube Guide™の15Ch，70cmを気管内チューブの中に通し，それをガイドにしてダブルルーメンチューブに入れ替える。この時Tube Guideにはよくキシロカインゼリーを塗って滑りをよくしておき，ペアンを使って支持するとよい。なお，Tube Guideは，けっこうかたいので気管内チューブを挿管する時に，一緒に押しこまないように気をつける。あとは上述の「位置の確認」を行えばよい。

[文献]
1) Benumof JL：Laryngeal mask airway and the ASA difficult airway algorithm. Anesthesiology 84：686, 1996

How to

気管穿刺・切開法

日本医科大学付属病院耳鼻咽喉科・頭頸部外科　中溝宗永

はじめに

気管切開法には気管に至るルートと甲状腺峡部との位置関係から上，中，下の3つのアプローチ法がある。ここでは術中の操作がより簡単で，抜去困難症も来しにくい下気管切開について述べる。

手技の実際

まず肩枕を入れて頸部を伸展し，正中部を触診して輪状軟骨下端を把握する。そこから尾側2～3cmの間に甲状腺狭部があるので，その下端を目安に皮膚切開を行う（図1）。切開はここから胸骨上窩までの間ならどこでもよいが，気管が浅層にあるより頭側での手術操作が容易である。男性では喉頭が低位にあることと，肥満体型の患者では気管が深部にあることを考慮する。胸部X線写真があれば気管の偏位もつかめるので望ましい。

初級者では皮膚切開は縦の方がやさしいが，慣れてくれば縦横いずれでもよく，必要に応じて選択する。10番ないし15番のメスで一気に胸骨舌骨筋の前面の筋膜に至る。皮膚の出血はこの段階で止める。

次に前頸筋（胸骨舌骨筋と胸骨甲状筋）の正中部の筋膜からなる白線（linea alba）を確実に見極める。気管切開はこの白線の確認が重要なポイントである。メスや剪刀で前頸筋々膜のみを薄く剥ぐと，筋実質と白線の区別がつきやすい。前頸静脈が白線上を走る症例では，これを外側によけるか結紮・切離する。剥離剪刀で白線を縦に切離し，そのきっかけに剪刀の先端を挿入する。剪刀の股を開く要領で白線をスリット状に上下に大き

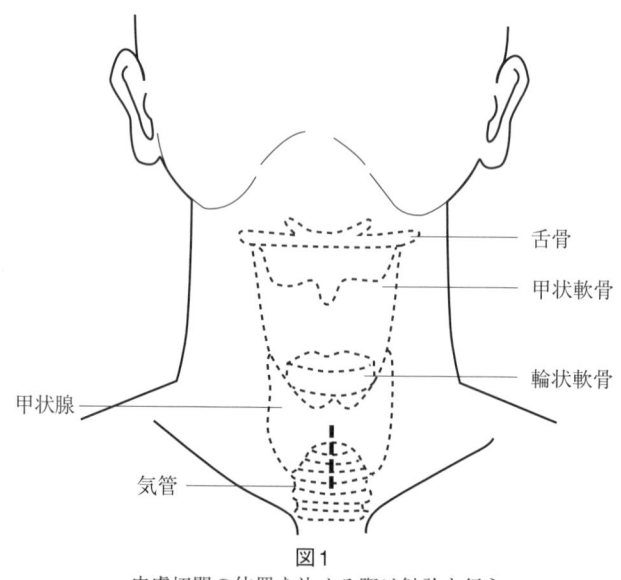

図1
皮膚切開の位置を決める際は触診を行う。
図は縦切開の場合である。

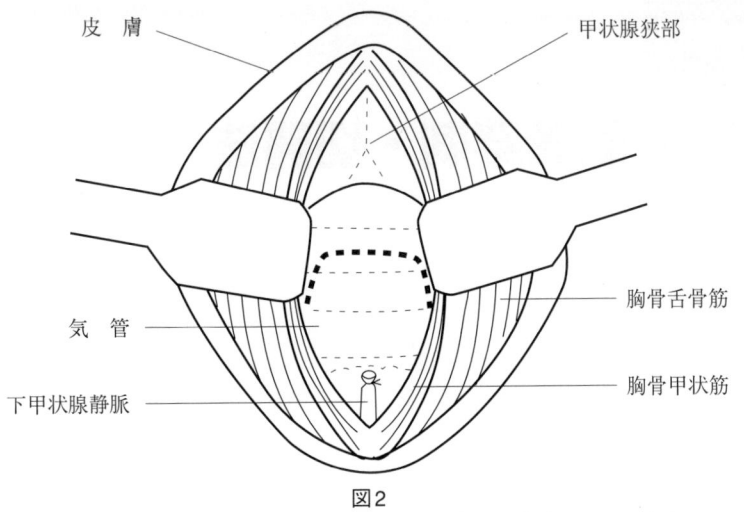

図2
前頸筋と気管前部の脂肪組織を正中で左右に開排する。このとき甲状腺下極を頭側に引くように，鉤をかける。破線は逆U字の気管開窓法。

く開き，鉤を左右の前頸筋にかけ開排する。この操作で甲状腺峡部あるいは気管前部の脂肪組織が見えてくる。1回で不十分な場合は同様の操作を2～3回繰り返す。脂肪組織が出たら適宜触診を行い，気管を確認する。時に腕頭動脈高位の症例があるので要注意である。

気管前脂肪組織を剝離剪刀で切離し，前頸筋の時と同じ要領で脂肪組織を上下に開き，そこに鉤をかけ直し，前頸筋とともに開排する。この際甲状腺が低位にある症例では，甲状腺下極を鉤で頭側に引き上げる方向にも鉤を引くと，気管前壁がよく見えてくる。特に男性では喉頭と甲状腺が低位にあるので，この操作によりルートが深くならずに済む。剝離子で甲状腺峡部と気管の間を軽く剝離すると，さらに操作がしやすい。脂肪組織中の下甲状腺静脈が正中を走る場合は，これを外側によけるか結紮・切離する。気管が深部に存在する症例ではこの結紮は難しく，またこの血管を損傷すると結紮に手間取ることが多いので，気管前部脂肪組織に進入する時は，下甲状腺静脈の走行には十分注意する必要がある。鉤が深くなって反

回神経を圧迫し，麻痺を生じさせないようにも注意する。

局所麻酔の場合は，4％キシロカインを23G程度の針で気管内に2～3ml注入し，のちの咳嗽反射を低減させる。

気管の開窓は先鋭な11番のメスがよい。逆U字に気管を開窓して気管弁の先端を胸骨上窩の皮下組織に縫合するか，気管軟骨を1Ring，1/4周程切除する（図2）。気管内に流入した血液や喀痰を吸引し，あらかじめ患者の気管径に応じて用意した気管カニューレや挿管チューブを挿入する。

気管内に挿管したら，もう一度止血を確認する。切開した皮膚を1～2針閉じる場合もあるが，強く縫合しすぎると皮下気腫になりやすいので，多少開いている方が無難である。

終わりに

下気管切開のポイントを列挙しておく。①白線を確認する。②下甲状腺静脈を傷つけない。③甲状腺下極をやや頭側に引き上げる。

How to

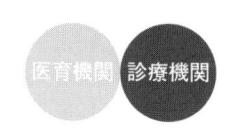

気管穿刺・切開法

北村山公立病院麻酔科　小林正雄

　気管切開の第一の目的は，確実な気道確保であり麻酔科領域においては手術室，救急室，集中治療室での処置となるが従来の外科的気管切開より経皮的気管切開・輪状甲状間膜穿刺を行うことが多いためこれについて述べる。

気管切開の適応

（1）上気道閉塞，喉頭機能不全，外傷，熱傷，異物，先天的異常，感染症，腫瘍，術後気道閉塞，閉塞性睡眠呼吸障害
（2）気道内分泌物吸引
（3）長期間の人工呼吸のため

経皮的気管切開（percutaneous tracheostomy）

特徴：手技が比較的簡単，侵襲が少なく所要時間も短いため，感染や合併症が少ない。
種類：
①ガイドワイヤーの通る拡張鉗子で気管口を作る方法（Griggs法）[1]
②ダイレーターで順次気管口を拡張する方法（Ciaglia法）[2]

方法（Griggs法）PORTEX Percutaneous Tracheostomy Kit®

①患者の頸部を伸展させ，消毒する。
②気管内チューブが挿管されている場合はカフが声門の直上となるまで引き抜いておく。
③第1・2，または第2・3気管軟骨輪間の切開部位に局麻し1.5cm程度横切開を加え，皮下組織を剥離する。
④シリンジをつけた14G静脈留置針で穿刺し，吸引しながらエアーが引けるまで進め留置カニューレを気管内に確実に留置する。
⑤ガイドワイヤーを挿入し，留置カニューレを抜き取る。
⑥ガイドワイヤーを介しプラスチックダイレーターで気管壁を拡げる。
⑦ガイドワイヤーの通る特殊な鉗子で気管手前の皮下組織および気管壁の拡張を行う（図）。
⑧鉗子をぬき，ガイドワイヤー対応気管切開チューブ（内径7，8，9mmの3種類）を挿入しガイドワイヤーとオブチュレーターをぬき固定する。

実際のポイント

①処置中の気道確保に注意を払う。
②解剖を熟知する－Jacksonの安全三角（胸骨上窩と胸鎖乳突筋の内縁により囲まれた三角），指で位置をよく確認する。
③十分に皮下組織も剥離した方が穿刺しやすい（静脈，甲状腺に注意）。
④ガイドワイヤーの屈曲に注意して無理に鉗子やチューブを押し進めない。

禁忌：小児，出血傾向，甲状腺肥大，解剖学的異常，感染，腫瘍，外傷
合併症：出血（甲状腺狭部を穿刺するが出血はあまり問題とならない），感染，部分狭窄

輪状甲状間膜穿刺・切開術（cricothyroidotomy）

適応：開口障害，顔面外傷・熱傷，緊急で気管内挿管ができない時，頸部損傷，食道癌根治術後等の喀痰排出困難例，高頻度陽圧換気
合併症：声門下狭窄，発声障害を起こしやすい
方法：甲状軟骨と輪状軟骨との間の輪状甲状間膜を輪状軟骨直上で穿刺，切開する。皮膚面から

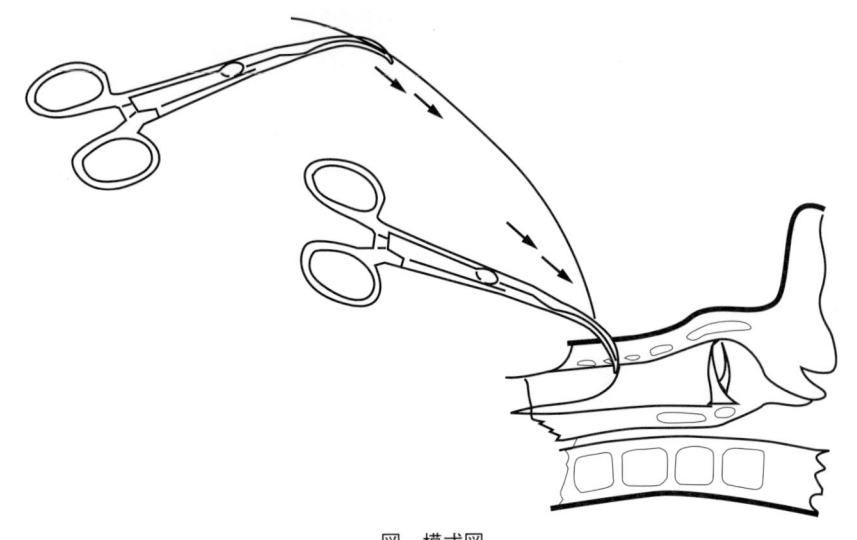

図　模式図
ガイドワイヤー用拡張鉗子をガイドワイヤーに通して挿入し気管壁を拡張する。

PORTEX社より

は数mmで気管に達し，後壁には輪状軟骨があるため食道までは達しにくい。前頸静脈に注意する。

　ポイント：頸部をよく伸展させ顔を正面に向け，輪状軟骨と甲状軟骨の間のへこみを確認する

　種類：トラヘルパー®

　ミニトラックⅡ®：セルジンガー法によるMelkerの緊急気管切開チューブ

　上記のキットがない場合，緊急気道確保として18Gか16G針数本で穿刺する（自発呼吸がある場合）か，エラスター針を留置後，15mmコネクタ（挿管チューブ内径3mm用）で接続すれば，補助呼吸も可能となる。しかし，一時的な気道確保であり，合併症予防の面からも早急に気管切開術を行う必要がある。

　以上2つの方法は気道確保の1方法として迅速に行えるようにしておく必要がある。

[文　献]
1) Griggs WM, et al：A simple percutaneous tracheostomy technique. Surg Gynecol Obstet 170：543, 1990
2) Ciaglia P, et al：Elective percutaneous dilatational tracheostomy：a new simple bedside procedure, Preliminary report. Chest 87：715, 1985
3) Caldicott LD, et al：An evaluation of a new percutaneous tracheostomy kit. Anaesthesia 50：49, 1995

4

心臓 編

How to

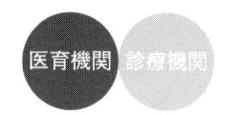

心機図

日本医科大学付属千葉北総病院麻酔科　輪嶋善一郎

はじめに

心機図（mechanocardiogram：MCG）は，心臓の機械的現象を胸壁や頸部を介して記録した図で，その種類は主として以下に述べる頸動脈波（carotid pulse wave：CPW，carotid pulse tracing：CPT），心尖拍動図（apexcardiogram：ACG，APC），頸静脈波（jugular pulse wave：JPW，jugular venous pulse：JVP）で，それらを心電図や心音図などと同時記録され，臨床において，定性的または半定量的評価がなされる（図1）。心機図法は，観血的方法に比べ，定量的評価には不十分ではあるが，非観血的方法として，患者への侵襲が少なく，危険や苦痛を与えず，反復施行できるという利点がある。しかしながら，現在では心エコーにより診断が可能であるため，滅多に行われなくなった。しかし，疾患をよく理解するうえでは，また，教育上という点において，いまだ存在意義はあり得る。

頸動脈波，心尖拍動図，頸静脈波の意義

1．心機図からなにがわかるか

①異常心音や心雑音の同定ならびに鑑別ができる，②波形の特徴から諸種心疾患の診断ができる，③虚血性心疾患，高血圧症ならびに心筋症などの心疾患における心機能の評価ができる，④血管の変化の診断。

2．頸動脈波の意義

体外性に記録している頸動脈は頸動脈壁にかかる側圧の変化を見ているものである。その波形は，頸動脈内圧波と近似しており，また，立ち上がり点ならびに切痕などの時間的関係もほぼ一致する。したがって，頸動脈波の解析は動脈硬化症，高血圧症などにおける脈管壁の変化ならびに，左室から大動脈に至る血行路の機械的，血行動態的変化を非観血的に評価することができる。

3．心尖拍動図の意義

心尖部における低周波振動を記録したものである。この振動は，心拍動によって生じるエネルギーの大部分を占めており，左室内圧波とよく類似し，時間的遅れもほとんどないので，心尖拍動図の解析は左心室の機械的現象ならびに血行動態の変化を非観血的に評価することができる。

4．頸静脈波の意義

体外性に記録している頸静脈波は右心房ならびに頸静脈の内圧曲線に極めてよく似ているので，右心系に関する血行動態の変化を評価する簡易な検査法として有用である。

心機図の記録法

1．準備

（1）被験者の上半身を露出させ，まず被験者を仰臥位におく。

被験者には本検査の目的や安易さを説明して不安を除き，落ち着かせたところで視診，触診，聴診を行う。

（2）次いで，心電図および心音図を装着する。心電図は各波形が明確に現れる誘導を選ぶが，通常第Ⅱ誘導を用いる。心音図は，あらかじめ聴診によって得られた所見に応じて記録しようとする部位に心音マイクを設置する。心機能評価時には，通常Ⅰ，Ⅱ音とも測定可能である第3あるいは4肋間胸骨左縁に装着することが多い（図2）。

2．心尖拍動図の記録（図3）

まず被験者を仰臥位にし，心尖部をペンライト

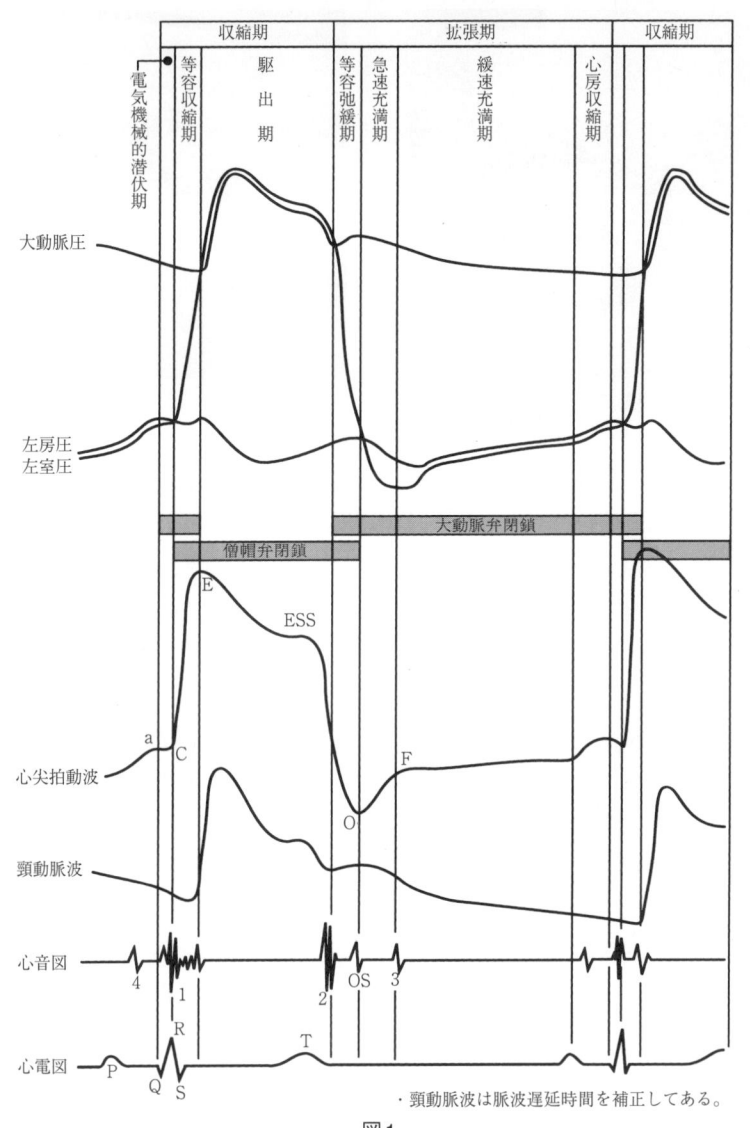

図1
心内圧曲線と心機図との関係，および心周期の区分
(村上映二，ほか：図説心機図学．東京，メディカルエレクトロタイムス，1984 より引用)

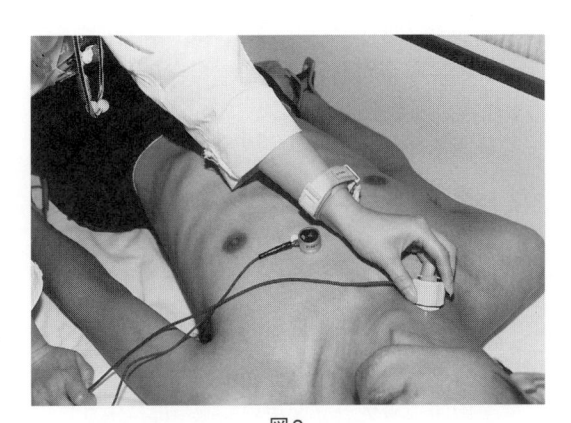

・頸動脈波は脈波遅延時間を補正してある．

図2
頸動脈波，心音図，心電図を記録している場面

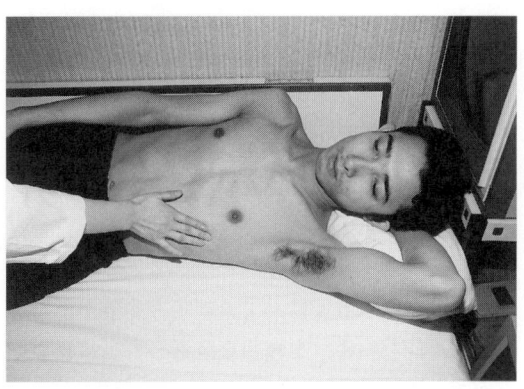

図3 心尖拍動の触診（左側臥位）

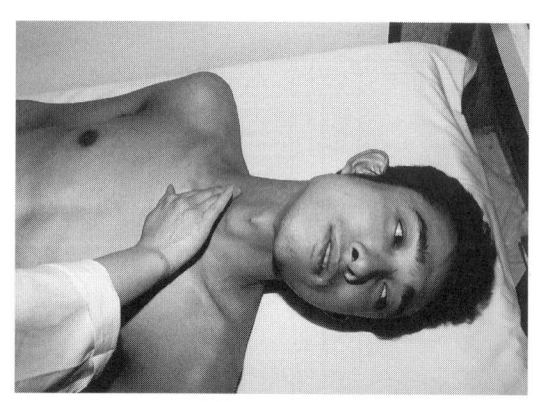

図4　頸動脈拍動の触診

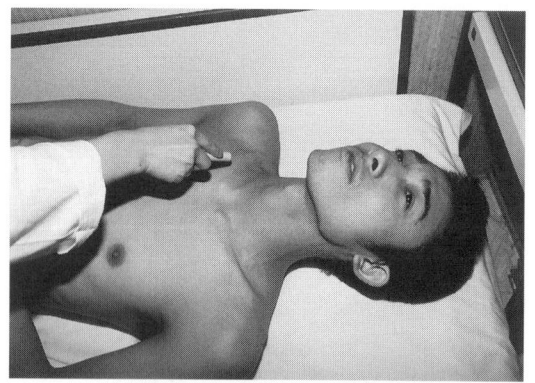

図5　頸静脈拍動の視診
拍動に対して垂直方向からでは拍動が見にくいので，接線方向からペンライトの光を当て，そのシルエットを背部のシーツや白い紙に投影すると観察しやすい。

で接線方向から照らしたり（視診法），手指を用いたりして（触診法），心尖拍動の位置および性状を確認する。ついで左側臥位でも同様の方法で確認する（左側臥位の場合は左上肢を挙上させ肋間を広げた姿勢におく）。また，いずれの呼吸相で最もよく認められるかを調べる。

正常者の心尖拍動は仰臥位で触れることは少なく，特に中年以降では触れにくい。中年以降で仰臥位ではっきりした心尖拍動を触れれば異常と考えてよい。左側臥位にすれば，正常者も含め大多数（90％）で触知できるが，触れない時は，胸郭の変形，肺気腫，肥満，左側胸水など胸郭や胸壁に異常があることが多い。

著明な右室拡大を認める時，心尖部でも右室拍動を触れることがある。左室拍動との鑑別は，拍動の内側に内方運動（medial retraction）を認めれば，それは左室拍動といえる。

心尖拍動図の記録は，視・触診で決定した心尖部にトランスデューサを装着して行う（最大拍動点を中心にトランスデューサをあてる）が，その際オシロスコープ上で波形を観察し，初期上行脚と0点の2点が明らかで，全体のフレが最大となる点を記録部位とする。装着方法にはバンドによる固定法と，手で固定する方法がある。後者の方法では，artifactが入りやすい欠点がある。しかし，熟練した検者では，手で固定する方が微妙な調節が可能なため，きれいな波形を容易に得ることができる。

3．頸動脈波の記録（図4）

記録には通常右側頸動脈を利用する。被験者を仰臥位（枕をはずす）または左側臥位にし，軽く左上方を向かせ右頸部を伸展させると，右胸鎖乳突筋と気管の間で頸動脈拍動をほとんど100％の例で触知できる。視診では，確認しにくいことが多い。記録は下顎角に近い部位で行う。

頸動脈波の記録には，トランスデューサを手を用いて固定することが多いが，頸動脈保持器を用いたり，頸部の周囲にバンドを用いたりする方法がある。

4．頸静脈波の記録（図5）

被験者に仰臥位をとらせ，枕をはずし，右鎖骨上窩がよく現れるように，軽く左上方を向かせてわずかに伸展させた右頸部に，ペンライトの光を当てて接線方向から視診すると，鎖骨から2〜3cm上方で右胸鎖乳突筋に沿ったあたりに2ないし3峰性の拍動を認めることにより確認できる。

体位によって心尖拍動図の記録波形が異なるため，記録時の体位を記載しておく必要がある。左側臥位では，心尖拍動図が増強され，異常所見を見落とす危険が少ないため，この体位をルーチンにしているところが多い。

頸静脈波の記録には，皮膚接触型トランスデューサを両面接着テープを用いて該当部に張り付けたり，手や保持器で固定する方法がある。

5. 最後に

心機図記録は，正常呼吸の呼気で軽く呼吸停止させて記録する。しかし，心尖拍動図は，吸気時に最良の波形が得られる時があるので，最良の波形が得られる呼吸相を確認しなければならない。

なお，紙送り速度は，毎秒100mmで，1回に6～8心拍を得る。

診断，解釈などは成書を参考にされたい[1]～[5]。

[文 献]
1) 村上暎二，ほか：図説心機図学．東京，メディカルエレクトロタイムス，1984
2) 村松　準：心機図，心臓病学．細田瑳一ほか編．東京，南江堂，1993，p102
3) 沢山俊民：心音図，心機図，内科学書全訂第4版．島田　馨ほか編．東京，中山書店，1995，p1002
4) 織田敏次ほか編：内科セミナーCV5　心音図・心機図，東京，永井書店，1983
5) 木川田隆一：心機図とその臨床．東京，新興医学出版社，1977

How to

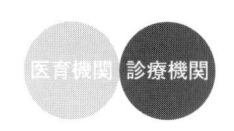

心機図

手稲渓仁会病院麻酔科　櫻谷憲彦

心機図

心電図，心音図，心尖拍動図，頸動脈波，頸静脈波を同時に記録して，心臓のポンプ作用の動態を解明するための非侵襲的で簡便な方法である。Swan-Ganzカテーテルや超音波心エコー（UCG）の普及によって最近は臨床で接する機会が少ない。

心尖拍動図（apexcardiogram：ACG）

低周波領域である心臓の振動エネルギーを，前胸壁の心尖部拍動として経皮的に記録する。主に左心室の圧－容積の変化を非観血的に推測できるうえに，心内の現象と相関するといわれる。横（時間）軸から，心音図の同定，左心室の時相の解析に用いられるが，縦軸の絶対値は得られず定量比較はできない。

1．記録

触診によって心尖拍動が明らかな位置を知り，最もよく触知できる呼吸相，体位を調べ，トランスデューサを装着する。ゴムベルトで軽く圧迫して固定すると，初心者が手で保持するよりも雑音の混入が少ない。実際の記録には呼気位で呼吸を停止したまま6〜8心拍を連続記録する。

胸壁を隔てて検出するために，胸郭，肺，肋骨，肋間組織などの構成要素と，呼吸相，体位が記録に影響する。高度の肥満，大きな乳房がある場合や，肺気腫では良い波形は得られ難い。

2．正常波形（図1）

前収縮期波形群

A波（atrial wave）：心電図P波から少し遅れて始まる心房波

収縮期波形群

C点（contraction point）：心電図R波近くで，心室の機械的収縮開始点

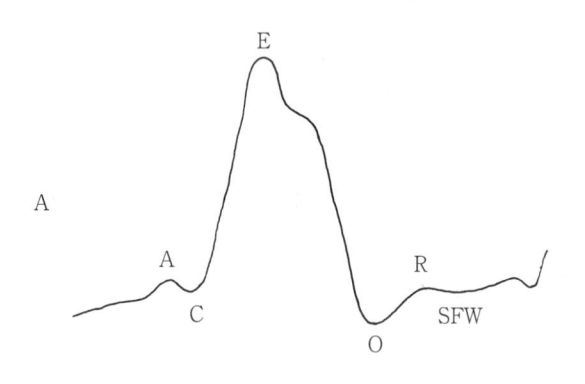

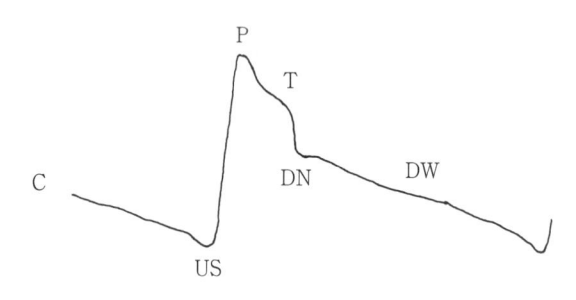

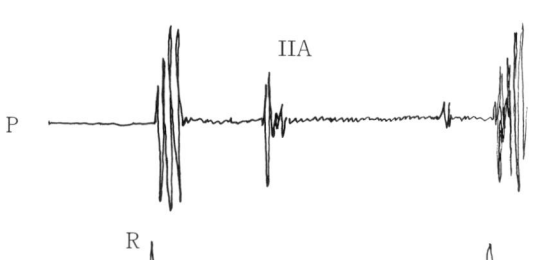

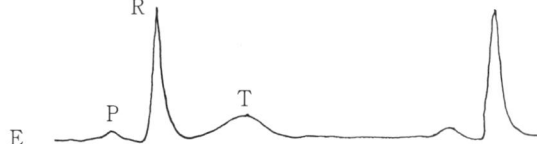

図1　心機図
上から心尖拍動図（A），頸動脈波（C），心音図（P），心電図（E）を示す。波形の説明は本文を参照のこと。

E点（ejection point）：上方に最大に突出する駆出点
ESS（end-systolic shoulder）：下行脚（収縮期波）に続く収縮終期波
拡張期波群
O点（opening point）：房室弁開放点
RFW（rapid filling wave）：急峻な上行する急速流入波
R点：心音図Ⅲ音に一致する頂点
SFW（slow filling wave）：緩やかに上行する緩徐流入波
stasis：A波に至るほぼ水平な静止波

3．計測
A波率：A波の振幅が収縮期波全体の振幅に対する割合，正常は10〜15％．

4．異常波形と病態生理
A波は高血圧症，大動脈弁狭窄症など左室の収縮期負荷により尖鋭化し，うっ血性心不全，大動脈弁閉鎖不全症など左室の拡張期負荷により鈍く幅広い波となる．僧帽弁狭窄症や心房細動，房室解離などの不整脈がある場合にはA波を欠くことがある．

収縮期波は左室肥大（高血圧症，大動脈弁狭窄症，肥大型心筋症）と左室機能低下（虚血性心疾患，うっ血型心筋症）では幅が広くなる．左心室瘤では異常運動が収縮期バルジ（図2）として現れる．肥厚した心膜（収縮性心膜炎）や肥大した心筋（閉塞型心筋症），弁の異常（僧帽弁逸脱症）では収縮期陥没（図3）がみられる．

拡張期波は，左室への拡張早期流入量の減少（僧帽弁狭窄症，左室肥大）でRFWが減衰して，左室への拡張早期流入量の増大（僧帽弁閉鎖不全症，心室中隔欠損症）でRFWは増幅する．僧帽弁狭窄症には拡張期スリルがみられることが特徴的である．

頸動脈波（carctid pulse tracing：CPT）
中枢大動脈である総頸動脈の拍動を非観血的に記録することにより，大動脈起始部の圧脈波を類推する．記録は簡便で，再現性があるので，波形の分析，心周期の時相解析と心機能の評価に有用

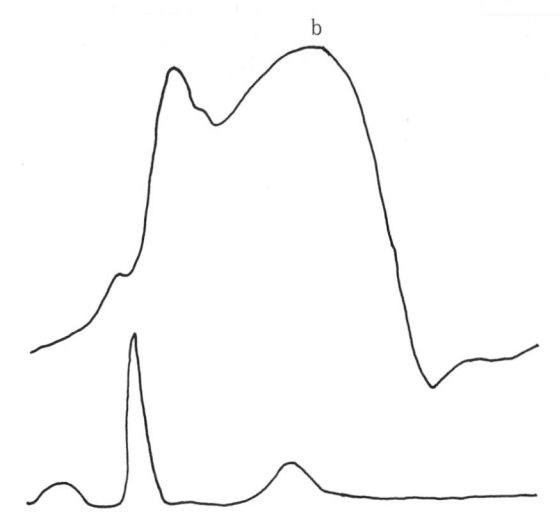

図2　収縮期バルジ（systolic bulge）
心尖拍動図（上）と同時記録した心電図（下）．心筋梗塞症例の前壁心室瘤による収縮期の2峰性の奇異性運動（b）

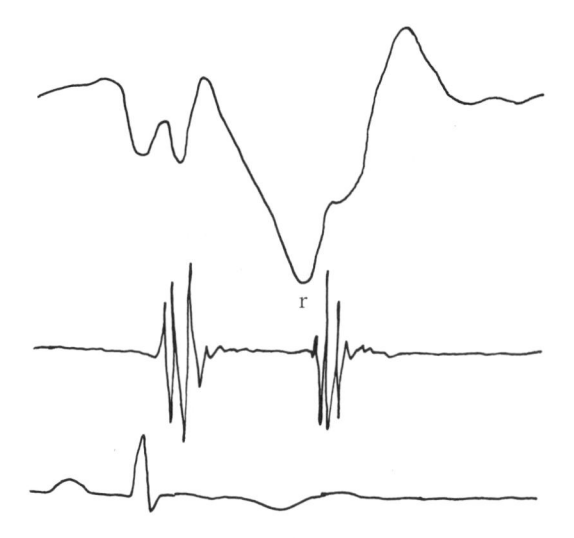

図3　収縮期陥没（systolic retraction）
上から心尖拍動図，心音図，心電図を示す．収縮性心膜炎にみられた収縮期中期の陥没（r）

である．
観血的に測定した頸動脈内圧に類似しているために，圧トランスデューサが用いられ，記録器の周波数特性は1〜100Hzで平坦であることが望ましい．
仰臥位で頸部を伸展して胸鎖乳突筋の内縁，やや下顎寄りで検出される．

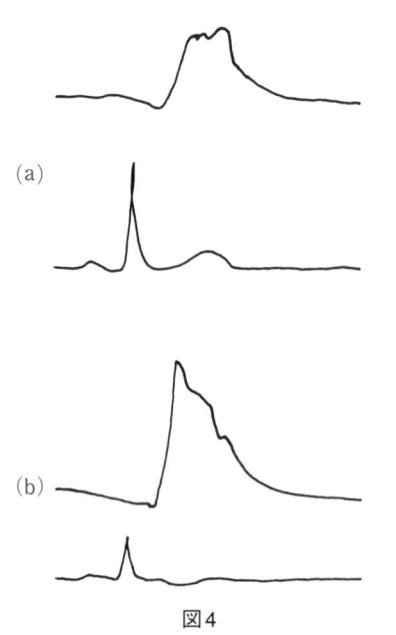

図4
(a), (b)は頸動脈波（上）と心電図（下）を示す。
(a) 大動脈弁狭窄症にみられる鶏冠（とさか）状の変化。
(b) 大動脈弁閉鎖不全症にみられる急峻な上行脚。

1. 正常波形

US (up-stroke) 立上り：大動脈弁の開放に相当し，大動脈への駆出が始まる。

P波 (percussion wave)：血流駆出の最大点

T (tidal wave)：緩やかな下行脚

DN (dicrotic notch) 切痕：大動脈弁の閉鎖に相当

DW (dicrotic wave)：切痕に続く隆起。次第に下行して，次の立上りに至る。

2. 臨床応用

DNは第Ⅱ心音の前成分の大動脈成分（ⅡA）とほぼ一致するので，後成分の肺動脈成分（ⅡP）の同定，僧帽弁開放音との鑑別に役立つ。

3. 波形の変化

収縮期

大動脈弁狭窄症：上行脚の緩徐な立ち上がりとPの遅れ；鶏冠（とさか）状（図4a）

大動脈弁閉鎖不全症：上行脚の急峻な立ち上がりと，高く鋭いP（図4b）

特発性心筋症：
　拡張型心筋症；大きなDWと交互脈がみられる。
　肥大型心筋症；頂点が2峰性となる。

拡張期

DWが著明となる：低心拍出状態（心不全，重症な心筋障害）

4. 時相の分析

左室駆出時間 (left ventricular ejection time：LVET)：USからDNまでの時間

心拍数に影響されるので補正が必要である。LVETは心拍出量の増加，大動脈圧の上昇で延長し，心筋収縮能の増大で短縮する。

前駆出期 (pre-ejection period：PEP)：心電図Q波から心音図ⅡAまでのelectromechanical time (EMT) とLVETとの差であり，心不全状態で延長する。評価には心拍数による補正が必要である。PEPの延長は左室等容収縮期圧の上昇率 (dp/dt) の減少と相関する。PEP/LVETの増大はejection fractionの減少とよく相関する（図5）。

5. 脈波伝播速度（pulse wave velocity：PWV）

頸動脈波を股動脈波，心音図と同時記録して平均脈波速度を算出できる。PWVの増大から動脈硬化度を判断できる。

おわりに

心機図について概説した。頸静脈波については割愛した。

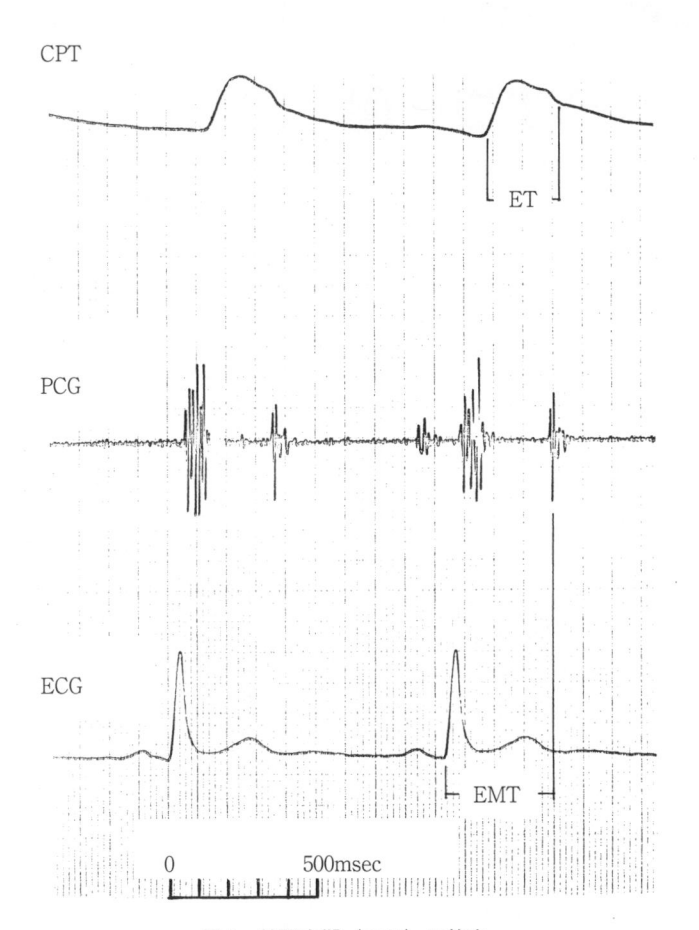

図5　前駆出期（PEP）の算出
上から頸動脈波（CPT），心音図（PCG），心電図（ECG）。PEPはEMTとETとの差として算出する。

[文　献]
　Weissler AM, et al：Bedside technics for the evaluation of ventricular function in man. Am J Cardiol 23：577, 1969
　Lewis RP, et al：Systolic time intervals in noninvasive cardiology, Non invasive Cardiology. Edited by Weissler AM. New York and London, Grune & Stratton, 1974, p301
　沢山俊民：心尖拍動図，心力学・血流循環計測法．織田敏次ほか編．大阪，永井書店，1979, p199
　吉村正蔵，ほか：頸動脈波・頸静脈波，心力学・血流循環計測法．織田敏次ほか編．大阪，永井書店，1979, p234
　羽田勝征：心機図，循環機能検査法．東京，中山書店，1993, p118

How to

心エコー図
経胸壁法

日本医科大学第1内科　大野忠明
日本医科大学生理機能センター　本間　博

経胸壁心エコー（TTE）の具体的な技術に関してすべてを扱うことはできないので，手術に際してのTTEの役割を中心に述べたい。

補助的に行う術前評価としてのTTE

(1) 安静時左室機能，特に安静時左室駆出率が35％未満の症例で術後心不全などの合併症リスクが高いことが報告されている[2]。ただし，TTEではMモード心エコーによる駆出率ではなく壁運動異常を認める症例では断層像から求められた駆出率を用いる（例えばsingle plane or biplane area-length法，modified Simpson法など）。

収縮能より先に障害される場合もある左室拡張能の評価には，左室流入血流速波形（心房収縮波（A）/急速流入波（E）比），E波の減速時間（deceleration time：DcT），大動脈弁の閉鎖から僧帽弁解放までの時間（等容拡張時間：IRT）などを用いる。どの程度障害されると術後の合併症を起こしやすいのかは報告がないが，筆者らの経験ではA/E比で2.0以上の症例，偽正常化例，拘束パターン例は術後の水分の出納に注意が必要である。このA/E比は便利であるが心房細動などの不整脈の時は使えない。また左室収縮，拡張能低下は必ずしも心筋虚血を示すものではない。

(2) 図1は，1996年にACC/AHA特別委員会から報告された非心臓手術のための周術期心血管系評価に関するガイドラインを改変したものである[2]。これに従ってTTEの役割を考えると緊急手術を別として，①臨床的予測因子（表1）が重症である症例では心機能を含めて一般のTTEの情報のみ提供しうる。それ以外のいろいろなTTEによる検査はコストがかかるだけである。②臨床的予測因子が中等度，活動能力不良（<4METs）かつ高リスク手術症例（表2），あるいは③臨床的予測因子が軽度，またはなし，活動能力不良（<4METs）（表3）かつ高リスク手術症例の場合にさらに非侵襲的検査を追加して冠動脈リスク評価をする。非侵襲的検査には運動負荷心電図，負荷心エコー（運動あるいは薬剤負荷），負荷心筋灌流イメージング（運動あるいは薬剤負荷）があるが各施設の事情や症例に適した検査法を選択する。筆者らの施設では負荷心筋灌流イメージングが間に合わないときにはドブタミン負荷心エコーを行っている。

(3) ドブタミン負荷心エコー（DSE）は虚血性心疾患の重症度や周術期の合併症発生を評価する優れた方法である。運動負荷で評価できない場合，腎機能障害例，左脚ブロック，ST-T変化を伴った左室肥大例などでもDSEで評価可能である。ドブタミンは5〜40μg/kg/minまで段階的に増量し必要に応じてアトロピンを0.5〜1mg 静注する。心筋虚血を含む異常の判定はドブタミン低容

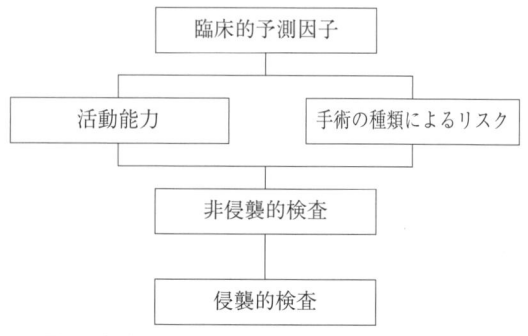

図1　術前における心臓評価の段階的アプローチ
（Eagle KA, et al：Guidelines for perioperative cardiovascular evaluation for noncardiac surgery. Circulation 93：1278, 1996 より引用改変）

表1 臨床的予測因子

重症臨床的予測因子
 不安定冠動脈症候群
 非代償性うっ血性心不全
 重症不整脈
 重症弁疾患
中等度の臨床的予測因子
 軽症狭心症
 心筋梗塞の既往
 代償性うっ血性心不全または
  うっ血性心不全の既往
 糖尿病
軽度臨床的予測因子
 高齢
 心電図異常
 洞調律以外のリズム
 活動能力低下
 脳卒中の既往
 コントロールされていない高血圧

図1に同じ

表2 非心臓手術の心臓リスク*分類

高リスク（報告された心臓リスクが＞5％の場合が多い）
 緊急大手術，特に高齢者
 大動脈や他の代血管手術
 末梢血管手術
 長時間手術で大量の体液シフトまたは失血が予想される手術
中等度リスク（報告された心臓リスクが一般に＜5％）
 頸動脈内膜除去術
 頭頸部手術
 腹腔内および胸腔内手術
 整形外科手術
 前立腺手術
低リスク†（報告された心臓リスクが一般に＜1％）
 内視鏡手術
 体表手術
 白内障手術
 乳房手術

*心臓死と非致死性心筋梗塞の発生率合計
†通常は追加の術前心臓検査を必要としない
図1に同じ

表3 各種活動に対する推定エネルギー要求量*

1METS	自分の身の回りのことを自分でできますか。
	食事，着替え，排尿・排便が自分でできますか。
	家の中を歩き回れますか。
↓	平地を時速2～3マイル（時速3.2～4.8km）の速度で1～2ブロック歩けますか。
	ほこり掃除，皿洗いなどの軽い家事ができますか。
4METS	階段で1階昇れますか，あるいは坂道を登ることができますか。
	時速4マイル（時速6.4km）の速度で平地を歩けますか。
	短距離を走れますか。
	床掃除，重い家具を持ち上げるまたは移動させるなど強度の家事ができますか。
↓	ゴルフ，ボーリング，ダンス，テニスのダブルス，または野球やフットボールでボールを投げるなどの中等度の運動に参加できますか。
＞10METS	水泳，テニスのシングルス，フットボール，バスケットボール，スキーなど激しいスポーツに参加できますか。

図1に同じ

量で壁運動改善，高容量で悪化するbiphasic patternn，負荷中の左室拡大，重篤な不整脈をもってなされる。負荷中のどの段階で心筋虚血がでたら冠動脈インターベンションを行うかは常に問題となるが，筆者らの経験からではドブタミン20μg/kg/min以下で虚血の所見が得られた場合中等度リスク手術では合併症が出現する可能性があり，40μg/kg/minまで負荷をかけて異常所見がなければ合併症の出現率は0.5％以下と考える。

　TTEにより得られるデータは，術前評価として信頼しうるものと考えるが施設ごとにこの評価に対する麻酔科医，外科医，循環器専門医の間のコンセンサスが必要である。

[文　献]

1) Foster ED, et al : Risk of non cardiac operation in patients with defined coronary disease. The Coronary Artery Surgery Study (CASS) registry experience. Ann Thorac Surge 41 : 42, 1986
2) Eagle KA, et al : Guidelines for perioperative cardiovascular evaluation for noncardiac surgery. Circulation 93 : 1278, 1996

How to

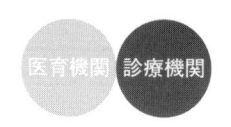

心エコー図
経胸壁法

三井記念病院麻酔科　小林徳行

術前に心電図異常が見つかった場合や，心疾患の既往がある場合，主治医はその診療科にもよるだろうが，安易に循環器内科医にコンサルトするケースが多いだろう。初期の段階から麻酔科にもコンサルトを求めてくることもあるが，系統だった検査や専門医どうしでの議論がなされるのは施設によってはマンパワーの制約などもあり難しいところも多いだろう。多くの場合，麻酔科医も内科まかせにしているが，実際に麻酔をかけるわけではない内科医に麻酔可能か否かの判断を仰ぐのは筋違いと感じている麻酔科医は多いのではないだろうか。また，内科医の折角の検査結果も生かせないのではもったいない。こうした，術前の心機能評価のためにも経胸壁心エコー（TTE）は麻酔科医としてもぜひとも修得すべき技術だし，最低限の読影力は必要だろう。

経食道心エコー（TEE）は近年，術中や挿管時の有用なモニターとして麻酔科医にも相応の技術が要求されているが，集中治療や救急医療などに携わらない麻酔科医にはTTEは，ほとんどやったことがないという人も多いだろう。しかしながら，抜管されている術後の患者が胸痛や呼吸苦を訴えコンサルトを受けた場合や，外傷などで緊急手術の必要がある場合など，侵襲も少なく簡便なTTEを自らの手で行えないのでは非常にもったいない。

この稿では，筆者なりに思ったポイントをまとめてみたい。

大きさの異常を見つけろ！

あまり，経験がなくても解りやすいのは，大きさの異常をとらえることである。心房がはっていないか，心室の容量が小さすぎないかなどは正常をみていれば感覚的にもとらえやすい。開心術で直視下に心臓の動きを見るのを考えればイメージが湧くだろう。さらには直視下で解らない弁の動きや下壁や後壁の動き，心房と心室それぞれを別々に評価できるわけであるから，慣れればどれだけ有用かわかるだろう。

心臓がはって大きいのに壁運動が悪ければ，弁に原因があるのかどうか，冠動脈の狭窄などがあるのか順を追って考えていく。

例えば，イレウスなどで炎症が強く脱水が高度であると考えられるが，高齢であり，ECGで頻脈で心虚血かどうかなどが読みとれないという状況を経験することはよくある。こんな時，TTEでみれば，壁運動は悪くなく心臓の大きさが小さいのであれば，自信を持って輸液を負荷できる。中心静脈圧や肺動脈圧なども測れればもちろんよいのだが，TTEを組み合わせればより解りやすい。

心エコーが有用な疾患例

（1）心筋梗塞：冠動脈疾患のうち心エコー検査が有用なのは，心筋梗塞だけである。狭心症と無症候性心筋虚血には負荷心エコーが必要である。断層心エコーでは壁運動異常により梗塞部位がわかるし，局所壁運動異常の程度から左心機能をおよそ知ることができる。壊死した心筋部分は壁厚が薄くなり，瘢痕化するとエコー輝度が増し，収縮期の壁厚増加がみられなくなる。Mモード法で見ると梗塞部位の壁運動異常が解りやすい。壁運動異常はECG変化よりも早く出現する（図1～3）。

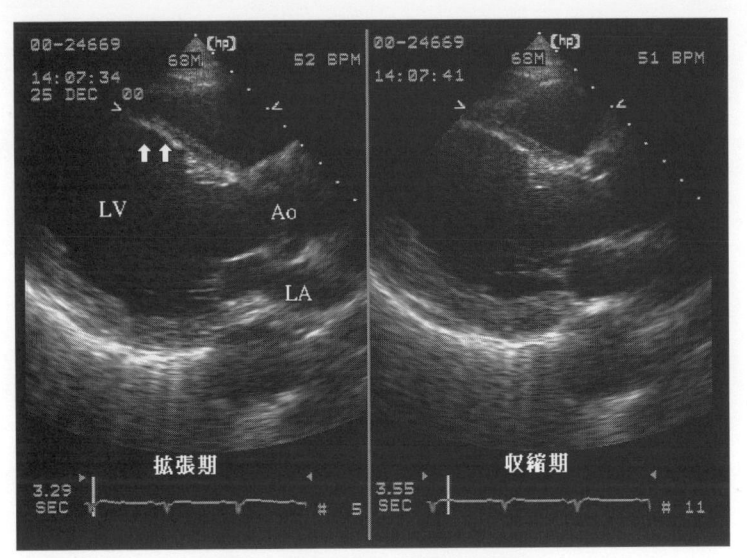

図1 68歳，男性：前壁中隔梗塞
長軸像では中隔の中央から心尖部にかけて菲薄化し輝度は上昇しており，収縮が見られず瘢痕化していると考えられる。Ao：大動脈，LV：左室，LA：左房

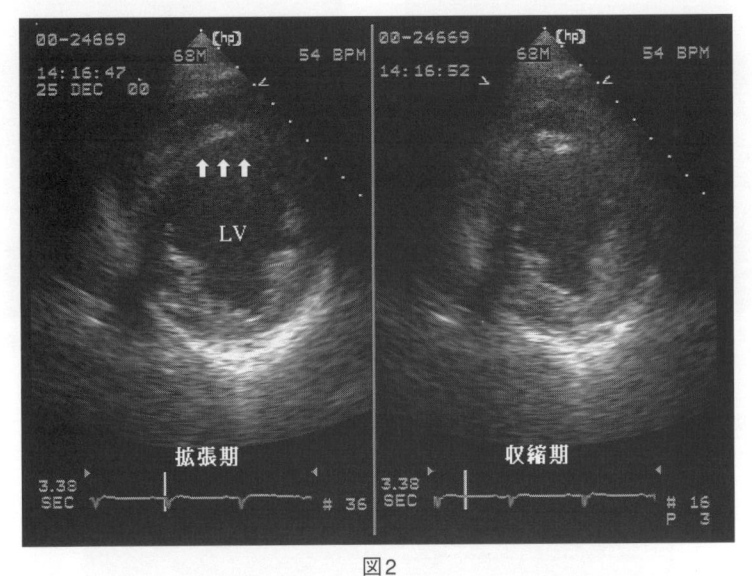

図2
乳頭筋レベルの左室短軸像では後下壁は収縮により壁の厚みが増し，よく収縮しているが，中隔から前壁ではほとんど収縮が見られない。LV：左室

(2) 心タンポナーデ：心エコーは非常に鋭敏であり，臨床症状に先行して観察されることもある。また，心膜穿刺のモニターとしても有用である。読影上では心膜液の存在と拡張期における心腔の虚脱，特に右室，右房の拡張期虚脱が顕著である（図4〜6）。

(3) 肺血栓塞栓症（APTE）：右室肥大を伴わない右室拡大や心室中隔の左室偏位といった右心負荷を認めれば，massiveなAPTEが疑われる。ただし，non-massiveな場合でははっきりとした所見が見られない場合もある。TEEの方が有用であり，これは心腔内の血栓の診断にも同じようにTEEの方が解りやすい（図7, 8）。

(4) 大動脈弁狭窄，僧帽弁逸脱などの弁膜症，閉塞性肥大型心筋症，肺高血圧，先天性心疾患などにTTEは有用であるが紙面の都合上割愛する。

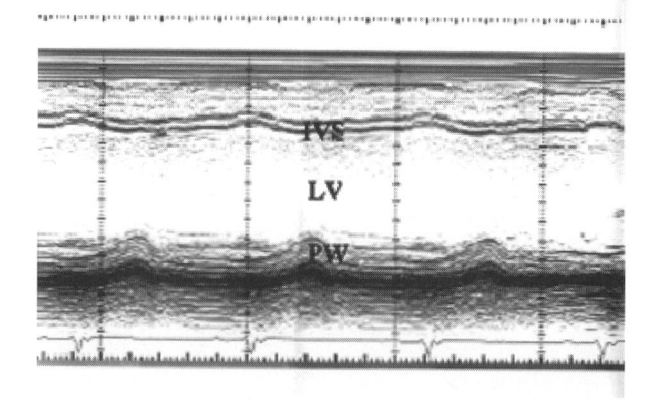

図3
Mモードで見ると，拡張期系が約70mmと拡大し，心室中隔が菲薄下して動きがほとんど見られない。収縮期の壁厚増加も認められない。IVS：心室中隔，LV：左室，PW：左室後壁

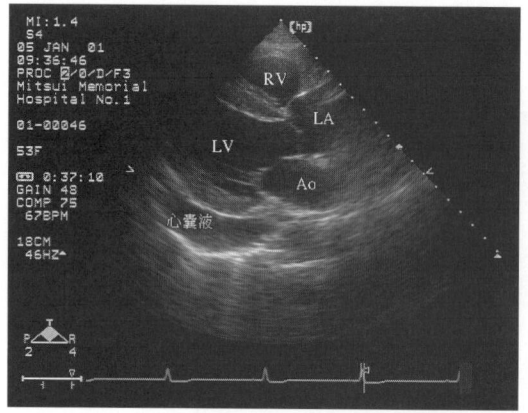

図4 53歳，女性：ネフローゼ症候群
長軸像では，左室後方に10〜15mmの心囊液の貯留が認められる。RV：右室，LV：左室，LA：左房，Ao：大動脈

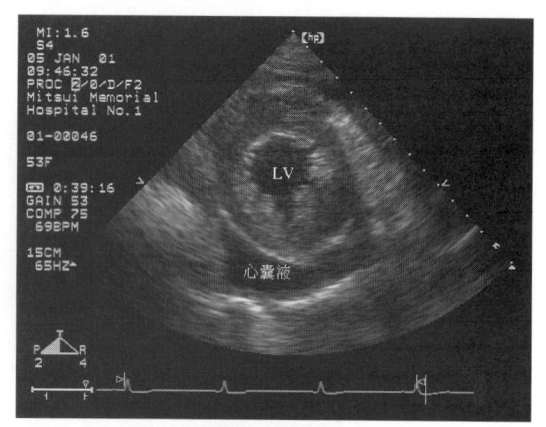

図5 左室短軸像での心囊液貯留

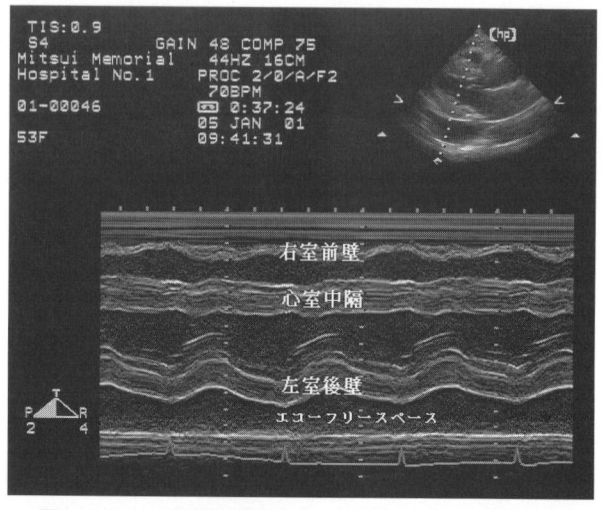

図6 Mモードでの心囊液貯留（エコーフリースペース）

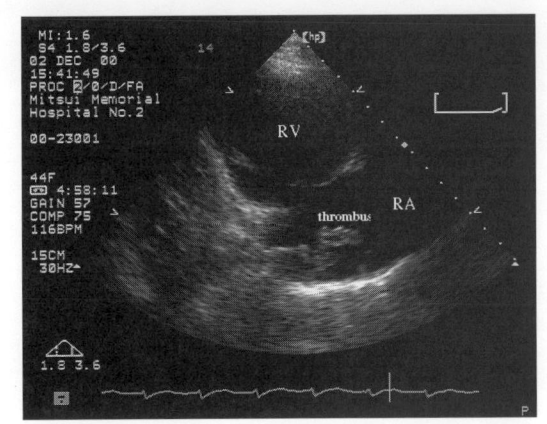

図7 44歳，女性：イレウス術後3日目．離床後，胸痛，呼吸苦の訴え
　右房内に可動性を有するmassiveなthrombusを認める．右房，右室の拡大を認める．RA：右房，RV：右室

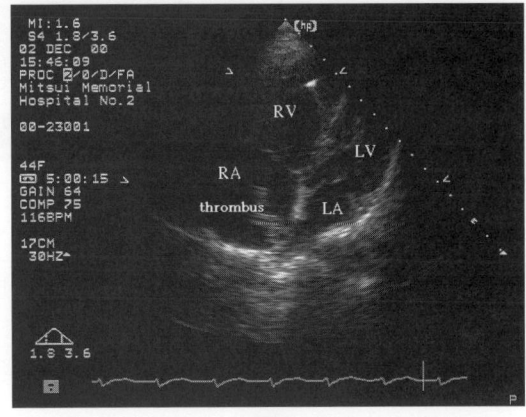

図8
　4chamberでは，右室系と左室系の容量の対比が解りやすい．右室系の拡大，それによる中隔の扁平化が認められる．右室内の人工物は肺動脈カテーテルである．RA：右房，RV：右室，LA：左房，LV：左室

とにかく慣れろ！

　すこしの時間でもプローベを持ってみることである．挿管後にTEEを使用するような状況ならばそれぞれの差なども解りやすいだろう．実際にやってみなければ，患者の体格の違いになどによる難度の違いとかがわからないだろう．例えば高齢者では，肋間が狭く，肺気腫などにより前胸壁からは解りづらいこともあり，心尖部あるいは肋骨弓下から描出をしてみるとよいだろう．心臓の軸を常にイメージすることがポイントであり，心房，心室，動脈，静脈それぞれの位置関係をよく考えることである．

How to

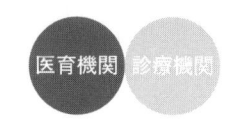

心エコー図
経食道法

横浜市立大学医学部附属市民総合医療センター麻酔科　藤本啓子

経食道心エコーは低侵襲で、術前から術中まで広く利用できる。しかし誰がプローベを持っても同じではなく、鮮明な画像で診断するには多少の訓練が必要である。

プローベの種類

多く使われているプローベは超音波の方向を自由に変えられるmultiplaneと、縦横2方向のbiplaneであるが、基本的な技術の習得にはbiplaneで十分である。初心者では縦横2方向の画像で心臓の立体構造を理解することから始め、そのうえで角度をさまざまに変える方がわかりやすい。

プローベの挿入

プローベ挿入時にはフリーの状態で、愛護的に進める。プローベに抵抗を感じたら頸部を持ち上げて気管を前方にずらしたり、喉頭鏡で食道を確認してプローベを進める。

Mid Esophagus view

プローベが食道内に進んだら、まず大動脈弁を探す。大動脈弁は形も動きも探しやすく基準によい。成書には3腔像、4腔像などの説明とともに、見えるはずのものすべてがそろった写真が載っている。だが実際には心臓の大きさや向きなどにより、思うような像が得られないこともある。その場合には少しづつプローベの深さや向きを変え、観察、診断すべきものを心臓の4腔、心房中隔、心室中隔、大動脈弁、僧帽弁、三尖弁と順を追って得ればよい。弁の評価は始めに弁尖の形状、石灰化の有無、接合の良否、弁口面積、弁輪径などを観察する。つぎにカラードップラーを使って弁口の逆流、狭窄を評価する。

続いてプローベを90°またはlongitudinal scanとする。ここでプローベを時計方向、反時計方向

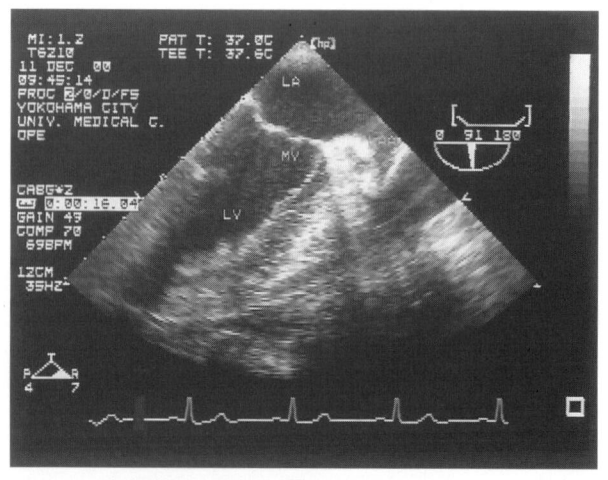

図1
Mid Esophagus viewのいわゆる3腔像を得た深さで90°またはlongitudinal scanにすると2腔像となる。LA：左心房　LV：左心室　MV：僧帽弁　LAA：左心耳

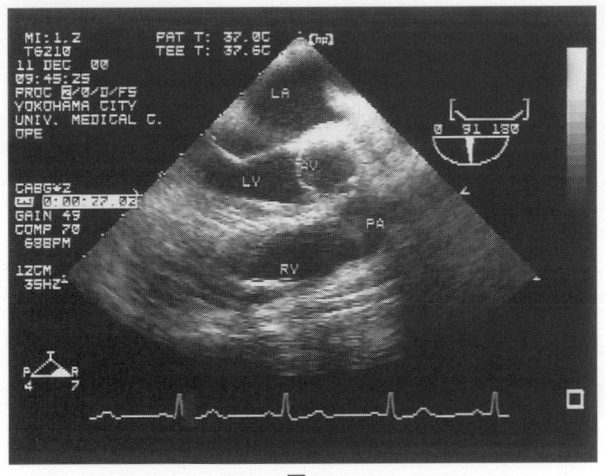

図2

図1のプローベをわずかに時計方向に回転したときの像である。LA：左心房　LV：左心室　AV：大動脈弁　RV：右心室　PA：肺動脈

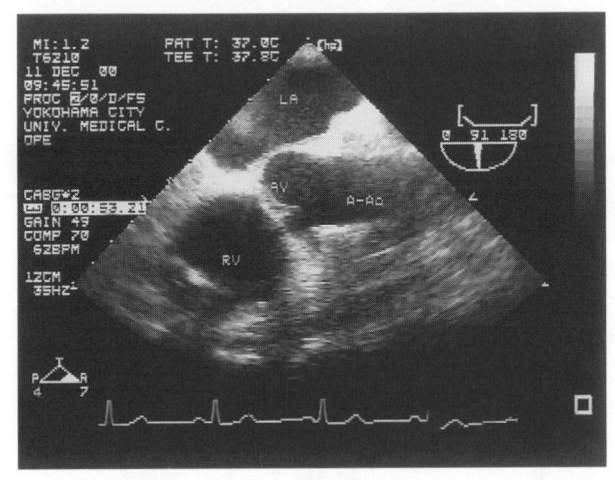

図3

図2のプローベをさらに時計方向に回転すると，いわゆる上行大動脈長軸像となる。LA：左心房　RV：右心室　AV：大動脈弁　A-Ao：上行大動脈

に回転させるとさまざまな像が得られる（図1〜3）。

Gastric view

プローベが胃の中に入るとGastric viewである。プローベをupward positionにして左室短軸像を得るが，必要以上のupは正確な像とならない。正しい像を得るにはプローベを90°またはlongitudinal scanにして僧帽弁が右，心尖部が左の左室長軸が水平になる位置を求め，そこからプローベを0°に戻すとよい。ここで忘れてはならないのは右室の評価で，左室短軸像の深さで右室を観察する。

大動脈像

上行大動脈短軸像は大動脈弁像からプローベを引き抜く。プローベを約180°回転させると下行大動脈像で，プローベを進めて遠位，引き抜いて近位下行大動脈である。近位下行大動脈像からさらに引き抜くと，弓部大動脈像で，プローベを時計方向に回転すれば，より近位の弓部大動脈像が得られる。大動脈像は長軸，短軸の両方で評価する。

最後に

大切なのはプローベをゆっくり動かし，観察したいものを見つけたら，それを画面から逃がさず追っていくことである。

How to

心エコー図
経食道法

社会保険小倉記念病院麻酔科　宮脇　宏

経食道心エコー法の利点

経食道心エコー（Transesophageal Echocardiography：TEE）では，食道の内側から隣接する心臓に超音波を当て観察するため，胸骨，肋骨，肺などの障害物がなく，鮮明な画像が得られる。とくに，背部に位置する左房，僧帽弁，肺静脈，下行大動脈などの描出に優れている。

経食道プローブの種類

プローブにはモノプレーン，バイプレーン，およびマルチプレーンの3つがある。モノプレーンではプローブの軸に直角方向の横断像のみが描写されるが，バイプレーンでは軸に平行方向の縦断像も描出できる。さらに，マルチプレーンではボタン操作で断面が0～180度まで回転するため，

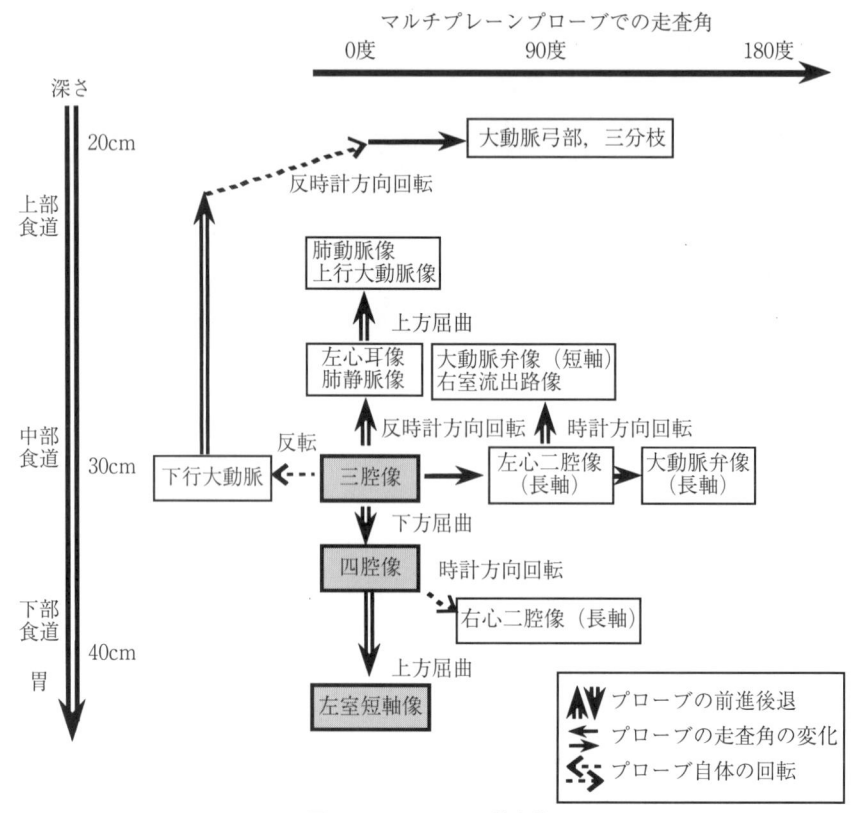

図1　TEEにおける基本像

三腔像：左房，左室，左室流出路，
　　　　僧帽弁，右室，大動脈弁
四腔像：左房，左室，右房，右室
左室短軸像：左室（左室機能，局所壁運動異常）
右心二腔像：右房，右室，三尖弁

左心耳，肺静脈像：左房，左心耳，左上肺静脈
大動脈弁短軸，右室流出路像：大動脈弁短軸，
　　　　　　　　　　　　　　右室流出路，左房
大動脈弁像（長軸）：左房，右房，
　　　　　　　　　　右室，大動脈弁長軸

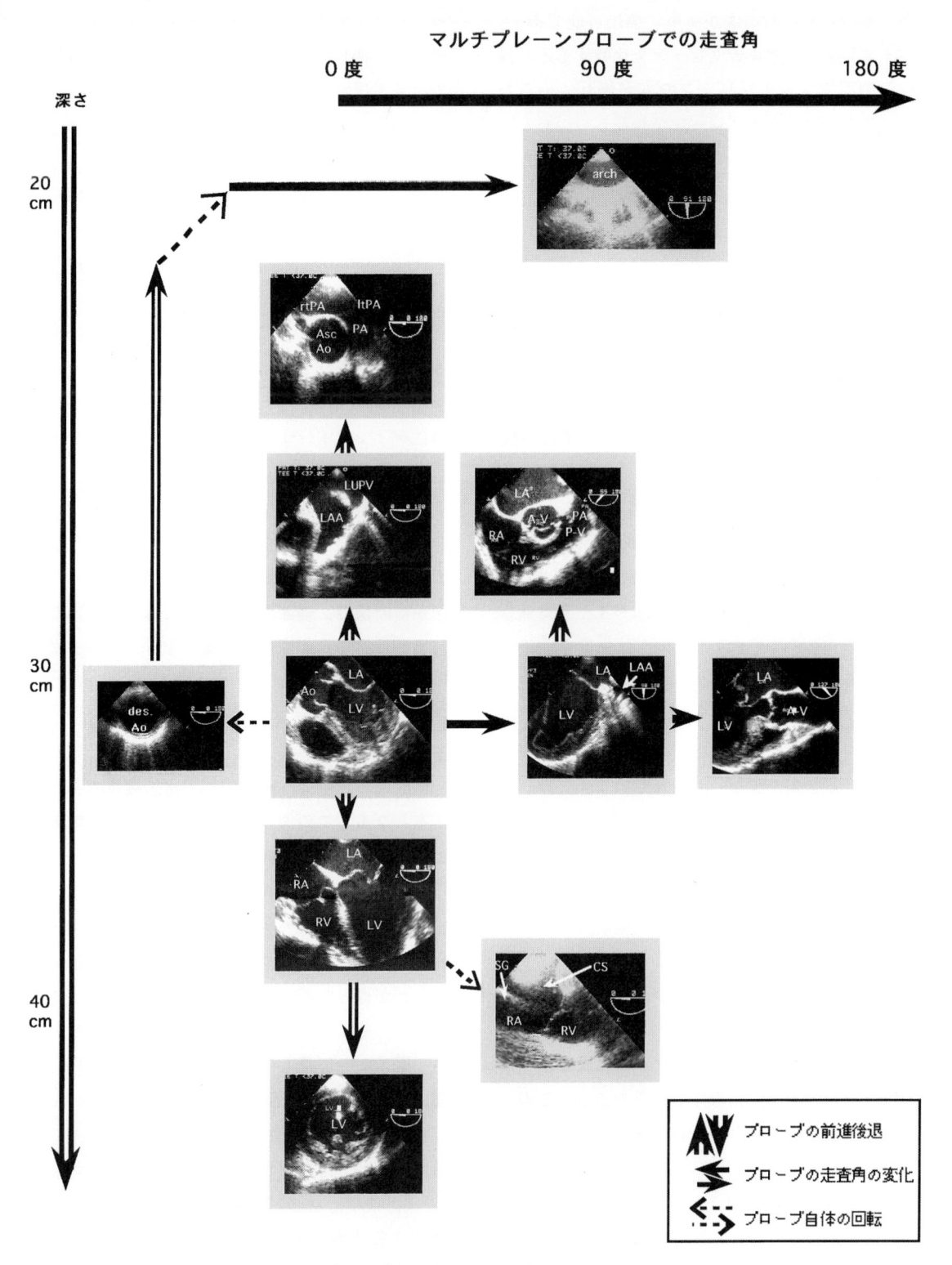

図2 プローブの位置と実際のエコー図
LA：左房，LV：左室，LAA：左心耳，RA：右房，RV：右室，Ao：大動脈，des. Ao：下行大動脈，PA：肺動脈，rtPA：右肺動脈，ltPA：左肺動脈，LUPV：左上肺静脈，CS：冠静脈洞，SG：肺動脈カテーテル

あらゆる角度の断面像が簡単に描出可能である。バイプレーンとマルチプレーンを比較すると，操作性の面でマルチプレーンの方が優れているため，現在ではマルチプレーンが普及しつつある。

合併症

咽頭・食道出血，食道穿孔，喉頭・気管支痙攣，不整脈の誘発などが報告されている。

禁忌

食道静脈瘤，食道狭窄，食道腫瘍症例では出血，穿孔，縦隔炎の危険があるため禁忌と考えられている。また，出血傾向のある症例（DIC，ヘパリン使用例など）においても注意が必要である。

検査手技

1．プローブの操作

基本的操作は，深さの調節（前進，後退），回転（時計方向，反時計方向），屈曲（前後，左右）の3つである。プローブは右手で先端近くを持ち，左手で操作ダイヤルを持つ。操作ダイヤルは通常2つあり，内側のダイヤル（大）は先端を前後屈させ，外側のダイヤル（小）は先端を左右方向に曲げる。マルチプレーンプローブではボタンで断面を0～180度まで回転できるため，左右方向に屈曲させる必要が少ない。検査ではまずプローブを適当な位置まで進めたうえで，プローブ自体を少し回転（時計，反時計方向）させ，観察したい部分を画面の中央に置く。そして，断面を回転させ，見たい断面像を選択する。食道からの観察ではこのあと大きな操作は必要ないが，プローブと粘膜がよく接していないとよい画像は得られないので，軽い前後屈操作が必要なことがある。また，胃からの観察の際にはプローブが胃粘膜とよく接するように大きな前屈操作が必要である。このとき，胃内の空気をあらかじめ抜いておくことも重要である。

2．プローブの挿入

プローブの歯牙による損傷を防ぐため，マウスピースを装着する。プローブの先端に潤滑剤を塗布する。プローブを食道内に挿入するには，左右に振れないようにすることが重要で，プローブの先端を少し屈曲させた状態で，後咽頭に向けてゆっくり挿入する。そこで前後屈のダイヤルをフリーにし，押し進めると食道内に入る。全身麻酔下では嚥下運動がないため，挿入が困難なことが多い。通常の操作で挿入できないときは，下顎を挙上したり，顔を左右に向けてから挿入するとよい。無理にプローブを押し込むことはせず，喉頭鏡下の挿入も考慮する。

基本的断面像の描出方法

1．ゲインの調節

心室の内膜はしっかり見えるが，心室内はキラキラしない程度がよい。ゲインの上げすぎは弁や壁の輝度が亢進して見え，石灰化と見誤りやすい。逆にゲインを下げすぎると，淡い血栓やモヤモヤエコーを見落としてしまう。

2．横断像と縦断像

画像を見たときの上下左右については慣れが必要である。患者を腹臥位にし，頭側から眺めた画像が横断像で，横断像と直交する画面で，患者の右側から眺めた画像が縦断像となる。マルチプレーンでは0度が横断面，90度が縦断面に相当する。180度は横断面を左右反転した画像となる。

3．基本的画像（図1，2）

横断像の三腔像，四腔像，左室短軸像の三つが基本となる。この像からプローブの位置を変えると，左心耳像，肺動脈像，上行大動脈像などが得られる。また，三腔像や四腔像が見える状態で，横断像から縦断像へ切り替えると，左心二腔像，右室流出路像（大動脈弁短軸像），大動脈弁長軸像などが得られる。実際には基本となる横断像を描出し，そこを基点として他の像に移行するとよい。図1に三腔像を基点としたフローチャート，図2に実際のエコー図を示す。

TEEはこの基本像に加え，ドップラー法を併用することで，左室収縮能と壁運動異常，弁機能（逆流，狭窄），大動脈解離と動脈硬化性病変，心腔内血栓と腫瘍の診断，肺動脈カテーテルやIABP挿入時のガイドと位置確認，開心術時の遺残空気の検出などに用いられている。

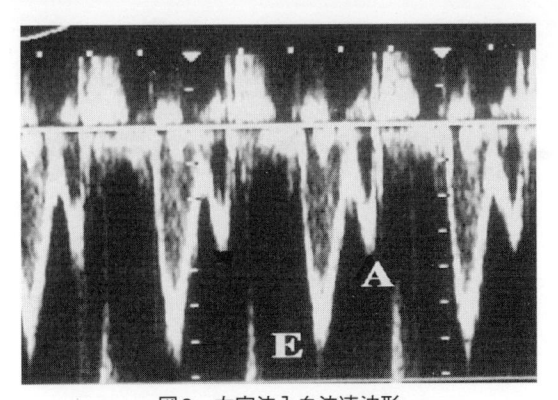

図3 左室流入血流速波形
僧帽弁弁尖にサンプルボリュームをおく。
E波：拡張早期流入血流速波形
A波：心房収縮期流入血流速波形

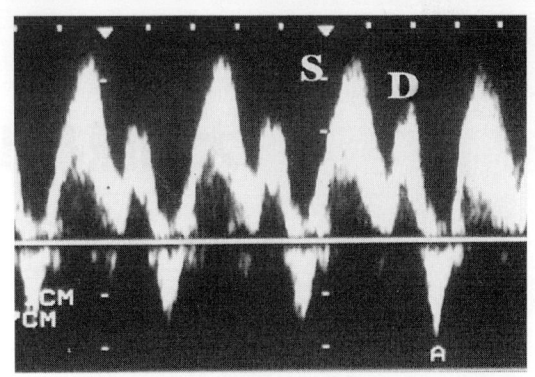

図4 肺静脈血流速波形
肺静脈の左房への開口部より1～2cm肺静脈側にサンプルボリュームをおく。
S波：収縮期順行性血流速波形
D波：拡張期順行性血流速波形

パルスドップラー法［☞］による左室拡張機能の評価（図3，4）

最近，パルスドップラー法による左室流入血流速波形（LV-F）から左室拡張機能の評価が行われているが，種々の因子に影響される。TEEでは肺静脈血流速（PV-F）が容易に測定できるため，LV-Fと組み合わせることで，より正確な評価が可能となる。LV-Fは，拡張早期波（E波）と心房収縮期波（A波）の二峰性を呈する。健常者ではE波＞A波であるが，左室拡張能が低下すると，E波が減弱してE波＜A波となる。しかし，さらに左室機能が低下し左室拡張期圧が上昇すると再びE波＞A波となる（偽正常化）。PV-Fは収縮期順行性血流速波形（S波），拡張期順行性血流速波形（D波）および心房収縮期逆行性血流速波形（PVA波）からなる。健常成人ではS/D＞1であるが，LV-Fが偽正常化する症例においては，左房コンプライアンスの低下により，S波は平坦化し，D波は増高（S/D＜1）するため，鑑別が可能となる。

おわりに

TEEではプローブが食道内にあるため，見ているだけではなかなか得られた画像の解剖が理解できない。心臓の模型を片手に，実際に自分の手で行い，得られた画像と比較してみることが上達の早道である。

［☞］パルスドップラー法：Bモードによる画面上の任意の部位（サンプルボリューム）での血流速度の経時的変化を波形として表示したもの。

大動脈バルーンパンピングの手技

日本医科大学集中治療室　池崎弘之

　IABPは機械的循環補助装置のひとつであり①拡張期にバルーンを膨張させ冠動脈血流を増加させ、②収縮期にバルーンを縮小させポンプとしての心臓の仕事量を軽減し心機能，循環動態を改善するものである。以下に適応と禁忌を示す。

適応

(1) 心原性ショック
　a. 急性心筋梗塞（心室中隔穿孔，乳頭筋断裂を含む）
　b. 心筋炎
　c. 心筋症
(2) 難治性不安定狭心症
(3) 心筋虚血に伴う持続性心室性不整脈
(4) 冠動脈造影，インターベンション中の血行動態補助
(5) 開心術周術期の心不全

禁忌

(1) 重症大動脈閉鎖不全
(2) 大動脈解離
(3) ABP挿入により下肢の血行障害の予測される場合
(4) 重篤な血液凝固異常

実際的手技

1. バルーンサイズの選択

　身長140cm以下　　30cc
　身長140〜160cm　35cc
　身長161cm以上　　40cc
を目安とする。

2. 消毒

　患者は仰臥位とし穿刺側大腿動脈を中心に広範囲に消毒する。IABP挿入患者は全身状態の良好でない患者が多く挿入局部よりの感染を防ぐため清潔操作には十分な注意が必要となる。IABPは基本的にはガウンテクニックで行う。

3. カテーテル準備

　バルーンカテーテル本体に付属の一方栓，シリンジを接続しバルーン内に陰圧をかけラッピングを確実にする。ヘパリン加生理的食塩水をバルーン本体の内腔に満たし，ガイドワイヤーにもかけておく。次に清潔に気を配りながら図1のごとく挿入すべきカテーテルの長さをおおよそ測定する（大腿穿刺部より胸骨切痕まで）。

4. 穿刺

　鼠径靱帯2〜3横指下で18G穿刺針で大腿動脈を穿刺する。動脈血の十分な流出を確認した後ガイドワイヤーを進める。

5. バルーンカテーテル挿入

　ガイドワイヤーが血管内に入ったら穿刺針を抜去し付属のダイレーターをガイドワイヤーガイド

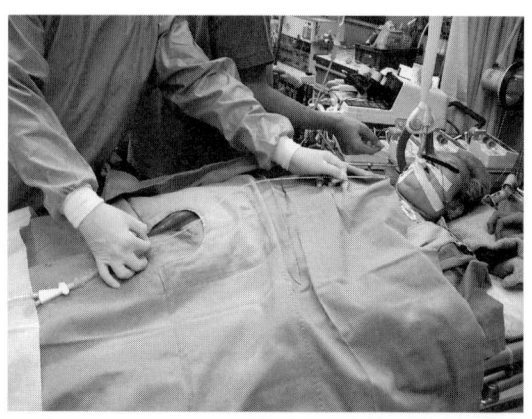

図1

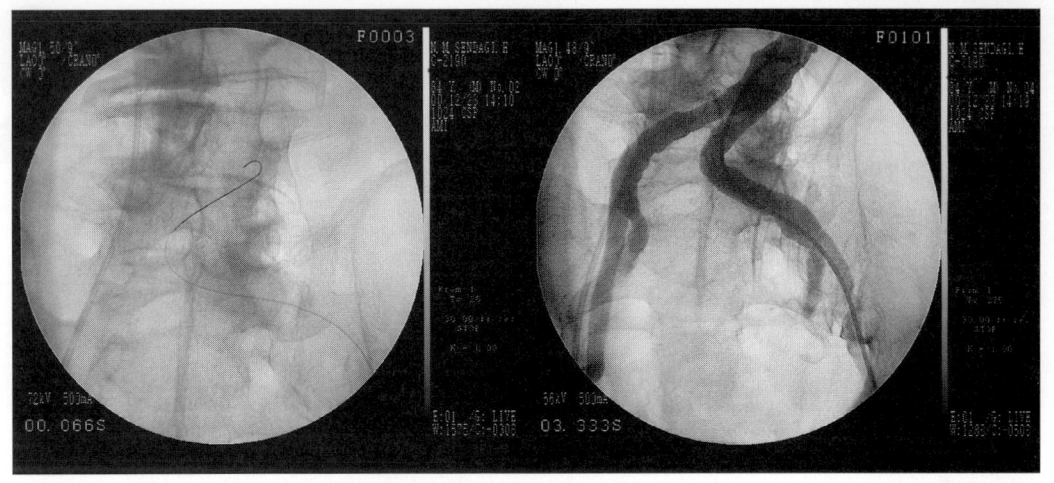

図2

下に進め刺入部の皮膚，皮下組織，血管壁を貫通する。もし皮膚に強い抵抗があったらメスで小切開を加えるがこのときは真皮を切開する要領で行う。次に挿入部の患者頭側の皮膚を圧迫しながら出血に留意しガイドワイヤーはそのままにダイレーターを抜去しイントロデューサを挿入する。最後にバルーン本体をガイドワイヤーガイド下に挿入する。続いてバルーン本体と駆動装置をチューブで接続する。この時点でIABPは作動開始可能であり，実際の臨床では胸部X線にて位置を確認する前に作動開始する場合が多い。なお胸部X線での至適バルーン先端位置は下行大動脈上縁起始部付近とする。

6. IABP挿入に際する合併症

(1) 動脈損傷

カテーテル挿入時に血管壁を損傷する可能性があり，またまれではあるが大動脈解離を惹起することもある。ガイドワイヤーがスムーズに進まないときには対側の大腿動脈へ迷入しているか腹部大動脈の蛇行を見ることが多い。このようなときは透視下でガイドワイヤーを進める方が安全，確実である。図2はガイドワイヤーが進まずに透視を用いたが腹部大動脈の蛇行が著明でIABPの挿入を断念した症例である。

(2) バルーンの損傷

バルーン損傷によりヘリウムガスが血液内に漏出し塞栓症を起こしたり，バルーン内へ血液が逆流し凝固し抜去不能となることもありリークアラーム警報には即座に対応することが必要である。

7. カテーテル抜去

一般的にはバルーンカテーテル，シースを抜去し30分間の圧迫で問題ないが動脈硬化の強い症例，長期留置症例では外科的処置による抜去が必要となることがある。また近年冠動脈造影検査後，大腿動脈穿刺部位の止血のため経皮的血管縫合デバイスが臨床応用されている。これらも将来的にはIABP抜去に際し使用されるものと思われる。

以上IABPに関する手技を述べた。IABPは使用に際しある程度リスクを背負うが，ひとたび安全に行えたならば非常に有用な治療であり，正しい知識，十分な経験を持つべきと考える。

How to

大動脈内バルーンパンピングの手技

総合会津中央病院心臓血管外科　保坂浩希

　大動脈内バルーンパンピング（IABP）は後負荷の軽減，冠血流の増加により心機能改善を来す補助循環装置である．拡張期にバルーンを拡張させ（拡張期血圧上昇，diastolic augmentation）冠血流増加をはかり，収縮期にバルーンを縮小させ（左室駆出抵抗低下，systolic unloading），そのバルーンの容積にあたる心仕事量を軽減させる（図1）．現在，急性循環不全患者に対して集中治療室内で素早く治療を開始できる補助循環装置としてはIABPの他に経皮的心肺補助装置（PCPS）があるが，循環補助の作用機序は異なる．IABPは後負荷の軽減と冠血流の増加により心機能を補助するために，ある程度の心拍出量がなければならない．また不整脈が頻回に出現する症例ではうまくIABPが心電図に同期しないことも多い．心筋炎の急性増悪期に心室性期外収縮，ショート・ランなどの不整脈が出現し，それが増加傾向にある時にはいち早くIABPからPCPSの移行を考慮しなければならない．一方PCPSの作用機序は流量補助のために，心拍出量がまったくなくても循環補助が可能である．逆にある程度の心拍出量がある場合は，心電図非同期によるPCPSでは後負荷の増加につながり循環補助どころか弱った心筋にダメージを与える．補助循環装置の選択は，現在の病態に加え今後の病態をも的確に予想して決定しなければならない．

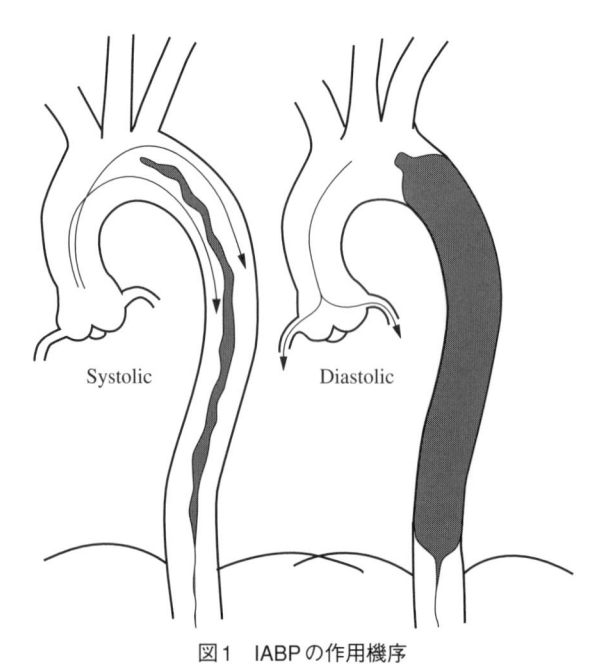

図1　IABPの作用機序
収縮期にバルーンが縮小し後負荷を軽減し，拡張期にバルーンが拡張し冠血流を増加させる．

以下，IABPの適応，使用時期，使用限界，禁忌，手技を解説する。

1．適応

①難治性心不全，②心原性ショック，③難治性不安定狭心症，④心室中隔穿孔，⑤乳頭筋断裂による僧帽弁閉鎖不全症，⑥心筋虚血による難治性心室性不整脈，⑦ハイリスクな経皮的冠動脈形成術などのカテーテルインターベンションにおける循環補助．

2．IABPの使用時期

種々のカテコラミンなどの内科治療開始1時間後，1回心拍出量が$20ml/beats/m^2$以下の時．または明らかに内科治療開始1時間後の1回心拍出量が$20ml/beats/m^2$以下になると予想される時など．

3．IABPの使用限界

IABP開始3時間後，1回心拍出量が$20ml/beats/m^2$以下の時にIABPの限界を考え，PCPSやLVAD（left ventricular assist device）など，他の補助循環装置，あるいはその原因疾患に外科治療の適応があるのであれば外科治療を選択する．また心筋炎の急性増悪期に心室性不整脈が頻回に出現し，それが増加傾向にある時にもIABPの限界を考える．

4．禁忌

①重篤な大動脈閉鎖不全症，②胸部または腹部大動脈瘤，③著しい動脈硬化があり，IABPカテーテルの留置により種々の血行障害の合併が予想される症例．

5．手技—IABPカテーテルの挿入

IABPのアプローチ部位としては，左右の大腿動脈，左右の鎖骨下動脈がある．大腿動脈からのアプローチが第一選択であり，鎖骨下動脈からのアプローチはバルーンのシャフトに血栓が付着し脳梗塞を併発する可能性を考慮すると第一選択にはならず，大腿動脈からのアプローチができない時に選択するべきである．開胸している症例では直接上行大動脈から挿入することも可能である．

消毒範囲は左右の鼠径部を中心に，上方は臍部まで下方は膝関節まで行う．右大腿動脈からのアプローチを選択した場合でも，動脈の狭窄，蛇行によりバルーンが入らない場合を考慮し反対側の鼠径部も消毒する．なお，緊急性がある時はその限りではない．

穿刺部位は鼠径靱帯の1から2横指下で行わなければならない．あまり下方で穿刺するとガイドワイヤーが大腿深動脈に入りやくすなる．逆にあまり上方で穿刺すると腹腔臓器の損傷に加え，外科的にIABPを抜去するときに中枢側の遮断鉗子がかけ難くなる．また，動脈への穿刺は動脈の直上で行わなければならない．動脈硬化が進行している症例では，動脈の側方からの穿刺は的確に血管内に穿刺できないばかりか動脈解離を合併する．これらの事項は非常に大切であり，特にIABPの使用を一刻も争うような時にいち早くIABPが入るかどうかは，これらの事項が守られているか否かにかかっていると言っても過言ではない．なお，ショック症例では大腿動脈の拍動が微弱であり，心臓マッサージ等の心肺蘇生を行いながらのIABP挿入ではいっそう大腿動脈の拍動は触知し難い．そのような場合には動脈を索状物として触知し，穿刺を行うこととなる．穿刺ができない時は速やかに術者を変えるべきである．ショック状態で心臓マッサージを行っている場合，穿刺した針からの逆流の強さだけでは動脈か静脈かが判断し難いことが多い．しかし人工呼吸と心臓マッサージを行っている状態であれば血液の色調を見れば動脈血か静脈血かは判断がつく．術者を変えても穿刺ができない時は，速やかに外科的に大腿動脈を露出しIABPの挿入を行わなけらばならない．

以下，シースレスによるIABPカテーテル留置法を説明する．ガイドワイヤーが血管内に留置できたらIABPカテーテルを留置する．初めにステップダイレータ（二本あるダイレータのうち細い方のダイレータ）を使い，次にイントロデューサ用ダイレータ（もう一本の太いダイレータ）で血管壁を拡張する．この時にガイドワイヤーが滅菌シーツの外にでてしまったり，滅菌手袋に覆われていない手首に触れて不潔にならないよう十分に

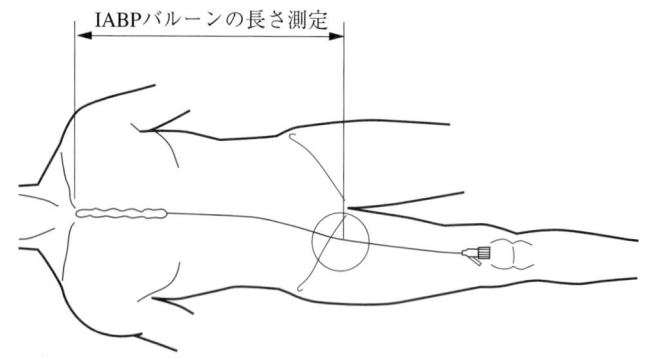

図2　IABPカテーテルの挿入すべき長さの測定

注意し，うまくガイドワイヤーを捌かなければならない。

次に，IABPカテーテルをガイドワイヤーに通して血管内に挿入するが，あらかじめIABPカテーテルの挿入の長さを決定しておく（図2）。皮膚の穿刺部位から大動脈の走行に沿って鎖骨上窩に合わせると，ちょうど左鎖骨下動脈分岐部の末梢にIABPカテーテルの先端が位置する長さになる。さらに実際には，この決定した長さより少し長めに挿入しておく。これは後で胸部X線写真でIABPカテーテル先端の位置を確認した時に，IABPカテーテルが深く入り過ぎているときはカテーテルを少し抜くだけで対処できるが，挿入距離が足りない時には体外に出ている不潔なカテーテル部分を血管内に入れることになるからである。シースレス挿入で一番手技的に苦労するところはIABPカテーテルが血管壁を通過するところであろう。IABPカテーテルの先端形状の改善やバルーンラッピングの改善などでシースレス留置が可能になったとはいえ，やはり挿入困難な症例はある。しかし以下のことを行えばほとんどの症例でシースレス留置が可能である。まず，ガイドワイヤーをまっすぐに延ばした状態でIABPカテーテルは血管壁を通過させること。これによりガイドワイヤーに沿った直進力をIABPカテーテル先端にかけることができる。これでも通過しないときは，トラッカビリティを利用してガイドワイヤーを引き抜きながらIABPカテーテルを挿入して強い直進性をIABPカテーテル先端に与える。これにより容易にカテーテルは血管壁を通過する。万が一それでも通過しない時は，シースレス留置に固執せずにシースを使用しIABPカテーテルを留置すべきである。

IABPカテーテルを事前に決定しておいた長さだけ血管内に挿入したらIABPのパンピングを開始する。そして直ちに胸部X線写真を撮り，バルーンの位置確認をしなければならない。IABPカテーテルの先端は左鎖骨下動脈の末梢に，バルーンの末梢側は腹腔動脈にかからないようにする。またパンピングを開始したらすぐに対側の鼠径部に聴診器をあてIABPカテーテルが対側の大腿動脈に入っていないかを確認する。

6．手技―IABPの設定

IABP作動のトリガー因子としては心電図波形や動脈圧波形など数種類あり，各々の症例に合ったトリガーを選択する。次にIABPパンピングの頻度を2対1ぐらいにして血圧の圧波形をみて，実際に拡張期血圧上昇と左室駆出抵抗低下が圧波形に現れているか確認し，適切なパンピングのタイミングを決定する（図3）。

7．手技―IABPカテーテルの抜去

IABPからの離脱は心機能が回復し始めたら速やかに行う。離脱方法としてはパンピングの頻度を徐々に減らしていくか，IABPバルーンの容量を徐々に減少させるかであるが，ともに心機能の安定が条件である。IABPカテーテルの抜去は圧迫止血を第一選択とする。ACTは200以下であれば抜去に支障はない。他の補助循環装置を同時に使用している時はACTを200以上にしなければならないこともあり，外科的に抜去する場合が多

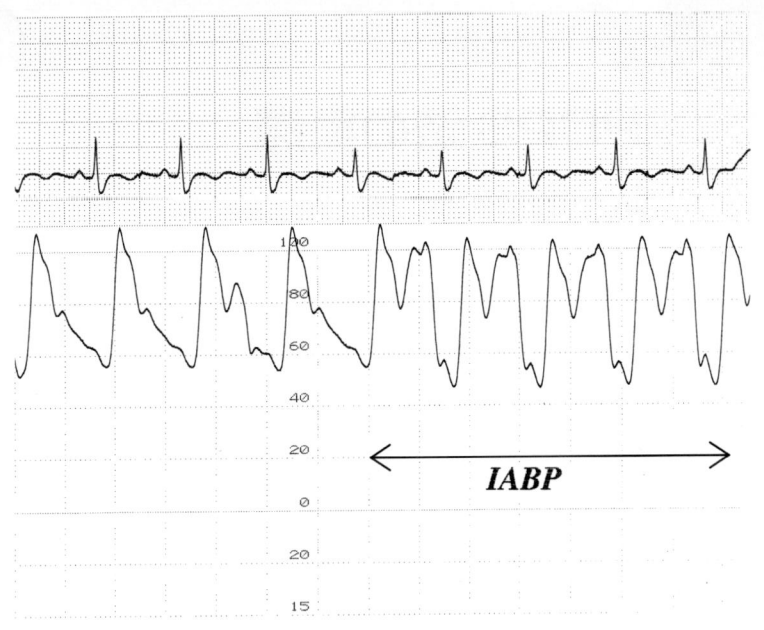

図3　IABP作動時の実際の動脈圧波形
後半がIABP作動時の圧波形。

い。肺炎に対して早期の体位交換が必要な時にも，外科的にIABPカテーテルの抜去を行うことがある。大動脈のIABPカテーテル穿通部位の血管外膜は非常に汚なく，外膜を適切にトリミングすることが外科的に抜去する際の素早い止血につながる。

How to

PCPS 法の実際

東京女子医科大学日本心臓血圧研究所循環器外科　西田　博

はじめに

経皮的心肺補助装置（PCPS）は

1) 基本構成要素
- 送血ポンプ（遠心ポンプ）およびその駆動装置
- 人工肺
- 送脱血カニューレ
- チュービング回路

2) 付帯的構成要素
- 酸素ボンベ，システム全体の架台
- 生体適合性，抗凝固能向上を企図したシステム全体の血液接触面に対するさまざまなコーティング法

3) オプションとして状況に応じ追加されるもの
- 冷温水灌流装置：熱交換器つき人工肺を用いた場合
- 血液ろ過器（hemofiltration）を初めとした血液浄化装置：腎不全症例における腎機能代行や除水を目的とする場合
- リザーバー機構：PCPSによる循環確立後に開心術を施行するような場合の，循環血液量調節や吸引血・ベント血回収を目的とした場合

など多数の構成要素で成り立っており，これらに関する基本知識に精通することは臨床の現場でPCPSの効果を最大限に発揮させるうえで極めて重要である。

PCPS装置に求められる要素

緊急補助循環やIABP限界例に対する週単位の短中期補助を目的とするPCPSに要求されるキーワードとしては，

①経皮的送脱血，②コンパクト，③機動性，④簡便なセットアップ，⑤長時間補助に必要な生体適合性，耐久性などが挙げられる。

1. 送血ポンプ

小児例（小児開心術後や新生児ECMOなど）を除き送血ポンプにはローラーポンプではなく遠心ポンプを用いることが一般的である。小児例でローラーポンプが用いられる理由としては後負荷により流量の変動する遠心ポンプでは小児例における低回転運転時の流量が不安定で微妙な定値制御が困難であるからである。

1) 第一世代の遠心ポンプ

現在市販されている遠心ポンプの多くは開心術と術後の短時間の補助循環を想定したポンプであり，24時間以内の使用が認可の範囲となっているが実際の臨床の現場では5日から1週間程度問題なく駆動することも少なくない。米国製のMedtronic Biopump, Sarns Delphin pump（テルモ），Bard Isoflow Lifestream pump, 国産のテルモCapiox pump, 日機装ポンプ，ドイツ製Medosポンプなどがある。

2) 第二世代の遠心ポンプ

週単位の補助を想定した耐久性の高いポンプもすでに開発され開心術やPCPSに臨床使用されている。京セラ・Medtronic Gyroポンプ，Swedenヨストラ社ロータフローポンプ，近々上市が予定されている国産のジェイ・エム・エス製斜流ポンプ（重さ41g，充填量20mlと世界最小）がある。斜流ポンプとは揚力を利用する軸流ポンプと遠心力を利用する遠心ポンプの中間に位置するポンプである。これらのポンプはいずれもシャフトレス，シールレスのpivot bearing構造を有しており，

優れた耐久性が期待されている。

3) 駆動装置と付随機能

遠心ポンプ駆動装置の主要付随機能としては流量一定モードと拍動流モードがある。

(1) 流量一定モード

遠心ポンプは後負荷の変動により，一定回転数であっても流量が変動する。ヨストラ社のロータフローには非常に優れたconstant flow modeが搭載されている。状況による受動的な流量変動を気にする必要性がなく安全性・操作性の面で非常に大きい意味があり今後登場する遠心ポンプ駆動装置の必須機構となろう。

(2) 拍動流モード

モーターの回転を断続的に増減することにより拍動流を作ることが可能で，Sarns Delphinポンプやヨストラ社ロータフローポンプのように拍動流機能を有するものもある。しかし体外設置ポンプで作成する拍動流は送血カニューレ部でのダンピングにより体内ではせいぜい20mmHg前後の脈圧に減衰してしまう。したがってPCPSで拍動流を期待する場合にはIABPを併用すべきである。

2. 人工肺

PCPSに求められる人工肺の条件は耐久性である。膜型人工肺の耐久性に関係する現象にはwet lungと血漿漏出（serum leakage）の二つが挙げられる。

1) wet lung

中空糸を用いた血液外部灌流型の膜型肺では中空糸内部が酸素ガスなどの流路となる。人工肺の血液流入側から流入した血液が流出側に至るまでに冷却されガス流路である中空糸内部に結露を生じガス流路抵抗が上昇し，炭酸ガス除去能を中心にガス交換能を維持するためにどんどんガス流量を上げざるを得なくなる現象をwet lungと呼ぶ。人工肺ホルダーの流出路側の部分をヒーターで加温することにより解決可能である。

2) 血漿漏出

中空糸にはmicroporeと呼ばれる微細な孔が開口しており，膜型人工肺とはいえ，実際は血液とガスは直接接触している。このような多孔質中空糸そのものは疎水性でありこの微細孔を介して血漿成分が漏出することは血液の表面張力もあり通常はない。しかし，中空糸表面に吸着した蛋白が長時間循環により変性を生じmicroporeに入り込み親水化してしまうと，この孔を介し血漿成分が漏出するようになる現象をいう。通常の開心術用人工肺では12～48時間程度が限界とされてきたが最近では以下のような血漿漏出を生じにくい肺も臨床導入されている。

(1) 大日本インキ（DIC）社製MENOX肺

血液接触側にほとんどmicroporeを有しない緻密層を有するポリオレフィンからなる中空糸を用いており，1週間程度の使用ではほとんど血漿漏出を生じない。最近中空糸を細くし充填量を増加させることなく膜面積を増加させることに成功し，従来不足が指摘されてきた炭酸ガス除去能を向上させたMENOX α が臨床導入されている。

(2) 泉工医科工業製HP肺

多孔質中空糸の表面に厚さ$0.2\mu m$の薄層シリコンコーティングを施すことにより，ガス交換能を損ねることなく，血液とガスが非接触で高い生体適合性，耐久性を実現している。

3) PCPS用人工肺として耐久性以外に求められる要素

(1) プライミング

緊急を要するPCPSのセットアップではプライミングの容易な人工肺であることが条件となる。基本的には遠心ポンプの下流に位置する人工肺では中空糸のmicroporeからポンプで作りだされる陽圧により気泡を押し出すという方法が取られている。この方法は血液を含まない晶質液充填（クリアプライミング）時にのみ可能である。血液循環開始後は瞬時に血漿蛋白が膜表面に吸着し親水化されてしまい，膜内部のガス流路側に強い陰圧をかけてひっぱってやらない限り，microporeからの自動的脱気は困難となるからである。テルモ社のPCPSシステムEmersaveでは間欠的に遠心ポンプのon，offを繰返すことにより回路内の気泡を効率良く人工肺に送り込むことにより自動的

に充填，気泡抜きを完了させる独自のauto-priming機構が威力を発揮し，5分以内の充填が可能となっている。またMENOX肺ではさらに一歩進んであらかじめプライミングの完了したプレプライミング肺の実用性もすでに実験的に立証されている。

(2) 熱交換器

緊急性，小型化を重視すれば熱交換器はPCPSに必須の装置ではないが，低体温療法や，逆に過度の低体温による不整脈防止等を目的とし，熱交換器による能動的な体温調整を必要とすることも少なくない。全身循環確立に続き心内修復術に移行するような場合にも熱交換器は必要となる。テルモのEmersaveには熱交換器付きの人工肺を組込んだオプショナルセットも用意されている。充填量は500mlをオーバーするが，PCPS導入に余裕のある場合は用途に応じてオプションを選択することも重要であろう。

3．送脱血カニューレ

できるだけ壁厚が薄く，外径が小さく，内径の大きなカニューレが理想である。強度を保つためにwire補強された脱血カニューレもある。また下肢血流確保のための側管やPCPS下にPTCAを施行できるようにするルーメンを有する送血カニューレの開発も行われている。PCPSの合併症で最も多いのはカニューレ関連合併症である。対策としては導入に余裕のある場合は確実で抜去時の修復も容易なセミセルジンガー法によるカニューレの挿入[1]，また抜去時には面倒がらず外科的抜去・修復も考慮すべきである。

4．コーティング法や材料

短時間使用の人工心肺では安価なコーティング方式へのシフトが進行中であるが，長時間補助のPCPSではいまだMedtronic Carmeda Bioactive Surface，テルモHepafaceなどの共有結合ヘパリンコーティングが主流である。その他の新規材料としてはmicrodomain構造を作り出すsurface modifying additive（SMA）や，リン脂質を多量に含み模擬生体膜を形作るMPC コーティングなどが注目されている[2]。

5．トータルシステム

緊急補助循環に対応するためには，pre-assembledのシステムを常備しておくことが必須になるが，それにはready madeタイプとorder madeタイプがある。

1）ready madeタイプ

テルモ社やMedtronicのように遠心ポンプ，人工肺ともに製造している企業がセットで上市しているタイプである。テルモ社製Emersaveは自動充填機構を有し，充填量も470mlと小型でPCPSが救命救急領域にまで普及発展するきっかけとなった。ヨストラ，ジェイ・エム・エスも今後独自のPCPSシステムを上市する計画を持っている。

2）order madeタイプ

テルモ社やMedtronic以外の遠心ポンプを使用している病院が，複数社の遠心ポンプと人工肺を組み合わせpre-assembledのシステムを特注し病院に常備しておく方法である。日機装の遠心ポンプと泉工医科工業のHP肺の組合わせ（泉工医科工業）や，MENOX肺の耐久性に重きをおいて他社の遠心ポンプとみ合わせるなどが代表例である。各病院の細かいニーズに対応しうるメリットはあるが，大量生産・コスト削減には逆行する。今後は次に示すeasy orderタイプに移行するものと思われる。

3）easy orderタイプ

ready madeタイプを基本とし，そこにちょっとした機能を附与することで，機動性・小型などを損ねることなく使用目的の拡大を可能とするアプローチである。テルモ社のEmersaveに熱交換器つき人工肺を組み合わせたシステムや，送血・脱血回路間に動静脈シャント回路を設け，そこにボリューム調節用のソフトリザーバーを組み込むことによりそのまま開心術などへの移行も可能にしたシステムなどがある。

将来の展望[3]

1．携帯型PCPS

病院内での使用に限れば，現存するPCPSシステムで機動性・サイズの面でほぼ満足しうるレベルに到達していると考えられる。しかし，病院間

搬送や院外の心肺蘇生の現場での導入を考慮すると，まだまだ大掛かりすぎる面も少なくない．現存の駆動装置は種々の安全機構がその容量の大半を占めており，これらを目的に応じて必要最小限に削ぎ落とすことにより1/3から1/4程度のサイズに縮小することが可能とされている．動静脈のカニュレーションさえ可能であれば，気管内挿管も心臓マッサージも必要としない心肺蘇生，脳保護，搬送が可能となる可能性もある．

2．血液外部灌流型血液ろ過器

PCPSを必要とするような重症心不全症例は腎不全を合併する頻度が高く，持続血液ろ過を必要とする場合が少なくない．現状ではPCPSのメイン回路に並列の回路を設け専用のポンプも一台追加して血液ろ過器を組込むことによって水分管理が行われている．われわれは，開心術中の人工心肺やPCPSなどの補助循環が施行されている状況では，体外循環の全流量を血液ろ過器に灌流することが可能と考え，現在の血液内部灌流型の血液ろ過器を血液外部灌流型に変換した装置を考案・開発した．この血液外部灌流型血液ろ過装置は，並列回路を設けることなくメインのPCPS循環回路内に直列に組込むことが可能で，回路はシンプルとなり専用ポンプも不要である．また除水能力は向上し，ろ液の回収も容易となる．本装置をあらかじめPCPS回路に組込んでおくことも有用であろう．

3．各種パーツの一体化

前述した血液濃縮器と人工肺の一体化による人工腎肺に加え，遠心ポンプと人工肺の一体化装置でしかもプレプライミングの装置も開発中である．

[文 献]
1) 西田　博：Failing Heartの機械補助．開心術周術期の補助循環．胸部外科手術のpitfallと最新術式．日本胸部外科学会卒後教育委員会編 1999, p 360.
2) 西田　博，ほか：総説人工心肺回路の生体適合性向上を目指して：各種ヘパリンコーティングと新しいアプローチ．循環制御 20：394, 1999
3) 西田　博，ほか：特集PCPS：現況とその展望；PCPS装置および周辺機器の進歩．集中治療 12：965, 2000

How to

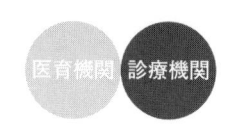

PCPS法の実際

大垣市民病院循環器科　曽根孝仁

　経皮的心肺補助法（PCPS）はここ10年の間に，日本の急性期医療の現場で急速に認知されてきた[1]。管理法あるいはハード面での改良等，今後の検討課題も多いが，本システムによってのみ救命しうるケースも多く今や必須のアイテムとなりつつある。本稿ではその導入，維持に関する基本的な注意点につき概説する。

適応

　PCPSの主な臨床的効用には，①低心拍出量を補う確実な流量補助のほかに，②十分に酸素化された血液を送血する呼吸補助あるいは，③心負荷（心室壁過伸展）軽減による抗不整脈効果がある。PCPSの適応となる病態ならびに疾患を表1に示す。これらのうち緊急時使用の基礎疾患としては急性心筋梗塞が最も多くついで急性肺血栓塞栓症，劇症型心筋炎がある。いずれにおいても重篤なショック状態あるいは蘇生段階での導入となり，その治療成績はdecision makingを含めた手際の良さに依存する。まずは迅速に血行動態を安定させた後に，診断・後療法について検討するといった姿勢が肝要である。適応の判断に迷う際には大腿動静脈ルートを確保しstand-by PCPSの状態で通常の治療を続行する。

PCPSの導入

　補助体外循環の維持には十分な抗凝固療法が必須である。後の出血性合併症を避けるためにも，カニュレーション時の操作は極めて大切である。操作は透視下でのセルジンガー法が原則であるが，それが困難な状況ではJ型ガイドワイヤーがスムーズに目的とする長さまで送り込めることを確認しなければならない。また心肺蘇生時の胸骨，肋骨損傷は後に制御しえない縦隔出血を招きうるので注意を要する。十分な流量を得るには，回路抵抗を減らし血液損傷を軽減するためにも，十分な太さの送脱血管（大人で各々17Fr，21Frが標準）を屈曲なく留置する必要がある。このため脱

表1　PCPSの適応病態と疾患

1. 緊急心肺蘇生	通常の蘇生に反応せず，かつ時間的に脳障害の可逆性が期待しうる場合の蘇生手段として原因が確定していない各種疾患，低体温，中毒および外傷	
2. 循環補助	a)	心機能の回復をもたらす治療手段までのブリッジ，および心機能回復過程における血行動態補助として 急性心筋梗塞，劇症型心筋炎，開心術後の心原性ショック
	b)	頻回の電気的除細動を要するあるいは抵抗性の致死性不整脈発作 虚血性・非虚血性（心筋炎，QT延長症候群等）心室頻拍・細動
	c)	補助人工心臓へのブリッジとして 心臓移植対象症例のLOS，a) 症例中の回復遅延例
	d)	肺循環の途絶が解除されるまでのブリッジ 急性肺血栓塞栓症時のショック
	e)	一時的な補助体外循環として 待機的supported PTCA，心大血管手術時の補助手段
3. 呼吸補助	重症呼吸不全，呼吸器系手術時の補助手段	

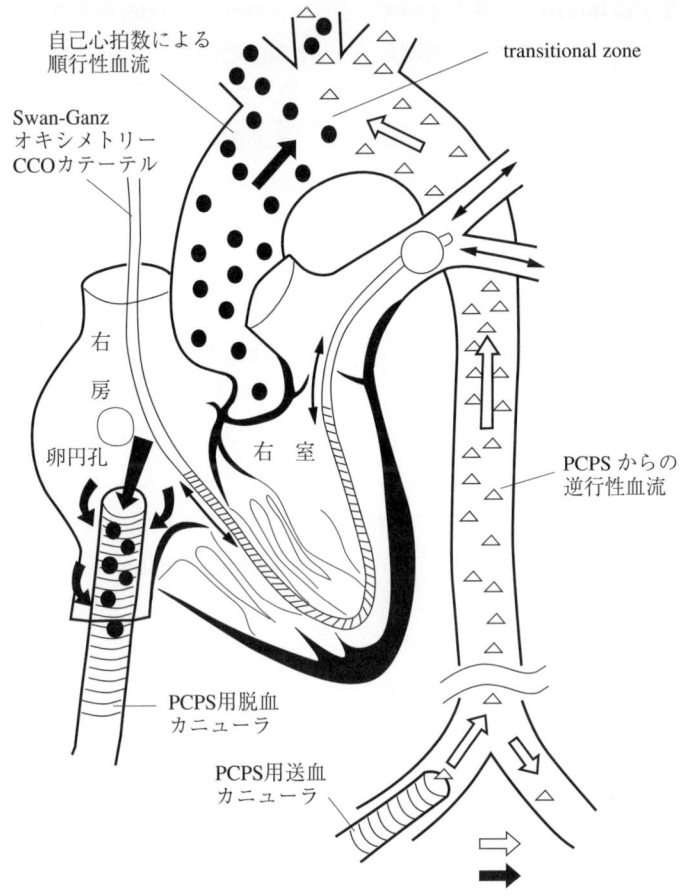

図1 PCPS中の血行動態モニター：血液ガス測定のピットフォール
　三尖弁逆流が軽微でかつ右心拍出量が1l/分以上あれば，PCPS中でもサーマル・フィラメントを用いた熱希釈法で連続的な右心拍出量の測定が可能である．その際全身の体循環血液量＝PCPS流量＋右心拍出量となる．心拍出量が極めて低下した状態では左心血が逆流し，カテーテル先端の酸素飽和度センサーは混合静脈血酸素飽和度の指標とならない．自己心拍出量の程度により移行帯のレベルは変化する．左右上肢，左室，大腿動脈のガス分析でその位置を推定することが可能であるが，PCPS下といえど，自己肺による十分な呼吸管理は大切である．

血管は左より右大腿静脈より挿入する方が好ましいが，wire補強された脱血管の選択や内頚静脈経由というオプションもある．送血管についても同様な配慮が必要であり，動脈拍動に左右差があるときは良い方より挿入すべきである．脱血管が右房内に，送血管が腸骨動脈内に留置されたら直ちに回路に接続しポンプを作動させる．回路流量が十分に得られない場合には，①循環血液量の不足，②脱血管先端部の位置が不適切，③送脱血管の屈曲，④送血管遠位の動脈狭窄等が考えられる．PCPSシステムは送脱血管，回路チューブ，遠心ポンプ，膜型人工肺の各パーツよりなるが施設間あるいは用途により種々の組み合わせがある．最近では5分前後での自動プライミング機構がついた一体型のready madeタイプのシステムが市販されており救急医療の現場で威力を発揮している．そのセットアップの詳細については使用説明書を参照されたい．

PCPSの管理・維持・離脱
1．補助流量

　最優先されるべきことは，必要十分な体血流量（PCPS流量＋自己心拍出量）を確保し全身の組織灌流を正常化させることである．不十分な補助では多臓器不全を加速することとなり，決して救

命には繋がらない．まずは体血圧，尿量が維持できるまで流量を上げることが肝要である．循環血液量が十分（多くの場合急速輸液を要する）であれば最大4～5l/分の流量を得ることができ心停止にも十分対応しうる．モニターとしては右室内サーマルフィラメントを用いたSwan-GanzオキシメトリーCCOサーモダイリューションカテーテルによる右心拍出量と混合静脈血酸素飽和度（Sv_{O_2}）の連続測定が有用である（図1）．ただし自己心拍出が極めて減少している状態では，PCPSの吸引圧及び弁逆流により左心系の血液が肺循環を逆流するため肺動脈内でのSv_{O_2}測定は全身灌流の指標とならない．このような際には別途に，右房あるいは上下大静脈からの採血により評価しなければならない．他に卵円孔開存等の留意すべき問題点もあるが，Sv_{O_2}は簡便で信頼性の高い有用な指標である．一般に$Sv_{O_2}>65\%$を目標に補助流量を増減し離脱に導く．

2．抗凝固療法

ヘパリンコーティング回路ではACT250秒前後で維持する．一般に高流量下では低めに，低流量下では高めに設定して全身の血栓塞栓症を予防する．抗凝固剤としてはヘパリンが一般的であるがヘパリン誘発性血小板減少症（HIT）がある場合にはアルガトロバンに変更する．異物との接触反応に伴う凝固・線溶・キニン・補体系の活性化を抑制するため，長期例ではメシル酸ナファモスタットの投与（40mg/h前後）が有効である．実際，その併用により出血性合併症は激減した．

3．左室後負荷軽減

補助循環により得られた体血圧は左室にとっては逆に後負荷の増大となる．したがって左室機能低下がある場合はIABP併用による収縮期減負荷が必須である．また同時に薬剤による体血管抵抗の軽減も大切である．一方，肺血栓塞栓症等の左室機能低下がない場合は不要である．

4．移行帯の存在

肺循環での酸素化が十分でない場合に問題となる．PCPSによる大腿動脈からの逆行性血流と自己心拍出の順行性血流が大動脈内でぶつかるレベルがtransitional zone（移行帯）である（図1）．そのレベルは自己心拍出量により規定されるが，移行帯が大動脈弓部より末梢にあると，自己肺での酸素化が悪い場合，冠循環や脳は低酸素状態に陥ることである．したがって右上肢，場合によっては左室内の酸素分圧のモニタリングが必要である．

おわりに

長期補助が必要となる際においては免疫能低下・血液損傷・多臓器不全等，PCPS装置の生体適合性と関連する合併症が問題となってくる[2]．しかしながら短期（3日以内）で離脱しうるケースも決して少なくはない．十分な理解のもと，機を失することなく有効に利用されたい．

[文 献]
1) 澤　芳樹：本邦におけるPCPSの現況：全国アンケート調査より，経皮的心肺補助法；PCPSの基礎から臨床まで．松田　暉監修．東京，秀潤社，1998, p19
2) 曽根孝仁：PCPSの長期管理：合併症なく長期補助を続けるための基礎知識，特集PCPS：現況とその展望．松田　暉ほか編．集中治療12：1015, 2000

5

肺臓 編

How to

麻酔科領域の打・聴診法

日本医科大学第二病院麻酔科　杉本季久造

　術中に多くのモニターが使用される現況では，肺臓の打・聴診は軽視されやすい。しかしながら，簡便で使用する器具も安価，さらに，無電源で利用できるなど有用性は大きい。打診は，術野の消毒や覆布のため，術中施行は困難で，術前術後に意義がある。聴診は，安全な麻酔に必要な呼吸音の監視に有用で，気道確保や換気の状況を知るために欠かせない。呼吸音の持続的聴診とともに，バッグの"硬さ"や気道内圧の変化，麻酔回路内の"喘鳴"，パルスオキシメータやカプノグラフィーで変化をみた場合は，できる限り広範囲の肺野を聴診し，原因究明の一助とすべきである。一般的な胸壁での聴診と，食道内聴診器を用いる場合がある。胸壁での聴診は，正常音および異常音とも高周波帯に属するので，ダイアフラム型が適している。聴診で最も注意すべき点は，"音は伝播する"ことである。特に，陽圧換気では，他部位の換気音が伝播して，換気が不十分な肺野でも"呼吸音"を聴取することがある。以下に，打診・聴診が必要となる状況や関連事項を列挙する。

1．術前回診での注意点

　気管支喘息や慢性閉塞性肺疾患の併存は，慎重な聴診を必要とする。しかし，喘息発作や喀痰増大は，夜間や早朝に多く，実際に回診する時間帯では，評価し得ないことも多い。既往歴や問診が重要である。

2．気胸および胸水貯留

　周術期の何時でも発現し得る。術前のIVH挿入，術中や抜管時の咳反射，および腹腔鏡下胆嚢摘出術の術操作で，気胸となることがある。多発外傷では，明らかな胸部外傷を認めなくても，血気胸の併存があり得る。悪性腫瘍，特に，卵巣癌などでは，胸水が急激に貯留することがある。

3．気管内チューブの位置確認

(1) 気管内挿管と食道挿管の鑑別

　肺野と心窩部の聴診などにより鑑別する。ただし，換気音は伝播するので，食道挿管でも，両側肺野で"呼吸音？"が，逆に，気管内挿管でも，心窩部で"胃泡音？"を聴取する場合がある。前者は，特に，新生児などで多く経験する。気管内挿管後は，両側肺野の左右均等な呼吸音と，心窩部の注意深い聴取とともに，両側左右対称な胸郭の上昇と気管内チューブの呼気ガスによる曇りを確認し，パルスオキシメータやカプノグラフィーを参考とする。しかし，食道挿管直後でも，両者は正常に近い値を示すことがあり得る。

(2) 気管内チューブが深すぎないことの確認

　気管内チューブが深すぎる場合，いわゆる片肺挿管となる。この場合でも，呼吸音は伝播し，また，陽圧換気で，チューブ先端が気管分岐部近傍にある場合には，わずかながら非挿管側も換気されることがある。このため，非挿管側の上肺野では，呼吸音を聴取し得る。気管内チューブが深すぎないことを確認するには，特に，両側腋窩部で，呼吸音の左右差に注目することが重要である。

(3) 気管内チューブが浅すぎることの確認

　聴診のみでは，確認は難しい。チューブが喉頭咽頭内に滑脱しかかっている場合のみ，カフのシールが不十分な場合と同様，甲状軟骨部で，"喘鳴"が聴取される。胸骨上窩でのカフ触知が有用とされる。

4. 気管内チューブの位置が変わる因子

適切な位置に挿管された気管内チューブでも，チューブ先端が相対に移動し，片肺挿管や滑脱が起こり得る。不適切なチューブの固定，頭位変換（前屈，後屈および回旋）や体位変換，体全体の移動，咳反射，気腹などによる腹圧の上昇に注意を要する。

5. 急に呼吸音が聴取できなくなった場合

麻酔回路のはずれ，気管内チューブの咽頭喉頭内への滑脱，人工呼吸器のスイッチの入れ忘れ，および，気管内チューブ先端より麻酔回路全般の閉塞が原因となる。カプノグラフィーや気道内圧を参考として，原因を究明する。

6. 無気肺の確認

開胸術などで，ダブルルーメンチューブを用いた場合，左右均一に呼吸音が聴取できても，胸部X線写真で無気肺を認めることがある。これも，呼吸音が伝播するためで，通常の気管内チューブを用いた場合も，同様のことがいえる。聴診のみで，無換気肺野を必ず診断できるとは限らない。

7. ダブルルーメンチューブ使用時の問題点

気管および気管支用チューブのいずれをクランプしても，両側の上肺野で呼吸音が聴取される場合は，気管支内チューブが気管内にあるか，または，そのカフが上葉気管支口より遠位にある場合である。後者の場合は，クランプにより，同側の下肺野では呼吸音を聴取しがたい。いずれにしろ，気管支ファイバースコープにより確認する。側臥位での開胸術で使用することが多く，体位変換，手術操作および縦隔の偏位により，チューブの位置が変わりやすい。気管支ファイバースコープを併用し，最適な位置にチューブを維持する。下側の胸壁に聴診器を装着するか，食道聴診器を挿入する。

8. 抜管時での聴診

呼吸音の左右差を確認する。さらに，喀痰は重力により"下側"に貯留しやすいので，仰臥位では背側，腹臥位では腹側，側臥位では下側肺野を聴診する。

9. 食道聴診器について

成人では，鼻孔より約35cm前後まで挿入し，呼吸音と心音を聴取する。開胸術，腹臥位での手術および肥満症例など，胸壁からでは，聴診が困難，または，呼吸音自体を聴取し難い場合に有用である。

まとめ

臨床上，低酸素状態や換気に問題をみた場合には，速やかに，吸入酸素濃度を上げるとともに，肺臓の打・聴診を施行することを銘記すべきである。

How to

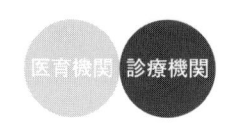

麻酔科領域の打・聴診法

多摩南部地域病院麻酔科　大越麻里子

術前診察の打・聴診

1. 目的
(1) 呼吸器疾患の有無と程度を診断。全身麻酔，気管内挿管などの侵襲的手技が可能か。合併症の予測（喘息発作，気胸，気道分泌物）。
(2) 心雑音・不整脈の有無。専門医紹介。

2. How to
(1) 診察前に胸部X線写真やカルテを見る。
(2) 打診からの情報は胸部X線写真でほぼ得られるので行っていない。外傷患者では肋骨骨折を見逃さないために触診する（図1）。
(3) 聴診は安静呼吸下に型通り呼吸音と心音を聴診する（図2）。呼吸器疾患のある患者では深呼吸，咳，努力呼出下にも聴診する。気管支収縮や気道分泌物による異常呼吸音が聴取できる。喘鳴，湿性咳がある場合は全身麻酔を避けるか，予定手術は延期を検討する。

術中管理の聴診

1. 目的
(1) 気管内チューブの位置確認
(2) 換気トラブルの原因検索
(3) モニタリング

2. How to
(1) 気管内チューブの位置確認

気管内挿管直後，気管内チューブを動かした時と頭位・体位変換後は必ず左右聴診する。しかし，聴診では食道挿管を完全に否定できないので十分に注意する。気管内チューブのさまざまな位置と聴診所見を示した（図3）。チューブトラブルを起こしやすい状況（分離肺換気，小児，気管孔からの挿管）やチューブが隠れる状況（頭頸部手術，腹臥位）では，適宜，麻酔バッグを押しながら聴診する。

分離肺換気の聴診ポイントは，気管支チューブの左右の位置，分離換気されているか，気管支チューブ側上葉枝領域の肺胞音（左右別気管支チューブの挿入・留置の項参照）。

小児で気管内チューブの深さを決める時に，左肺を聴診しながら片肺挿管（必ず右に入るとは限らないが）し，その深さから2cm抜いたところで固定する方法がある。

(2) 換気トラブルの原因検索

気道内圧上昇，SpO_2低下，呼気CO_2上昇などのトラブルが生じた時は，麻酔バッグを押しながら両側肺野全体を聴診する。麻酔回路呼気の聴診でも気道分泌物による異常音・呼気延長などが判る

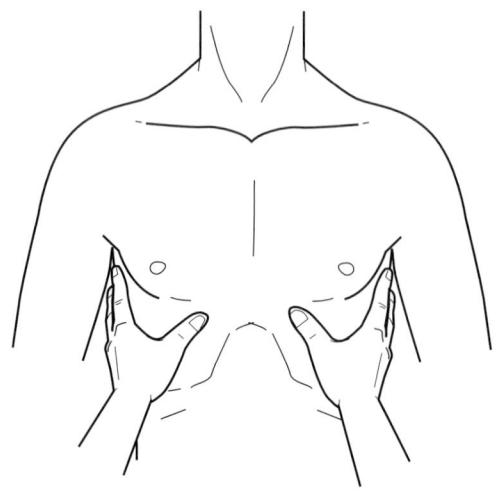

図1　外傷患者の胸部触診
患者の肋骨を順に1本づつ押さえる要領で圧痛の有無を見る。気胸の皮下気腫を握雪感として触れることもある。

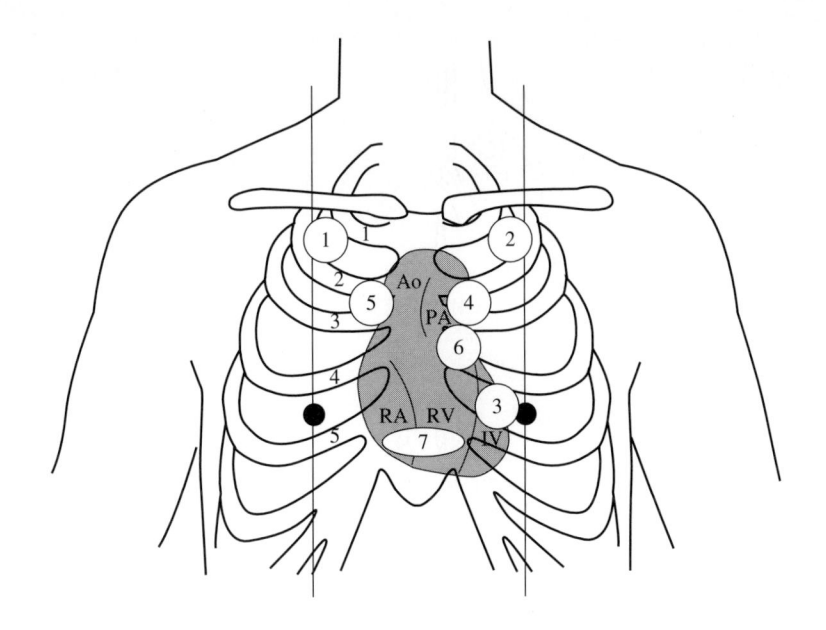

①② 肺尖　　　　　　⑤ 大動脈領域
③ 僧帽弁領域　　　　⑥ Erb 領域（大動脈弁閉鎖不全雑音）
④ 肺動脈領域　　　　⑦ 三尖弁領域

図2　基本の聴診
無害性雑音は3 S murmur（soft, short, systoric）で収縮早期に小さく聴取し，臥位で強くなる．橈骨動脈を触診しながら聴診すると心雑音の時間的位置が分かりやすい．

（図4）．

(3) モニタリング

　胸壁聴診器．小児で導入時に前胸部に乗せ片耳で心音（リズム，速さ，強さ）と呼吸音を聴診する．緩徐導入時の高濃度吸入麻酔は心抑制が強いので，心音は重要なモニターである．術中は腋窩など手術の妨げにならない位置に装着する．小児ではチューブの自然抜去・閉塞・片肺挿管が起こりやすいので，換気状態に常に注意する．小児開胸手術では下側肺の呼吸音をモニターする．

　食道聴診器．胸壁聴診器より雑音は少ないが，呼吸音は気管内チューブ由来の音が主である．心臓手術では治療効果＝心雑音の変化を聴取できる．麻酔導入後，経鼻または経口で盲目的または喉頭鏡で直視下に挿入する．気管内挿管時に展開したまま挿入してもよい．サイズは乳児から成人まで9Frでよい．深さは目的の音がよく聞こえる位置だが，挿入前にプローブを体表に当て距離を測るか，外耳孔から鼻腔までの体表上の距離（門歯から心臓後面の距離に相当）を目安に挿入する．座位開頭手術などの空気塞栓のモニタリングとしては感度が低く役立たない．

術後管理の聴診

　特に人工呼吸器を使用する場合には，適切に人工呼吸されていることを確認するまで，担当麻酔医は呼吸管理に責任を持つ．その中の手段として呼吸音の聴診は欠かせない．

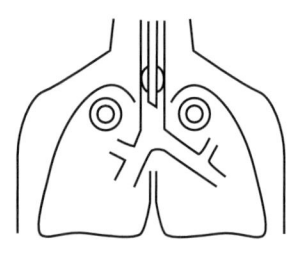

a. 正常

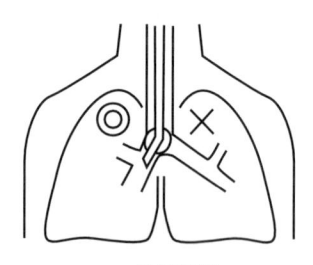

b. 片肺挿管
最大前屈時に成人でチューブは
約2cm前進する。

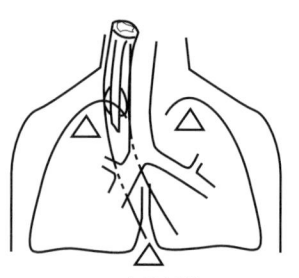

c. 食道挿管

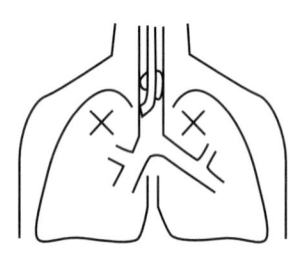

d. カフ異常
ベーベルが壁に当たって
閉塞している

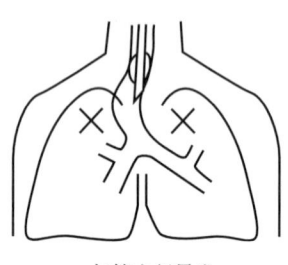

e. 気管走行異常
ベーベルが壁に当たって
閉塞している

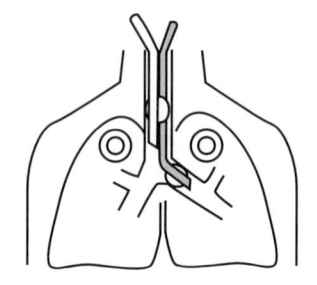

f. 分離肺換気（ダブルルーメンチューブ）

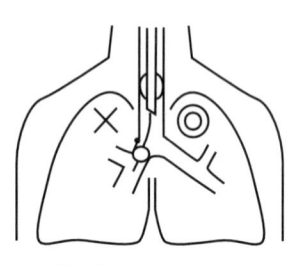

g. 分離肺換気（ブロッカー付き）

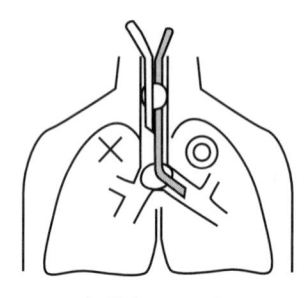

h. 気管支カフの逸脱

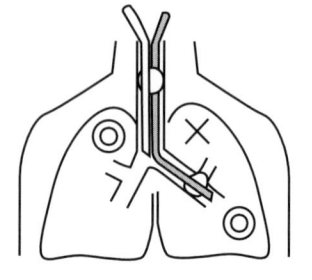

i. 気管支カフによる上葉枝閉塞

図3　気管内チューブの位置と聴診所見
聴診所見　◎　正常呼吸音
　　　　　△　胃内空気音
　　　　　×　呼吸音が聴取できない

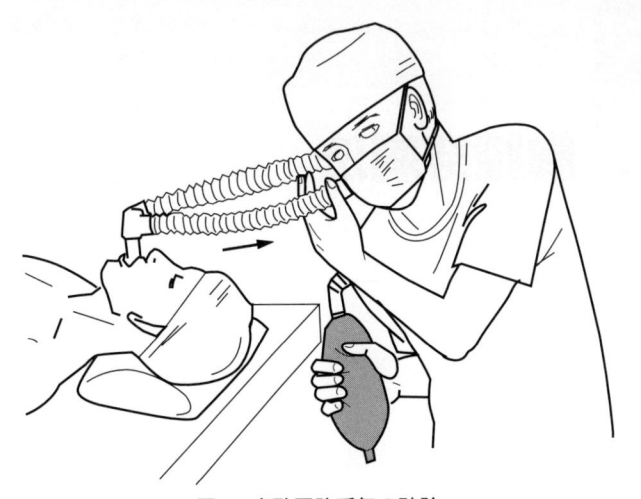

図4 麻酔回路呼気の聴診
手軽にできる。気道分泌物による異常音はよく聞こえる。

How to

胸腔穿刺法

日本医科大学救急医学　小井土雄一

　胸腔穿刺法にはさまざまな合併症がある。いかに行ったら最も低リスクに安全に行えるかを解説する。

胸腔穿刺の適応

　胸膜腔に貯留した気体あるいは液体が、呼吸障害の原因になっている場合、胸腔穿刺による脱気あるいは排液が適応となる。しかし、液体に関しては、少量でも性状を調べるために穿刺する場合もある。適応病態としては、気胸、胸水、膿胸、血胸、乳び胸がある。しかし、一般には胸水を穿刺吸引する頻度が高い。

　〔ポイント〕手術室で麻酔科医が行う手技に限ると圧倒的に気胸に対する脱気の頻度が高い。鎖骨下静脈あるいは内頸静脈に中心静脈ラインが確保された患者が、麻酔中陽圧換気することにより気胸が顕著化する。場合によっては緊張性気胸まで進行する。臨床症状（呼吸音減弱、打診上鼓音、皮下気腫）等で、疑われた場合はX線写真を待つことなく穿刺することが重要である。また、分離肺換気している場合も、肺圧損傷（barotrauma）により気胸が起こる可能性が通常より高いので注意する。

　胸腔穿刺法で一時的な脱気・排液するのか、次項に述べる持続的なドレナージ術を行うかの判断は、時間経過と産出量によって決められる。一般的には、長時間かけて徐々に貯留したものに対しては胸腔穿刺法、短時間で大量に貯留したものに対しては胸腔ドレナージ術が行われる。

　〔ポイント〕長時間かけて大量に溜まった胸水を一遍に除去すると再膨張性肺水腫（re-expansion pulmonary edema）が生じる可能性がある。1回の排液は30分以上かけ1,500ml以下に留める。

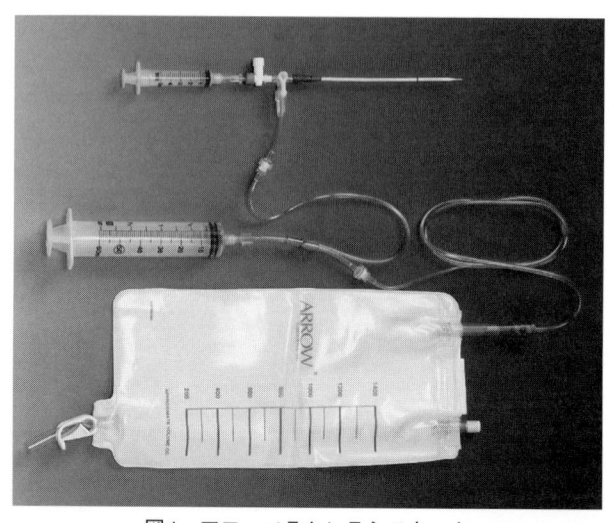

図1　アローソラセンテシスキット

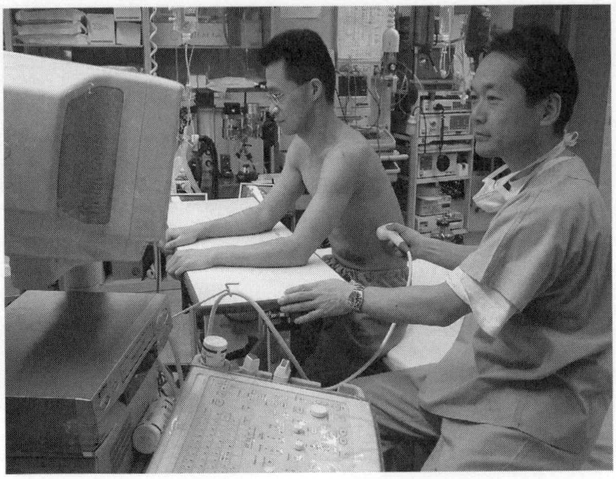

図2　超音波検査時・穿刺時の患者の体位

胸腔穿刺の方法

1. 準備するもの

消毒薬（ポピドンヨード），術野覆布，局所麻酔剤（1％塩酸リドカイン），局所麻酔用注射器，局所麻酔用カテラン針（22～23G），側孔つきエラスターあるいは留置針（16～18G），滅菌スピッツ（検体用），三方活栓，延長チューブ，排液バッグ

上記がセットになり穿刺針から排液バッグまでがクローズドシステムになっている製品もある（図1）。この手技は清潔操作が要求されるので，術者は帽子，マスク，ガウン，滅菌手袋で実施する。

2. 患者の体位と穿刺部位

〔ポイント〕手技に入る前に患者に手順を十分説明して，患者の不安を取り除いておく。

穿刺部位は，脱気の場合は，仰臥位で第3あるいは4肋間中鎖骨線，液体排液の場合は，坐位で第7から第8肋間腋窩線が基本となる。しかしながら，胸部X線写真，胸部CT X線写真，超音波検査等の画像診断を駆使して最終的な穿刺部位を決めることは言うまでもない。胸水の場合は，肋間走査でecho free spaceが最大となる肋間を探し穿刺部位を決めるのが一般的である（図2，3）。また，膿胸等の限局性のものに関しては，超音波ガイド，CTガイドによる穿刺が有効である。

3. 麻酔方法

1％塩酸リドカインを用いて局所麻酔を行う。

〔ポイント〕血管・神経を損傷しないように目的穿刺肋間の肋骨上縁を穿刺部位とする。穿刺部位にまず皮下注して膨疹を作り，その中心を実際のカテーテル挿入路に沿って麻酔していく。

〔ポイント〕この際，①穿刺針は一旦肋骨の上端に当てて，②そこから上縁を這わせるように，③胸腔内に挿入する（図4）。注射器に時々陰圧をかけながら，気体あるいは液体が吸引できるまで麻酔針を進め麻酔する。

〔ポイント〕麻酔時には十分に壁側胸膜まで局所麻酔する。胸膜の痛みによる胸膜ショック（pleural shock）が生じることがある。

4. 穿刺方法

エラスターあるいは留置針で，麻酔針の走路とまったく同様に肋骨に一度当てて胸膜腔に挿入する。針先が胸膜腔に達すれば気体あるいは液体が引けるので，あとは外筒のみ進める。

〔ポイント〕内筒を抜いた時は，指で外筒を塞ぐ。大気開放した場合は，空気を吸い込み気胸となるので注意する。

5. 脱気・排液方法

脱気する場合は，留置針に三方活栓と20ccシリンジを連結して，三方活栓を利用して吸引と排気を繰り返す。排液する場合は，留置針に延長チ

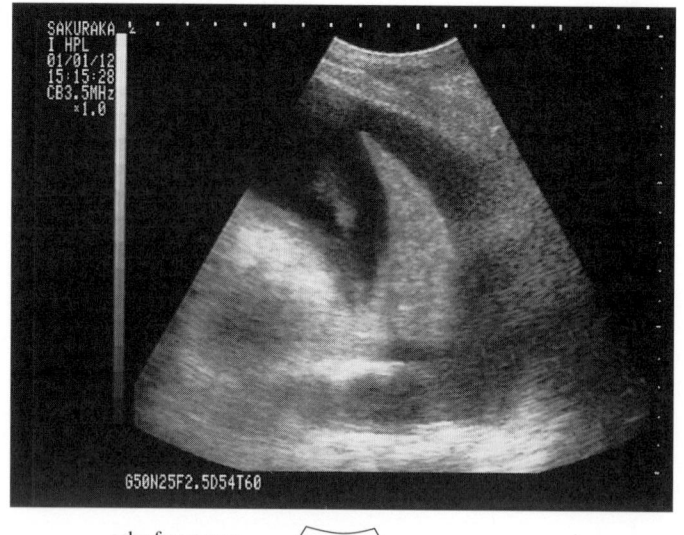

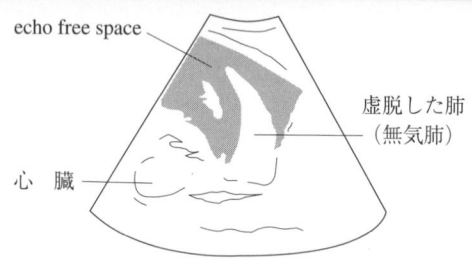

図3 超音波所見（左第6肋間走査）

ューブを数本連結し排液バッグへ導く，中ほどには三方活栓と20ccシリンジを装着して吸引排液を繰り返す。

〔ポイント〕三方活栓を一方弁として利用して，空気や液体の逆流を起こさないように脱気・排液する。胸腔内圧は陰圧になっているので大気開放した場合は，空気を吸い込み気胸となる。クローズドシステムになっているセットを使用すれば，逆流防止弁も内蔵されており気胸や感染の合併症は少ない。

〔ポイント〕胸腔内のカテーテルが，肺臓に当たると引けなくなる。その場合は，カテーテルを回転させたり引いたりして位置を変えたり，患者の体位を多少変えてみる。

6. 穿刺後

穿刺後は必ず胸部X線を撮り，穿刺前後での評価を行うと同時に合併症が起きていないことを確認する。

検体の取扱

性状のチェック（穿刺液の比重，タンパク，LDH，Rivalta反応），培養を行う。悪性腫瘍が疑われる場合は細胞診tumor markersも提出する。

合併症とその対策

1. 穿刺時

肺実質穿刺による気胸（胸水量が少なく，肺虚脱が少ない場合は特に注意）：通常は経過観察で可，必要なら脱気する。

穿刺針による肋間動脈損傷，肺臓損傷：いずれも損傷したとしても自然止血されることが多いが，出血傾向がある場合はこの限りでない。いずれにしても，損傷した場合は十分な経過観察を行い，止血されたことを確認する。止血されない場合は，経皮的動脈塞栓術あるいは小開胸止血術を要する。

2. 排液時

大気の胸腔内への吸い込みによる気胸：通常は少量であるので経過観察で可，必要なら脱気す

図4 穿刺方法

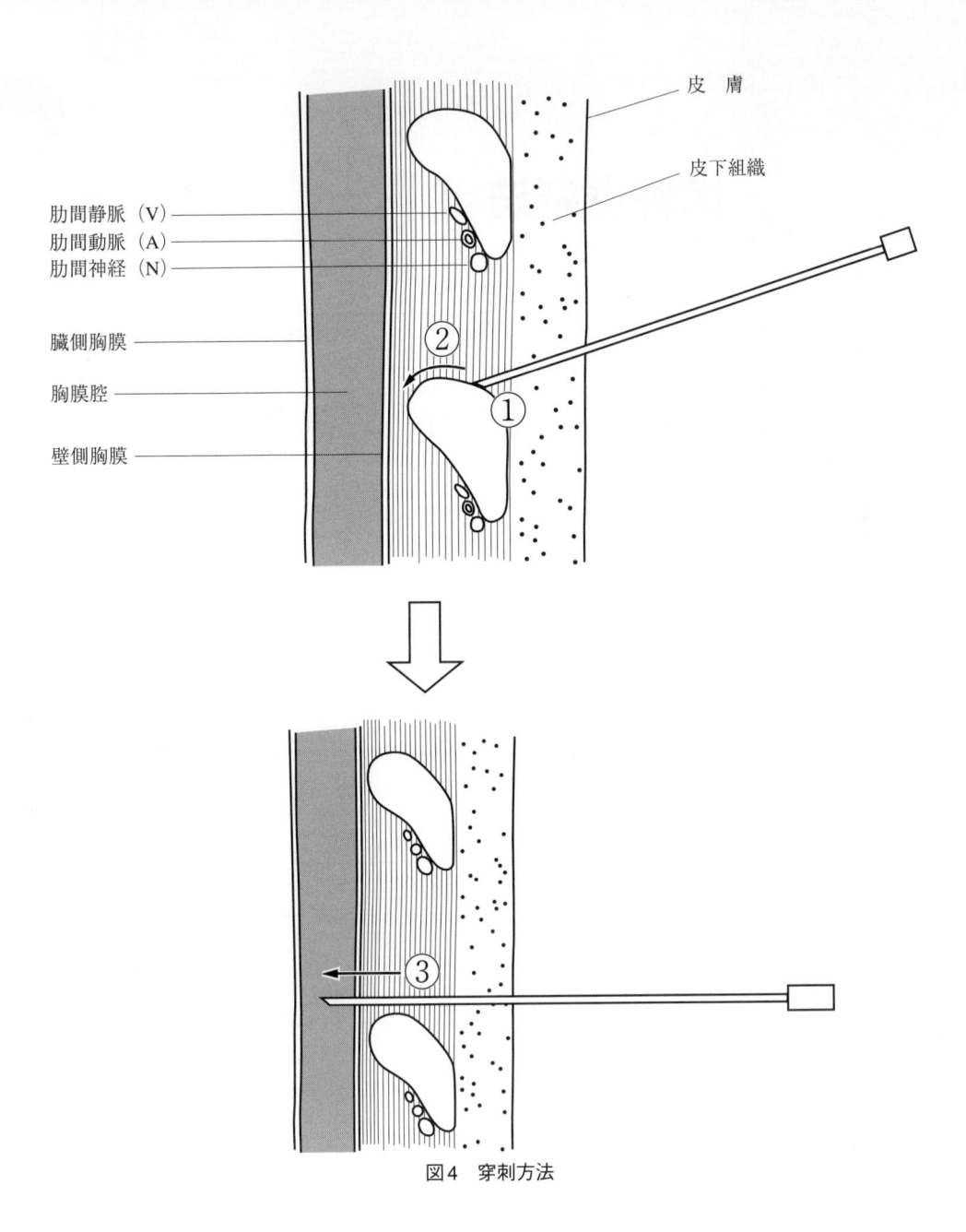

る。
3．穿刺後
再膨張性肺水腫：呼吸管理

穿刺時の細菌汚染による胸膜炎，膿胸：抗菌薬投与，ドレナージ等を行う。

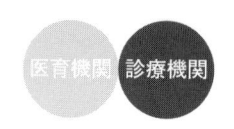

胸腔穿刺法

沖縄県立中部病院麻酔科　依光たみ枝

周術期胸腔穿刺法の手順とコツ（表1）

〔ポイント〕[1〜3]

① 液体か気体かにより穿刺法が異なる（表1）。→気体は上部へ液体は下部へ貯留

② 緊急性気胸を疑ったら，アルコール消毒のみで，直ちに18G針で脱気！

③ 急性期以外は1l以上の急速な排液は禁忌。(reexpansion pulmonary edemaの危険)

1. 局所麻酔法

1) 穿刺部位を中心にイソジンで広範囲（穿刺部位の変更の可能性）に消毒し，穴あき覆布をかける。

2) 痛みがあるのは皮膚と壁側胸膜なので，その部位に0.5％リドカイン1〜3ccで十分浸潤麻酔をする（全身麻酔下では不要）。

(1) 23G針25mmでは短いことがあるので，21G38mm針付き（肥満症例では70mmのカテラン針に変更）5〜10cc注射器を使用

(2) 肋骨下縁を走行している肋間動静脈，神経穿刺を避けるために，穿刺針をまず肋骨中線に当

表1　血胸，気胸の穿刺法の比較

	血胸，胸水などの液体	気胸
準備する物品	消毒液 穴あき覆布 滅菌手袋 0.5％リドカイン 23G注射器 18G以上の静脈留置針 三方活栓 延長チューブ 20cc注射器 エコー	消毒液 穴あき覆布 滅菌手袋 0.5％リドカイン 23G注射器 18G針か18G以上の静脈留置針 三方活栓 10cc注射器
体位	仰臥位 穿刺側の上肢挙上	仰臥位，半座位
穿刺部位	後腋窩線上	鎖骨中線上（内胸動脈穿刺の予防）
穿刺肋間	第4〜6肋間上縁	第2〜3肋間上縁
合併症	血管，神経損傷 迷走神経反射 気胸 肝，脾臓損傷	血管，神経損傷 迷走神経反射 心損傷

＊麻酔中の側臥位，腹臥位では穿刺部位が異なってくることに注意

図1 気胸穿刺

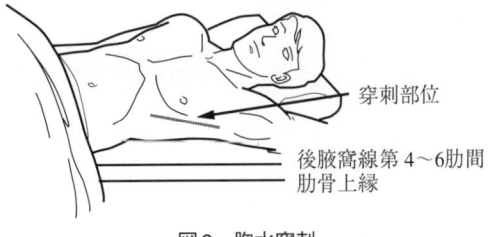

図2 胸水穿刺

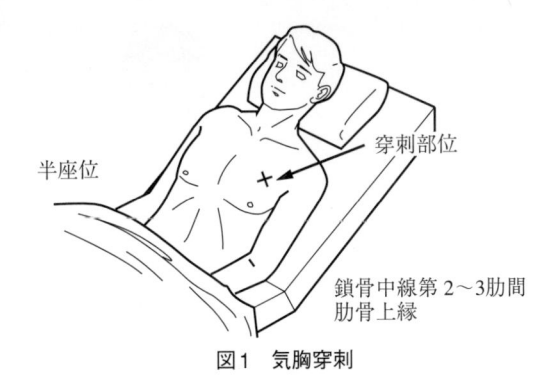

て，陰圧をかけながら徐々に肋骨上縁に針を進め局所麻酔薬を壁側胸膜まで浸潤させる（肋骨上縁が明瞭な患者では直接上縁を穿刺）．

（3） 抵抗が消失したら，本穿刺時に備え皮膚から胸腔までの深さを覚えておく．

2．気胸の場合（図1）

1） 18G38mm以上の針あるいは18G32mmあるいは18G64mm静脈留置針で穿刺．

（1） 外筒が呼気時にくもったり，挿入直後の漏れ音で胸腔内に挿入されたことが判明．

（2） 胸腔内圧の急激な減圧で針が抜けたり，浅くなったりすることがあるので，しっかり固定．

（3） 自発呼吸下では静脈留置針が大気に開放状態とならないように三方活栓をつけておく（開放性気胸の危険）．

2） 開腹術中，気胸側の横隔膜が尾側へ押し下げられてくるので，緊急時は術野からメスや鉗子で横隔膜を切開脱気する方法もある．

3．胸腔内貯留物が液体の場合（図2）

20cc注射器をつけた三方活栓と18G64mm以上の静脈留置針を接続（外筒の先端より5～10mm上で側孔をあけると吸引しやすくなるが，大きくあけ過ぎると切断され胸腔内異物となることがあるので注意）し，陰圧をかけながら刺入．

（1） 気胸防止→自発呼吸下では呼気時，陽圧呼吸下では麻酔回路をはずした状態で穿刺

（2） 貯留液が吸引された部位より，2～3mm針を進め，内筒を抜きながら外筒を胸腔内に押し進める．三方活栓に延長チューブを接続しゆっくりと吸引（急速に吸引すると肺が外筒に接触して吸引できなくなる），排液をくり返す．

（3） 3日以上，虚脱していた肺を急速に再膨張させるとreexpansion pulmonary edemaが発生するので400～500ml以内を間歇的に吸引．→血塊，フィブリン塊，膿胸の場合は18Gでは吸引できない時があるので，その時は胸腔ドレナージを考慮．

注意点

（1） 胸膜癒着が予想される場合や横隔膜が挙上している時は，エコーガイド下，CTスキャンを参考にして穿刺部位を決定．

（2） 第8肋間以下での穿刺は，腹腔内臓器（肝，脾臓）穿刺の危険性．

（3） 出血傾向は可能な限り是正する．

（4） 穿刺終了後は必ず左右呼吸音の聴取を行う．→最初は胸部X線撮影で気胸がはっきりしなくても陽圧呼吸下，笑気使用時に緊張性気胸となることがある．

（5） 胸腔穿刺時や胸腔内減圧による迷走神経反射（血圧低下，徐脈）→アトロピンや昇圧剤の準備．

[文献]
1) 今泉 均：胸腔穿刺と低圧ドレナージ，標準集中治療医学．天羽敬祐編．東京，真興交易，2000，p442
2) 住田 亮，ほか：胸腔穿刺，胸腔ドレナージ．救急医学20：1267，1996
3) 沖縄県立中部病院救命救急センター：胸腔穿刺，研修医ブックレット5 体腔穿刺．福井次矢ほか編．東京，三輪書店，2000，p12

How to

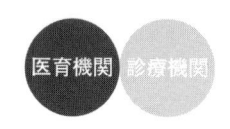

胸腔ドレナージ

帝京大学救命救急センター　多河慶泰，遠藤幸男

1．準備するもの

滅菌した覆い布，ガーゼ，局所麻酔薬（1％キシロカイン™ 20ml など），メス，ペアン鉗子，1-0絹糸，縫合セット，チューブ（アーガイル トロッカーカテーテル™ など），市販の胸腔ドレナージユニットなど

2．チューブの選択

成人で脱気が目的の場合は22～24 Fr，排液が目的の場合は凝血塊などによる閉塞を避けるため28～32 Fr，小児であれば18 Fr 前後を選ぶ。

3．体位

仰臥位で行うときは，ドレナージする側の上肢を外転位とし，鎖骨，胸骨付近まで前側胸部を広く消毒する。側臥位で行うときは，脱気の場合は患者の背側に立ち，排液の場合は患者の腹側に立つとよい。

事前に，胸膜に達するときに痛みや咳を伴うことがあることを患者によく説明しておく（図1）。

4．挿入部位と麻酔

皮切の位置は中腋窩線上で第6または第7肋骨上としている。この部位には前鋸筋と肋間筋しかなく，皮下トンネルの作成が容易である。

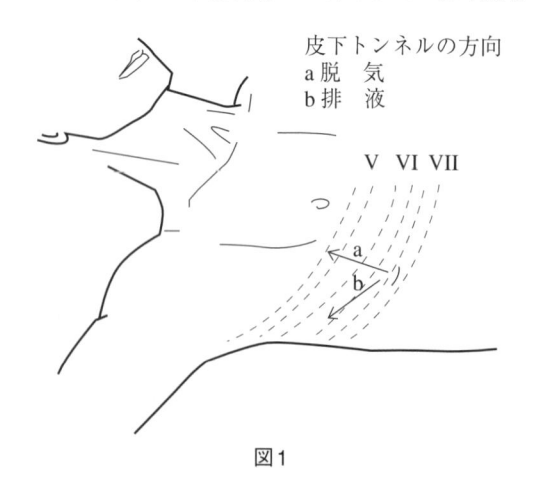

脱気の場合はチューブが第5肋間（皮切から1ないし2上の肋間）から胸腔内に入るよう，やや前方に向かって皮下トンネルを作成する。チューブ先端の目標は肺尖部前面である。

排液の場合，背側に向かって皮下トンネルを作成し，第5肋間（皮切より1肋間上）で胸腔内にチューブを挿入する。チューブ先端の目標は，肺の後面で，胸腔内の一番低くなっているところである。側孔が胸膜を越えて2から3cm胸腔内に入ったところで止める（深く挿入しすぎると先端や側孔が，仰臥位での胸腔内の一番低い所よりも前方になる）。体表にチューブを当ててみて挿入する深さの見当をつけておく。いずれの場合でも，皮下トンネルの方向によりチューブの向きが決まると考える。

皮切と胸膜を開孔する部位は異なるため，想定した皮下トンネルにそって局所麻酔薬を十分に浸潤させる。筋膜，胸膜への麻酔が重要である。胸膜への麻酔には，徐々に深い部位へ局所麻酔薬を浸潤させ胸腔内の液体または空気が吸引されたところからわずかに針を抜き，血液や空気が吸引されないことを確認してから浸潤させる。

5．皮下トンネル

皮膚割線にそって約3cmの皮切を置き，皮切直下で肋骨に達するまで創を広げ，前鋸筋の内側で頭側に向けて皮下トンネルを作成する。

利き手ではない方の示指を創に挿入して皮膚を頭側にずらしながら鉗子で徐々に剥離を進め（図2，3），越えようとする肋骨の上縁を利き手では

図1

図2

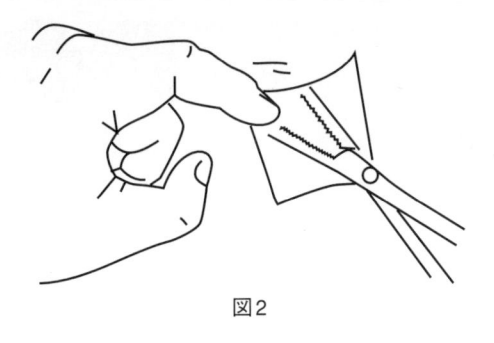

ない方の示指で触れ，示指の腹にそって鉗子を進める．肋骨の上縁で鈍的に胸膜を開孔することで，肋間動脈損傷を避けることができる．

　胸膜を開孔したら小指または示指を挿入して胸腔内を触診し，癒着があれば用手的に剝離する．またこれによって皮下トンネルを拡張し，チューブの胸腔外への迷入を防ぐ．スタイレットの尖った先端で，胸膜を突き破る方法は臓器損傷の危険があるため行っていない．

6. チューブの挿入

　チューブを鉗子で把持して挿入する（図4）．スタイレット（内套）を用いて挿入するときはあらかじめスタイレットがチューブの先端から出ないように約1.5cm抜いた状態で，しっかりと把持する．

　チューブが正しく挿入されると，呼吸に一致してチューブの内部に曇りがみられ，排液がある時にはチューブ内の液体に呼吸性移動がみられる．

7. チューブの固定

　チューブが抜けないよう注意してドレナージユニットとしっかり接続する．陽圧換気を行っていないときには接続するまでの間チューブをクランプする．チューブを縫合固定し，創はエアータイト（気密）になるように縫合する．挿入部を消毒し，清潔なガーゼで覆う．チューブは体位変換な

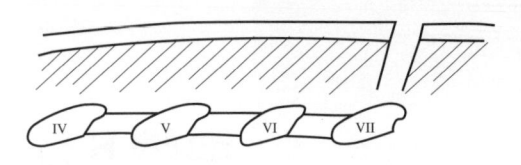

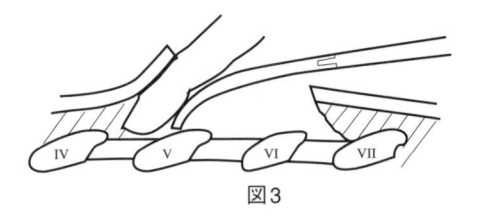

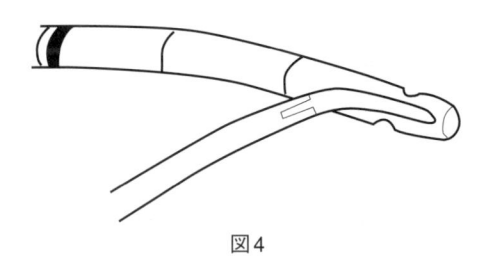

図3

図4

どの際に抜けないようにテープで確実に固定し，毎日確認する．チューブの接続部をテープで補強すると，緩みが生じていても外からはわからないためタイバンドを用いている．胸部X線写真で肺の再膨張とチューブの位置を確認する．

8. チューブの抜去

　抜去が可能かどうかの判断は成書に譲るが，目安は肺の膨張が得られ，排液が100ml/日以下，24時間以上エアーリークがない（咳嗽させてみる）ことである．

　抜去は胸腔内が陽圧の時（呼気時）に行う．あらかじめ糸針を着けた持針器を用意しておき，皮下トンネルを圧迫し，素早くチューブを抜去する．圧迫を続けたまま，皮膚を縫合する．抜去後は胸部X線写真で肺の再虚脱がないか確認する．わずかな気胸であれば経過観察が可能である．

[文　献]
1) Salm TJV：胸腔ドレーン挿入法（閉鎖式胸腔ドレナージ），ベッドサイド基本手技アトラス第2版．石川浩一監訳．メディカルサイエンスインターナショナル，1989, p259
2) Goff D：胸部外傷概論，パークランド外傷ハンドブック．田中経一ほか監訳．メディカルサイエンスインターナショナル，1996, p144
3) Richardson JD, et al：Injury to the Lung and Pleura, Trauma. Kenneth L Mattox, et al. USA, McGraw-Hill, 2000, p523

How to

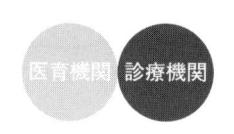

胸腔ドレナージ

三井記念病院麻酔科　結城禎一

麻酔科医が手術室内で胸腔ドレナージを行う機会は限られているが，救急部や集中治療部内で遭遇することは決して少なくない。

最も緊急性を要する病態は，陽圧呼吸下での鎖骨下静脈穿刺に続発する気胸である。気胸の発生を知らずに陽圧呼吸を行うと，緊張性気胸となり心停止に至る［☞1］。

1. 穿刺部位

排気と排液では異なる。気胸では第2〜4肋間の中腋窩線上で穿刺する。これは鎖骨中線上の穿刺に比べ，後に胸腔鏡下手術の際に利用できることや美容上の意味もある。

排液を目的とするならば中腋窩線上で第5〜7肋間で穿刺する。低くても第8肋間までで，それ以下では腹腔臓器損傷や経横隔膜的胸腔穿刺の危険性を伴う（図1）。

2. ドレーン挿入手技

詳細は胸腔穿刺の項参照［☞2, 3］。チェストチューブの挿入以外にも，套外針カテーテル（トロッカー®）をそのまま挿入する方法もある［☞4］。また静脈留置針や2〜3孔を有する中心静脈カテーテルを用い一時的に脱気する簡易法もある。中心静脈カテーテルは側孔を持つものが必要であり，先端が肺など周囲からの圧迫で閉塞しても側孔よりのドレナージが可能である。

3. ドレーンの固定

体壁への固定には，太い糸にマットレス縫合（タバコ縫合）をおく。ワセリン軟膏やポビドンヨードクリーム（イソジンゲル®）を塗り，Y字の切れ込みガーゼを挟みもう一枚ガーゼを載せそ

［☞1］緊張性気胸：一呼吸ごとに脈圧が低下し，徐脈となり数呼吸で心停止となる。もしそのような状態になったら呼吸を止めてただちに胸腔穿刺をしなければならない。どんなに慣れている者が行っても気胸を引き起こす確率が皆無になることはない。ゆえに胸腔ドレナージ（胸腔穿刺）法を知らない者が，陽圧呼吸施行中もしくは直前に安易に鎖骨下静脈穿刺を行ってはならない。

［☞2］局麻の方法。患者意識が清明な時は，まず23Gのカテラン針で皮膚，皮下，肋骨表面と局所麻酔薬を浸潤させてゆき，さらに肋骨上縁に針先を向ける。胸膜まで十分に局麻薬を浸潤させた後，ピストンを押しながら（局麻薬を注入しながら）シリンジ全体を進める。この時ピストンの抵抗が急になくなることで針先が胸膜を穿刺し胸腔内に到達したことが解る。強い注入圧をかけてシリンジをゆっくり進めることにより，胸腔内に到達した針が肺を損傷する確率を減少させる。

［☞3］肋骨の上縁に沿って肋骨に平行にメスで皮切を入れる（約3cm）。下縁ではいけない。なぜならば肋骨下縁には肋間動静脈および肋間神経（VAN）があるからである。
　　ペアンまたはケリー鉗子で組織を鈍的に剥離したのち，鉗子を閉じた状態で強い力で押して胸膜を穿刺する。この時緊張性気胸の場合は胸腔内より勢いよく空気などが吹き出てくる。穿刺孔を鉗子で広げる。指を入れ，ぐるりと廻す。指の先端に肺が触れることなどで胸腔内であることを確認できる。意識のある患者は「うーっ!!」という痛みを伴う。
　　鉗子でチェストチューブを挟み胸腔内に挿入する。この時上肢を挙上すると肋間が広がりやすく挿入が容易である。気胸では胸腔後方から肺尖部に向かって進める。排液を目的とするならば肺尖，または肺底部に向ける。

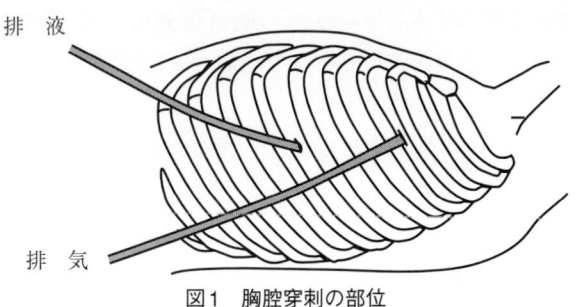

図1 胸腔穿刺の部位
(看護技術42 (9):31, 1997より引用改変)

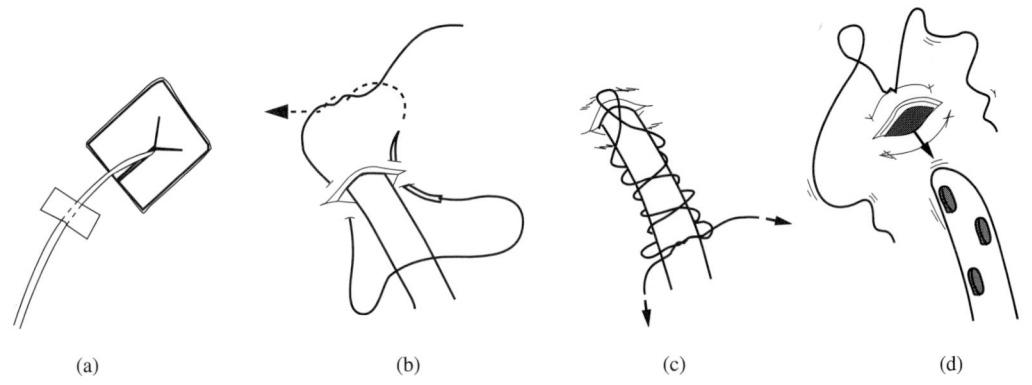

図2 胸壁への固定法およびチェストチューブ抜去法
(Van Way Ⅲ CW, et al:プライマリ・ケアに必要な外科基本手技.
相馬 智訳. 東京, 医学書院, 1981, p114より引用)

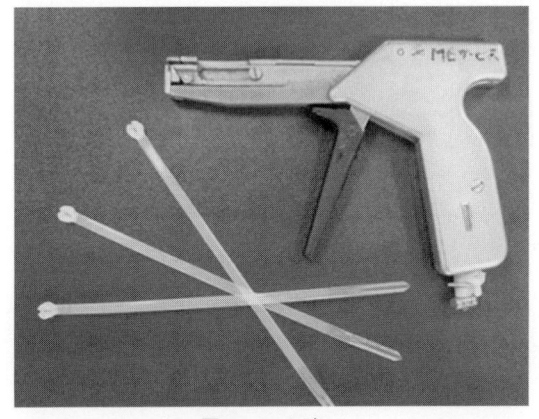

図3 タイガン

の上から伸縮性布絆創膏で固定する(図2 a〜c)。

吸引チューブとの接続法としてはチェストチューブの接続端は斜めにならないように切断し着実にコネクタに差し込む。コネクタとの接続は太い絹糸またはタイガンで補強し,それを介して低圧持続吸引器と接続する(図3)。

4. ドレナージの方法

(1) 低圧持続吸引装置:ディスポーザブル持続吸引システムが一般的である。水封機構(water seal)も備えているので持ち運び可能である(図4)。

[☞4] トロッカーの挿入は先端近くと後端をしっかり保持してかなり強い力を要する。血胸の患者にトロッカーをを挿入したところ,鮮血が吸引できた。ところがいつまでたっても吸引は止まらない。→肺損傷でショックになった。熟練者のみが行うべきである。

(2) ハイムリッヒ弁：単純な構造でありゴムの弁が水封装置を代用する。小型なので携帯にも便利である。しかし粘稠性の排液だと弁の作動不良がおきる可能性がある（図5）。その他に水封瓶やファン型の持続吸引器がある。

5．吸引圧

吸引するもの（気体，液体など）によりかける陰圧が異なる。再膨張性肺水腫（後述）を避けるため，挿入直後には陰圧吸引は行なわず水封より始める。そして徐々に吸引圧を上昇させていく。

（1） 気胸の場合：正常の生理状態（胸腔圧）の－3～－7cmH$_2$O前後よりやや強い陰圧で吸引する。虚脱時間が長いときは速やかなる肺の再膨張は困難である。ゆえに弱い陰圧（－5～－10cmH$_2$O前後）でゆっくり時間をかけて行う。

（2） 胸水（血液）排除の場合：初期には－15～－20cmH$_2$Oとして排液を行い，肺の膨張後は－10cmH$_2$O前後に吸引圧を下げる。

（3） 膿胸の場合：粘稠性の膿汁を吸引するためには，初期の吸引圧を－30cmH$_2$O近くまで上昇させることもある。

6．ドレーン有効性の確認

ドレナージチューブ内の排液や，水封面の呼吸性の移動がなくなったときは，ドレーンの捻れ，内腔の閉塞や先端の周囲よりの被覆が考えられ，位置をずらすか再挿入する必要がある。

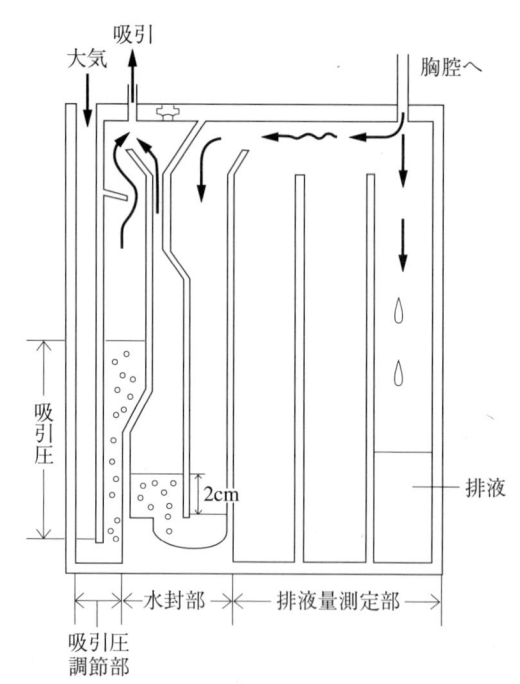

図4　ディスポーザブル持続吸引システム
（看護技術，42（9）：32，1997より引用改変）

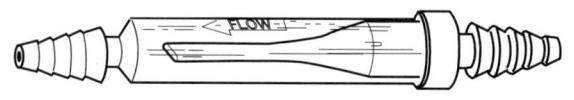

図5　ハイムリッヒ弁
(Van Way III CW, et al：プライマリ・ケアに必要な外科基本手技. 相馬　智訳. 東京，医学書院，1981, p114より引用)

7. 合併症

(1) 再膨張性肺水腫：長時間虚脱状態にあった肺が，急激に再膨張したときに見られることがある。これは肺毛細血管透過性の亢進が原因であり，それを避けるためには最初は水封状態から開始する。

(2) 皮下気腫：①太い気道の損傷があり吸引量に追いつかない。②ドレーンの効きが偏り閉塞の可能性がある。③ドレーン側孔部の位置が浅いと抜けてきたとき皮下気腫を起こす。対策としては再挿入か位置をずらす。

8. ドレーンの抜去

(1) 抜去時期：①肺の十分な拡張。②胸腔内容物が十分に排除。③もう貯留しないとの確信のうえで6〜12時間チェストチューブをクランプし，肺萎縮や胸水貯留がないことを確認する。

(2) 抜去法：チェストチューブ挿入時に用意しておいたマットレス縫合（タバコ縫合）を利用する。またはチューブ抜去直前にこれら縫合をかけてもよい。患者に深吸気の状態で呼吸を止めさせ，肺が十分拡張したところでチューブを抜去すると同時に縫合糸を締めて挿入部を塞ぐ（図2d）。

How to

胸腔鏡検査法

医育機関 診療機関

大分医科大学麻酔学教室　池辺晴美

近年の光学機器と映像システムの進歩に伴い、多くの診療科で鏡視下手術が行われている。われわれ麻酔科の行うペインクリニック領域においても、最近手掌多汗症、上肢血行障害などに対して胸腔鏡下交感神経遮断術が行われるようになった[1)～3)]。この項ではその際の胸腔鏡の挿入、交感神経遮断および遮断後の脱気の手技について、当施設で行っている細径（外径2mm）のスコープと器具を用いた方法と、レゼクトスコープを用いた方法の2つについて述べる。

麻酔・体位

麻酔はセボフルレンを中心とした全身麻酔で行っている。気管内挿管はシングルルーメンチューブを用いても手術可能であるが、何例か胸膜の癒着症例を経験したため、基本的にはダブルルーメンチューブを用いている。術後疼痛を考慮し、麻酔導入直後に静注用NSAIDsまたはNSAIDsの坐剤を投与する[4)]。術直後に痛みを訴える場合はさらに同じ薬剤を同量投与する。体位は30～40°の坐位とし、上肢を90°伸展させる（図1）。

細径スコープを用いる方法

30歳未満で、術前の胸部X線で問題がなく、既往歴からも胸膜の癒着が疑われない場合、美容を考慮して外径2mmのスコープを用いる（図2）。両側前～中腋窩線上、乳頭の高さと腋窩直下にマーキングし、トロッカーの刺入部位とする。上下の2点が近すぎると胸腔内で操作する際、スコープと鉗子がぶつかり合って操作しにくい。側胸部と腋窩部の刺入部位にエピネフリン入り1％リドカインを浸潤させ、11番メスで約3mmの皮切を加える。皮膚を前上方に約1肋間分シフトさせ、

ペアンを閉じたままで皮下、骨膜を剥離しつつ肋骨上縁まで進める。気胸作成用の気腹針（オートスーチャー社製：サージニードル®）をCO_2送気装置に接続し送気を確認する。

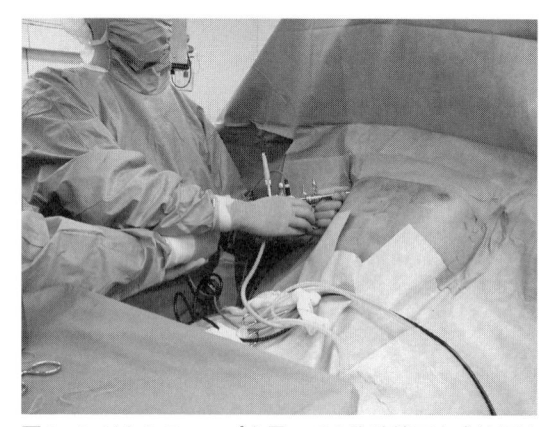

図1　レゼクトスコープを用いての胸腔鏡下交感神経遮断術
　約30°の半坐位で、上肢を90°外転させている。反対側に胸部のマーキングが見える。

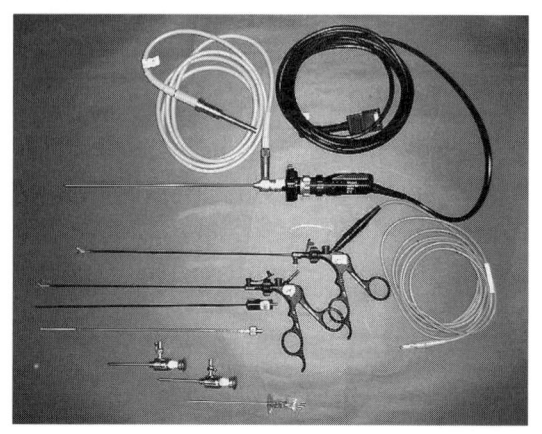

図2
　2mm径のスコープ、剪刀、剥離鉗子、フック鉗子、洗浄吸引鉗子、トロッカーおよびサージニードル（上から順に）の一式。サージニードルはオートスーチャー社製。それ以外はストルツ社製。

われわれは内圧モニターのできるストライカー社製のCO_2送気装置を使用している。気腹針先端圧を見ながら，肋骨上縁を滑らせるように慎重に針を進める。胸腔内に針が侵入するとカチッと音がすると同時に圧が陰圧になる。その瞬間針の刺入を止め，送気を開始する。胸腔内圧の上限を8cmH_2Oに設定し，CO_2を1l吹入して気胸を作成する。外径3mmのトロッカーを刺入し，2mm径のスコープを挿入する。サージニードルの刺入，気胸作成およびトロッカー刺入の間は呼吸回路を開放し，呼吸を止めてもらう。ビデオ画面で胸腔内を確認し，腋窩の第2のトロッカー刺入部位に局所麻酔薬を浸潤させる。この際針を胸腔内まで刺入して，ビデオ画面で針の突出部位を確認する。側胸部と同様にトロッカーを刺入し，2mm径の剝離鉗子を挿入する。剝離鉗子で第1肋骨を触診し，第1～3肋骨までを確認する。

肋骨の高さの確認に自信が持てない場合はCアームを使用して，透視により確認している。肋骨と交感神経幹が確認できたら，剝離鉗子を2mm径剪刀に交換し，第2,3肋骨上で交感神経幹を，電気凝固しつつ切離する。この際，周囲の血管に注意し，神経と血管が接するように存在する場合は，フック鉗子を用い，神経と血管の間にフックを入れ，神経のみを引っ掛けて切断するとよい。出血はほとんど少量で，電気凝固で止血可能であるが，万一の出血に備え，開胸手術セットを常に準備しておく。止血を確認したら，気道加圧により肺の再膨張を確認，8Fr栄養チューブに側口をあけて挿入し，加圧によりCO_2を脱気する。

栄養チューブを吸引に接続して胸腔内に陰圧をかけ，チューブ口を生理食塩水につけ，水の吸いこみを確認したら，気道を加圧してもらいながらチューブを抜去する。ドレーンは基本的に挿入し

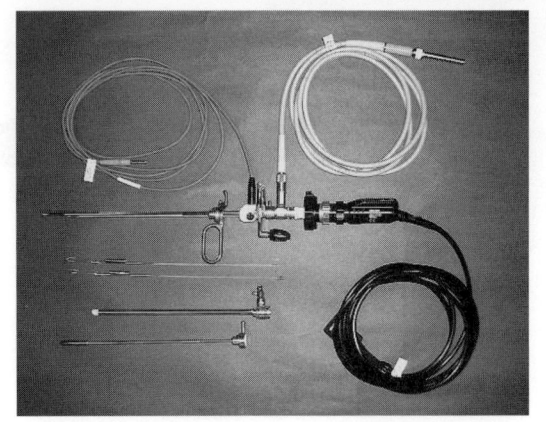

図3　レゼクトスコープ（ストルツ社製）の一式

ない。手術創は側胸部のみ4-0ナイロン糸で1針縫合し，腋窩部はテープの固定のみを行う。

レゼクトスコープを用いる方法

30歳以上の症例や，術前X線写真や既往歴で胸膜の癒着が疑われる場合は，泌尿器科手術用のレゼクトスコープを用いる（図3）。前者と同様にマーキングするが，この場合は側胸部の1カ所のみである。局所麻酔薬浸潤の後，7～8mmの皮切を加える。分離肺換気にしてもらい，ペアンで皮下，肋骨骨膜を鈍的に剝離し，肋骨上縁から慎重に鈍的に胸腔内に侵入する。ペアンで十分に胸膜を押しひろげ，指で癒着の有無を確認する。癒着がなければスタイレットを付けたオブチュレータを挿入し，スタイレットとレゼクトスコープを交換する。

この場合CO_2送気の必要はない。ビデオ画面で確認しながら電極を伸ばして触診により第1～3肋骨を確認する。交感神経幹の焼灼切離は前者と同様に行う。止血の確認後，肺を再膨張させ，5mm径のドレーンチューブ（ジョンソン＆ジョンソン社製：ハブレスチューブ®）を挿入し脱気する。皮下および皮膚を1針ずつ縫合し終了する。癒着のある場合はできる限り癒着剝離を試みるが，けっして無理はせず撤退する。

[文　献]
1) 森脇克行，ほか：レゼクトスコープによる焼灼遮断法．ペインクリニック21：342, 2000
2) 原野　清，ほか：レーザー蒸散法．ペインクリニック21：350, 2000
3) 立山俊朗：クリップ法とハーモニック・スカルペル法による胸腔鏡下胸部交感神経切除術．ペインクリニック21：361, 2000
4) 萩原　聡，ほか：胸腔鏡下交感神経遮断術の術後鎮痛法の検討．日本ペインクリニック学会誌7：116, 2000

How to

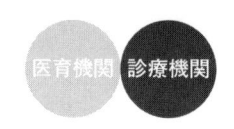

胸腔鏡検査法

熊本市医師会熊本地域医療センター麻酔科　田上　正

はじめに

　鏡視下手術の発達普及に伴い，胸腔鏡を用いた，ブラ切除術，肺葉切術，リンパ節郭清，胸腔鏡補助下の食道癌手術などが行われるようになった。麻酔科医にとっても，胸部交感神経遮断術（焼灼切離術）が手掌多汗症や上肢の血行障害，交感神経筋萎縮症に応用されるので，胸腔鏡を使用する機会が増えてきた。

　胸膜疾患に対する胸腔鏡検査は，従来の胸腔穿刺や経皮的胸膜生検に比べて，患者への侵襲が大きい。しかしながら，胸壁や肺，心膜，横隔膜などを直接観察できる利点は大きく，開胸での診断に比べると術後痛や呼吸器合併症の軽減や入院期間の短縮，医療コスト節減の面から意義がある。

　局所麻酔下での胸腔鏡は，自発呼吸が残るので肺が十分に虚脱せず観察範囲が制限される。また検査中呼吸困難感や循環抑制が生じる。一方全身麻酔下では，分離肺換気が必要になるので，施設によっては対応できない。

検査の準備

1．場所

　清潔が保たれる，患者の体位ごとにテーブルの高さ・傾きが変えられる，モニターが整備されている，胸腔鏡下手術に移行する可能性があることを条件にすると手術室が望ましい。外科用イメージがあれば，胸腔鏡先端のコントロールや，観察部位の確認が容易になる。実際には，内視鏡検査室での準清潔状態での検査になることが多く，胸腔鏡の先端位置確認のために透視室が利用されることもある。

2．機器，道具，モニター

　硬性胸腔鏡を使用する場合には，胸腔鏡挿入のためのトロッカーが必要である。1ポートでの胸腔鏡検査は病変の観察が目的になる。2ポートで観察と標本採取が可能になる。最新の胸腔鏡は，細径化と解像力の改善が図られ，接眼部の小型化と軽量化で操作性が向上している。通常ビデオシステムに接続し，ビデオで観察しながら検査ができる。硬性胸腔鏡には外径が2～3mmのものもあるが，外径の大きい胸腔鏡に比べると解像力が劣る。

　ブロンコファイバーでの検査も，従来観察用と生検用の2本のファイバーを同時に挿入していたが，当センター呼吸器科では，特注の可視範囲の広い高性能カメラと標本採取のための鉗子を使用できる大口径の吸引孔のある一本のファイバーを使用している。局所麻酔後トロッカーを用いずに皮膚切開し，皮下組織剥離後に直接ファイバーを胸腔内に挿入すると，軽度の気胸のみで検査できる。

　検査中の心電図，血圧，酸素飽和度のモニターは必須である。特に気胸作成下の検査では，バイタルサインの変化は十分気をつける。

3．前処置

　前投薬には，硫酸アトロピンとヒドロキシジンやミダゾラムなどの鎮静剤を組み合わせ，検査開始30分前に筋注する。呼吸抑制を予防するには，鎮静は軽めにしておくとよい。

4．体位

　片側の検査では側臥位とし，検査側の上肢を上に挙げて腋窩から側胸部にかけて十分に露出す

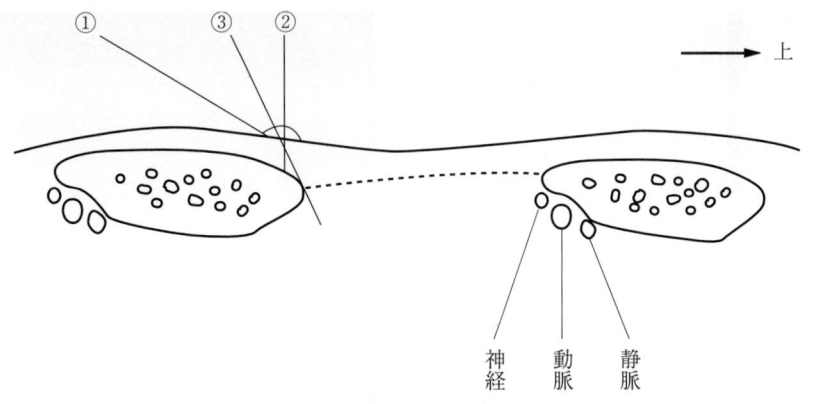

図1(a) 局所麻酔
肋骨の上縁近くに皮下膨隆疹をつくり，いったん肋骨上に針を当て十分に局麻する。

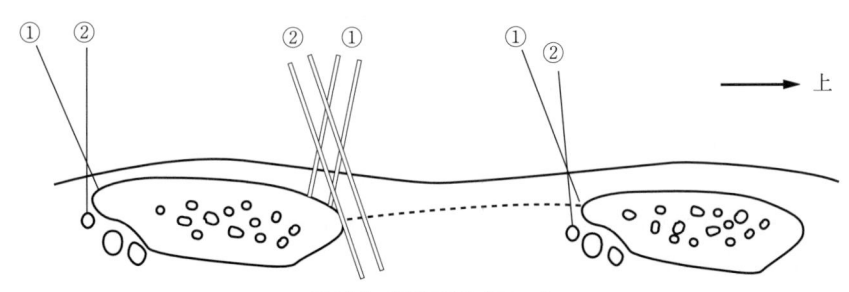

神経　動脈　静脈

図1(b) 肋間神経ブロック
トロッカー挿入部の上下の脊髄側で肋間神経ブロックを行う。

る。両側の検査では，片側ずつ側臥位で行うか，半座位で検査することもある。半座位の場合には，両上肢を外転させ，腋窩が見えるようにする。ただし，半座位では肺は下の方に落ちるので，横隔膜の観察が難しい。

局所麻酔での検査

局所麻酔と胸腔鏡挿入

局所麻酔は，1％キシロカインや0.25％ブピバカインを用い，挿入肋間の下の肋骨上から局麻を十分した後，最小限の皮切をしてトロッカーを挿入する（図1a）。肋骨の走行が触れやすい症例では，挿入部の上下で脊髄よりの部位での肋間神経ブロックでも有効である（図1b）。前投薬の効果にもよるが，呼吸抑制を生じない程度にペンタゾシンとジアゼパムで軽いNLA麻酔を施行すると，患者のストレスが軽減する。

肺尖部付近の検査では，硬性胸腔鏡を使用する場合には第5肋間より上からの挿入でないと，肺尖部の近接が胸腔鏡の長さの関係から難しくなる。ブロンコファイバーでの検査では，長さが十分にとれるので，挿入しやすい第4から第7肋間が選択される。

トロッカーの挿入は，弾みをつけた乱暴な操作にならないようにする。胸壁の薄い症例や癒着のある症例（肺炎，肋膜炎，開胸術の既往のある症例）では，挿入時に肺を穿刺し，検査後に持続吸引が必要になることがある。

全身麻酔での検査

1. 全身麻酔

麻酔導入には，チオペンタールまたはプロポフォールにフェンタニルを追加して十分な麻酔深度にし，ベクロニウムで筋弛緩を得たうえで気管内挿管を行う。通常ダブルルーメンチューブ（例：ブロンコキャス® 35Frや37Fr，PORTEX社製）を挿管する。ブロンコファイバーでの気管分岐部でのチューブの観察，特にカフの適正位置の確認

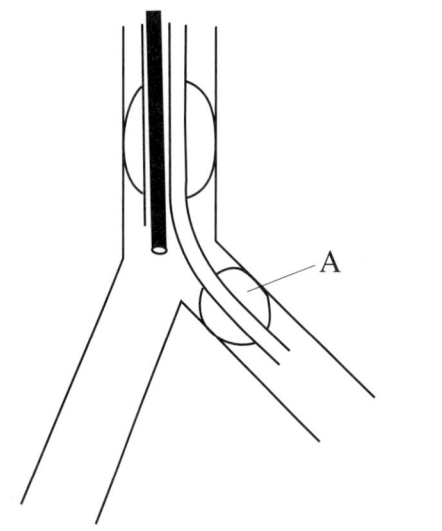

図2 ブロンコファイバースコープでの分離肺換気用チューブ・カフの位置確認
　Aのカフが見えなくなる程度の位置がよい。

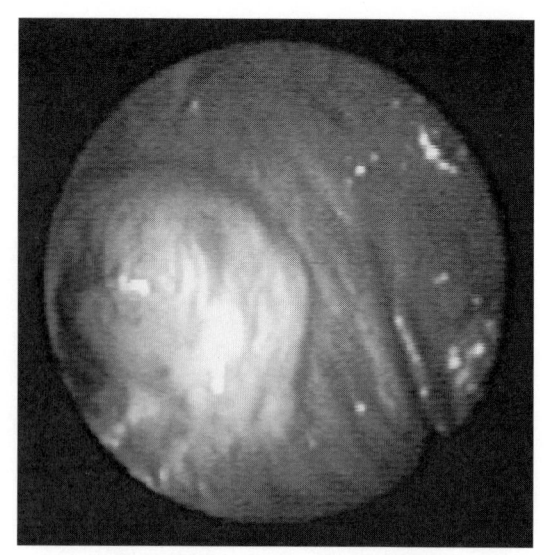

図3 胸腔鏡で発見された胸壁腫瘍

と分離肺換気ができることの確認は必須である（図2）。著者は全身麻酔下であってもトロッカー挿入部位に局麻を施し，覚醒時の痛みの軽減に努めている。麻酔維持は，酸素－揮発性吸入麻酔薬にフェンタニルを適宜加えている。

2．肺の虚脱と気胸の防止

トロッカー挿入時に気胸が生じるが，肺を十分に虚脱させるには，炭酸ガスをトロッカーの側孔から吹送する。電気メスを用いない検査では，酸素が用いられることもある。この際胸腔内圧は$5cmH_2O$以下に保つ。酸素飽和度の低下に注意し，投与酸素濃度を調節する。検査終了後には，虚脱肺の加圧とともに，側孔を追加した8Frのアトム管を挿入し三方活栓を用いて胸腔内に残ったガスを可及的に吸引排除する。検査後胸部X線写真を撮影し，大きな気胸のないことを確認する。2～3cm程度の気胸は数日で改善する。あらかじめ脱気ドレーンが入っている場合には，持続吸引をしばらく続けた後，ドレーンを抜去する。

胸腔鏡検査の診断対象疾患

1．胸膜疾患

（1）胸膜炎

胸水検査や経皮的胸膜生検で原因や，原発巣が明らかでない場合。特に悪性胸水の原因病変や結核性肉芽腫の生検。

（2）胸壁腫瘍

胸部X線写真やCTで疑われた場合，胸腔鏡下に確定し生検や摘出術を行う。写真は，第3肋骨上で交感神経走行部に発見された胸壁腫瘍（図3）。病理検査で神経鞘腫であった。

2．肺癌

末梢型肺癌で，臓側，壁側胸膜への浸潤や播種が疑われる時。

3．自然気胸

ブラの存在（位置，個数，大きさ）を確認し，そのまま手術に移行することが多い。

4．縦隔病変

CTガイド下生検より胸腔鏡が有利な場合。肺気腫があり，経皮的アプローチでは肺損傷が回避できない場合。

5．その他

胸腔鏡下交感神経遮断術の際，胸部交感神経の走行と，バイパス枝の観察は重要である（図4）。

胸腔鏡検査の限界

全身麻酔下分離肺換気での胸腔鏡では，肺をかなり虚脱できるので，胸腔の観察もかなりの範囲で行い得る。しかし局所麻酔下の場合，自発呼吸が残るので肺が十分に虚脱せず，観察範囲は全身

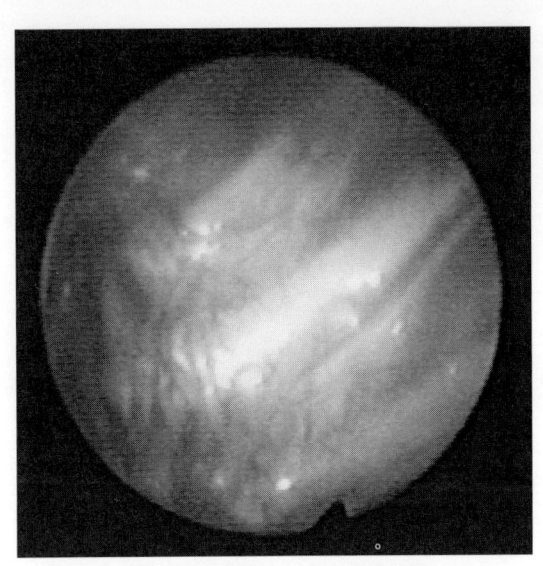

図4　肋骨骨頭上を走る交感神経

麻酔に比べて狭くなる。また胸膜炎などで広範に強い胸膜癒着が存在する場合，胸腔鏡を挿入できない場合がある。トロッカー部位を変更しても肺虚脱と視野が得られない場合には検査を中断する。

高度の低肺機能患者，気管支喘息発作，心不全，出血傾向のある患者への胸腔鏡は禁忌である。

6

中枢 編

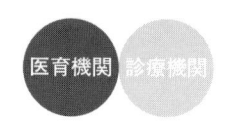

麻酔深度の判定法

浜松医科大学集中治療部　土井松幸

麻酔深度のモデル

適切な麻酔深度とは，表に示す浅麻酔の兆候，深麻酔の兆候のいずれも出現しない状態と定義できる。麻酔深度を定量化し，その過不足を判定するために，麻酔深度の概念を簡潔に表すモデルの一つを図に示す。このモデルでは手術侵襲とそれを抑制する鎮痛作用のバランスにより患者を覚醒させようとする刺激が発生すると仮定する。図Aに示すように，手術侵襲の強さに対して鎮痛作用が十分でない場合には大きな覚醒刺激が発生する。この時に強力な鎮静作用で覚醒刺激を抑制しないと，浅麻酔の兆候である意識の出現，体動，自律神経反射が現れることとなる。図Aは，鎮痛薬を少量に抑えた全静脈麻酔や，揮発性吸入麻酔薬を主に用いた麻酔のモデルに相当する。一方図Bは大量の麻薬や局所麻酔を併用し，手術侵襲の上位中枢神経への到達を軽減した麻酔のモデルである。この場合は少量の鎮静薬を投与するのみで浅麻酔の兆候の出現を抑制することができる。

麻酔深度判定の実際

浅麻酔の兆候の出現は，いずれも閾値のある全か無かの現象である。たとえば体動に関しては，その時点において体動を示したか，示さなかったかのいずれかである。しかし臨床の麻酔においては，麻酔深度を連続的な尺度として捉える必要がある。すなわち，鎮痛薬や鎮静薬の効果を半減させても体動がない程深い麻酔深度であるのか，次の瞬間により強い手術侵襲が加われば体動を示す浅い麻酔深度であるのかを評価することが大切である。

1．揮発性麻酔薬を主に使用した麻酔

揮発性麻酔薬は，鎮静作用が主で鎮痛作用はほとんどないため，図Aに相当する。揮発性麻酔薬では最大上刺激に対する合目的体動の発現を50％にする肺胞内濃度をMACと定義する。揮発性麻酔薬は催眠作用が強く，MACの0.4倍程度で意識が消失してしまうので，体動の発現をほぼ防止できる1.3 MAC程度で麻酔を維持すれば麻酔中覚醒の可能性は皆無と考えてよい。揮発性麻酔薬の麻酔作用は個体差が比較的小さいうえ，呼気麻酔薬濃度から容易に脳内麻酔薬濃度を推定できる。したがって揮発性麻酔薬による麻酔では呼気麻酔薬濃度モニタリングが麻酔深度の判定に極めて有用であり，他の麻酔深度モニターを使用する必要性は小さい。ただし揮発性麻酔薬単独では2 MAC程度の深い麻酔深度でも自律神経反射を完全に抑制できない場合があり，2 MACを長時間維持すると呼吸循環抑制や覚醒遅延の危険性も大きくなるので他の鎮痛薬を併用した方が安全である。

2．鎮痛作用が十分な麻酔

十分量の麻薬を使用したり局所麻酔を併用した全身麻酔では，鎮痛作用が強く，図Bに相当する。この場合は意識出現，体動の発現，自律神経反射の出現の麻酔深度に差がないこともある。筋弛緩

表　不適切な麻酔深度の兆候

浅麻酔の兆候
・意識の出現
・体動
・自律神経反射（血圧上昇，頻脈，流涙，発汗）

深麻酔の兆候
・呼吸抑制
・循環抑制

A 鎮痛作用が弱い場合

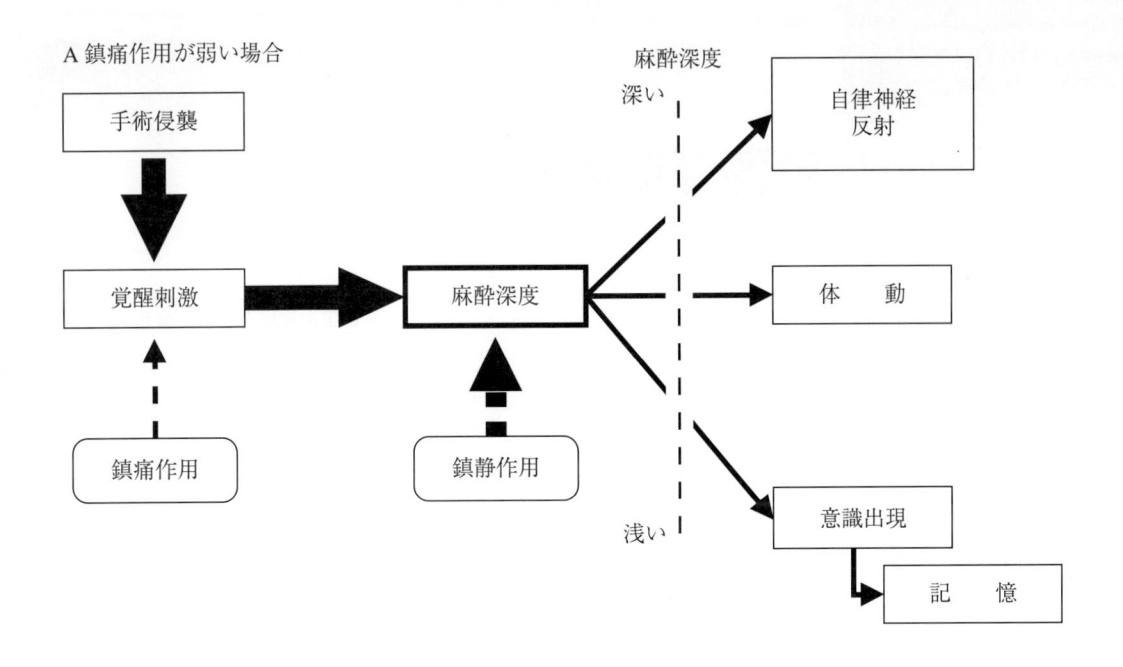

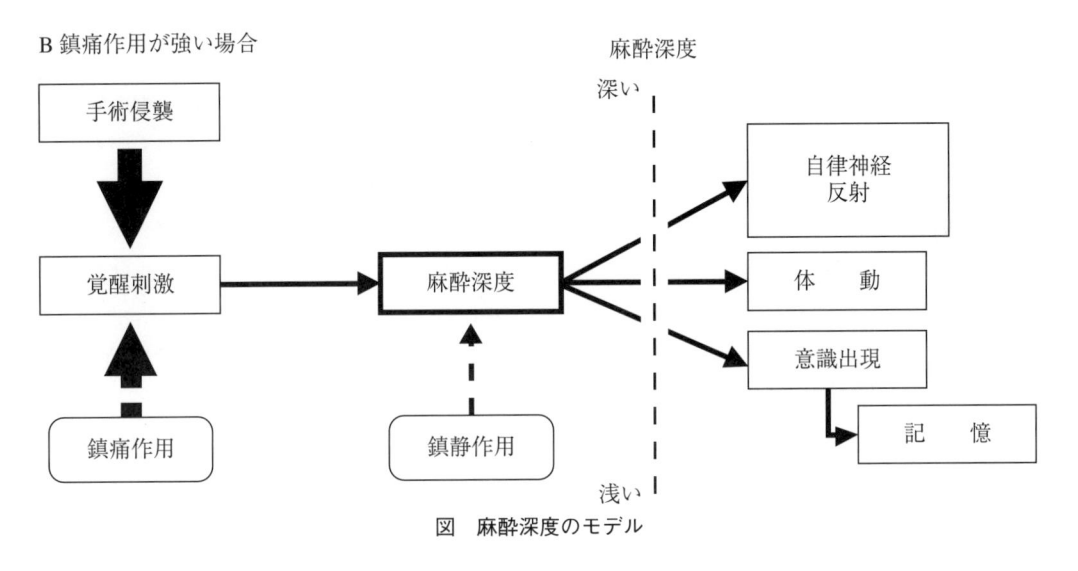

B 鎮痛作用が強い場合

図 麻酔深度のモデル

薬を併用して体動がない場合には，著しい血圧や心拍数の変動を示さないまま意識が出現し麻酔中の記憶が保持されるトラブルもかなりの頻度で発生する．したがってこのような麻酔症例では，麻酔中覚醒を念頭においた麻酔深度モニタリングが必要となる．意識レベルのモニタリングには脳波が最も適している．その中でも最近わが国でも販売が始まったAspect社製BISモニタは，鎮静度と良い直線関係を示し，意識のレベルをかなり正確に推定することができる臨床的に有用なモニターである．現在ヨーロッパで製品化が進められている聴性誘発電位を利用した麻酔深度モニターは，音刺激を加える煩雑さはあるものの麻酔中覚醒をより確実に検出することが可能で，体動の発現も予測できる能力を持つので近い将来の臨床使用が期待されるモニターである．脳波モニターを使用しない場合は，間接的ではあるが自律神経兆候を注意深く観察する．血圧上昇，心拍数上昇に加え，流涙，発汗により浅麻酔深を評価する．ただしこれらの兆候は感受性も特異性も高くないので，その限界を理解する必要がある．

How to

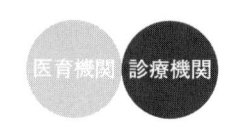

麻酔深度の判定法

磐田市立総合病院麻酔科　高橋　浩

1．はじめに

歴史的に臨床徴候は，意識状態，骨格筋緊張度，呼吸パターン，眼徴候などから無痛期，興奮期，手術期，呼吸麻痺期の4期に分けられていた。そして，深麻酔による呼吸停止，循環虚脱を恐れての麻酔深度の判定に興味が持たれていたが，筋弛緩薬，麻薬を使用したバランス麻酔が主流となった現在は，浅麻酔による循環動態の変動，手術侵襲に対する体動，術中の出来事の記憶（＝術中覚醒）に関心の対象が移った。

麻酔の基本要素としては意識消失，鎮痛，不動化，ストレス抑制がある。これらを適切に評価することが麻酔深度の評価につながる（図1）。

2．臨床徴候による評価[1]（図2）

3．浅麻酔と術中記憶

浅麻酔の徴候として頻脈，高血圧，流涙，発汗等があるが，術中覚醒をおこした症例では必ずしもこれらの臨床症状を伴わない。特に吸入麻酔薬を使用しないで麻薬，筋弛緩薬を使用している状況下でおきやすい。聴覚は残りやすいので患者の不利になるような会話はしない方がよい。吸入麻酔使用時および硬膜外麻酔併用全身麻酔では，シ

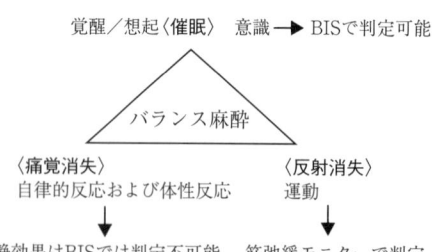

ョック時にやむを得ず切ってしまい亜酸化窒素も止めた純酸素のみの麻酔となると術中記憶（覚醒）がおきやすいので，循環動態が落ち着いたら，ベンゾジアゼピン（ジアゼパム，ドルミカム）を少量ずつ慎重に投与する。術中覚醒がおきやすい手術としては外傷，帝王切開，心臓手術がある。いずれも特別な理由があって浅麻酔にする必要がある手術である。

このような麻酔ではやむを得ず術中覚醒もありうることを術前回診時に話しておくのもよい。特にプロポフォール麻酔時は静脈持続ルートの閉塞，はずれ，薬液が空なのに気がつかない等人為的ミスもおこさないよう気を配らなければならない。

4．揮発性吸入麻酔薬単独での従来の判定法

Guedelの提唱していた臨床徴候による麻酔深度判定法は，エーテル麻酔時のものでセボフルラン，イソフルランにはあてはまらないが参考にはなる。すなわち，瞳孔径，対光反射，しょう毛反射，発汗等は利用可能だが，筋弛緩薬使用下では，呼吸数，リズム，パターン，筋緊張等を利用することはできない。いまだ血圧，心拍数，吸入麻酔濃度，呼気炭酸ガス濃度，酸素飽和度等のモニター画面上一括して示される値を参考に，自発呼吸が残せる場合は呼吸数，呼吸深度，リズムの情報を加味して総合的に判断して麻酔せざるを得ない（図3）。

電気生理学的な手法としては脳波があるが，麻酔薬の種類によって波形が異なるためと，簡便性，解釈法などの点から日常の臨床麻酔には用いられ

図1　麻酔の要素と麻酔深度の評価

1. 呼吸の徴候…吸入麻酔薬単独使用時，自発呼吸下で最上の指標

```
肺胞麻酔薬濃度
  浅い      規則的
   ↓       不整
           深呼吸，呼吸停止
           規則的             + ┌ハロタン    ┐
                                └エンフルラン┘
  1MAC    一回換気量減少 → 代償性の呼吸数増加
                              - ┌セボフルラン┐
   ↓                            └イソフルラン┘
  深い                          ↓
                              分時換気量の減少が大きい
```

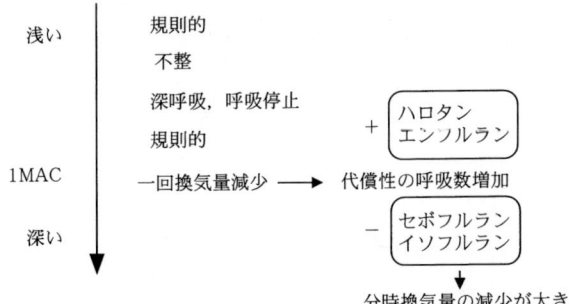

CO_2による呼吸刺激反応は吸入麻酔薬で用量依存性に抑制

2. 循環の徴候　調節呼吸下で炭酸正常状態　→　交感神経系の関与を除外可能

　血圧：用量依存性に低下

　脈拍数：用量依存性の増加の比較
　ハロタン，セボフルラン＜エンフルラン，イソフルラン

3. 筋の徴候　筋弛緩効果
　　　　　　ハロタン＜エンフルラン，イソフルラン

4. 有害刺激に対する反応

　皮膚切開などの疼痛刺激に対する体動，呼吸促進，血行動態の
　変動は，麻酔深度が浅い徴候として臨床上よく用いられる．

図2　臨床徴候による評価

1．一般的なモニター画面から得られる生体情報
- 血圧
- 心拍数
- 呼吸数
- 酸素飽和度
- 終末呼気炭酸ガス濃度（カプノグラム）
- 終末呼気麻酔ガス濃度（MAC）
- プロポフォール麻酔時は投与速度
- 体温

2．その他のモニター
- 筋弛緩薬使用時…筋弛緩モニター
- BISモニター（処理脳波）

3．筋弛緩薬の使用で失われる情報
- 体動
- 筋緊張
- 呼吸数
- 呼吸深度
- 呼吸リズム

4．筋弛緩薬使用の有無によらず得られる臨床徴候
- 瞳孔
- 発汗
- 流涙

浅麻酔では瞳孔は拡大し，発汗，流涙とも増加，手術部位によっては判定不能

実際は総合的に判断

図3　麻酔深度判定に参考となる項目

吸入麻酔…MAC，静脈麻酔…予測濃度が参考となる
麻薬併用時は体動がなくても意識があることもある
麻薬併用時は血圧を保つことが心拍出量が保たれている指標となる

てこなかった．BISモニターはこの問題点を大部分解決した．

5. 麻薬併用吸入麻酔時の判定法とMAC

吸入麻酔薬ではMAC（minimum alveolar concentration）：各吸入麻酔薬の患者に関して不動化の確率が50％である濃度（ED_{50}）が参考になる．実際の臨床麻酔には1MACでは不十分で，ED_{95}にあたる濃度は必要．ＭＡＣ−ＥＩ

中枢編

麻酔のHow to

(endotracheal intubation) は気管挿管操作に対する体動を抑制するときの，MAC-BAR (blocking adrenergic response) は皮切によるノルアドレナリンの上昇を抑制する時の，またMAC-awakeは呼びかけに応じて目を開けるときのそれぞれのED$_{50}$（肺胞内濃度）である。MAC-BARは血圧の変動をおこさない麻酔薬濃度，MAC-awakeは吸入麻酔薬の鎮静催眠作用の強さを示すともいえる。ハロタン，エーテルなどのMAC-awake/MACは，0.5～0.6であり，イソフルラン，セボフルランでは，0.3～0.4である。セボフルラン，イソフルランは意識がなくならない程度の低い濃度で，ほとんど鎮痛作用がない。現在用いられている吸入麻酔薬は鎮静作用は強いが鎮痛作用は弱いので，吸入麻酔にフェンタニルを併用するとMACが低下することを利用して麻酔管理を行うことが多い[2]。

吸入麻酔単独で気管挿管，麻酔維持をするのはその性質からも不適切であり，麻薬（フェンタニル1～3ng/ml）を併用すべきである。これは，吸入麻酔だけでは手術に対して体動をおこさないエンドポイント（MAC）と，血圧，脈拍が変動しないというエンドポイント（MAC-BAR）を同時に達成するのは難しいということである。

また，覚醒時にバッキングを抑えるために必要な吸入麻酔薬の肺胞濃度（MAC-extubation）は1MACを越える。フェンタニル1～1.5ng/mlが抜管時に血中にあれば呼吸抑制もなく，呼名に応答できるまで覚醒してもバッキングはしない。その後の高血圧，頻脈，痛みも抑制される。フェンタニルを吸入麻酔に併用した場合はMAC，MAC-BARの低下に見合うだけ吸入麻酔薬の濃度を下げると呼吸抑制もなく，よりはやく覚めることになる。ただし，MAC-awake以上の濃度は手術終了まで維持する。なぜなら，血圧の変動がなく体動がなくても患者が覚醒している可能性があるからである[3]（図4）。

フェンタニルの濃度が高くなるとMAC-awake, MAC, MAC-BARの差がなくなり，血行動態の安定が必ずしも意識がないことを意味しない。実際のフェンタニルの投与法にはコンピュータモデルが必要だが，使用しなくても大体の予測は可能である[2]。

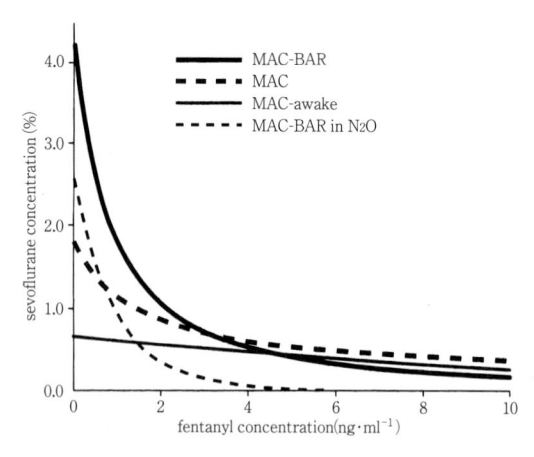

図4　エンドポイントの違いによるフェンタニルの影響の差
（加藤孝澄：なぜ吸入麻酔薬にオピオイドを併用するのか？，バランス麻酔：最近の進歩，渋谷欣一ほか編．東京，克誠堂出版，2000, p37より引用）

6. 静脈麻酔（プロポフォール）の深度判定法

プロポフォールを麻酔の導入維持に使用した場合は薬の血中濃度を予測することは，吸入麻酔と比べて難しい。血中濃度と臨床効果とが比例するとは限らないためと，投与後に体内で分布が変化するため，患者ごとの必要量を決めにくいからである。ハイリスク患者では最小睡眠必要量の予測が困難なので，BISモニターが役立つ。プロポフォールは投与速度と血中濃度が比例し，血中濃度とBISの相関がよい。BISモニターを用いると麻薬をプロポフォール（吸入麻酔薬）に併用する場合，術中覚醒をおそれずプロポフォール（吸入麻酔薬）の維持濃度を安全に低下させることが可能である。

7. BISについて

BISは催眠状態を0（皮質脳波の完全抑制）～100（覚醒）までの数値で表わしたものである。手術中は40～65に維持すると無意識であり，適切な催眠状態にある。

単独では麻酔深度モニターにはならないが大脳皮質，意識中枢だけでなく，脊髄痛覚入力を鎮痛

薬（麻薬）・局所麻酔薬などで十分抑制しておけばある程度麻酔深度（＝意識消失深度）を評価できる[4]（図5）。

BISは他の臨床徴候と組み合わせて使うべきで体動予測にはならない。催眠状態とBISの関係はプロポフォール，ベンゾジアゼピン，バルビツレート，吸入麻酔薬で相関がよい[5]。

亜酸化窒素，麻薬はBIS値に影響しない。ケタミンはプロポフォール併用では高いBIS値を示す[4]。術中は外科刺激が強い時と弱い時があり，催眠状態はその影響を大きく受けるのでBIS値だけでなくトレンド表示も大切である。BISの値は情報解析のために10～15秒の遅れがある[5]。

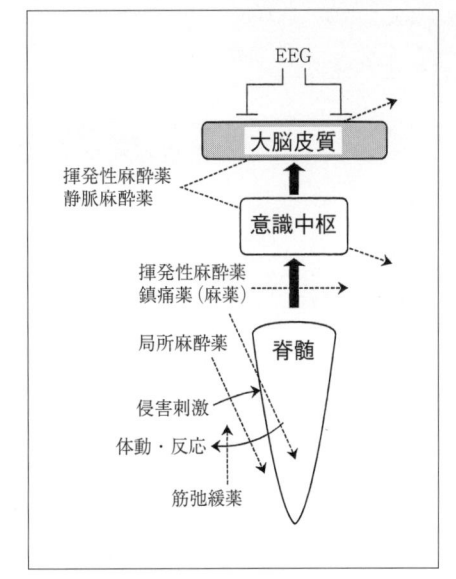

図5 脳波と各種麻酔薬との関係
（北野敬明：脳波．Anesthesia 21 Century 2：232，2000より引用）

[文　献]
1) 池田和之：麻酔の深度，麻酔・集中治療とモニタリング．奥秋　晟ほか編．東京，克誠堂出版，1989, p 44
2) 渋谷欣一：米国における50年間のバランス麻酔の進歩，バランス麻酔：最近の進歩．渋谷欣一ほか編．東京，克誠堂出版，2000, p1
3) 加藤孝澄：なぜ吸入麻酔薬にオピオイドを併用するのか？，バランス麻酔：最近の進歩．渋谷欣一ほか編．東京，克誠堂出版，2000, p37
4) 北野敬明：脳波．Anesthesia 21Century 2：232, 2000
5) BISモニタ　レファレンスマニュアル．日本光電

How to

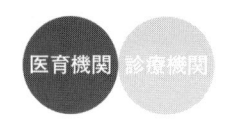

脳波の取り方

山口大学医学部麻酔・蘇生学教室　松本美志也

脳波とは

　脳波とは大脳皮質の神経細胞の活動に伴い発生する電圧を，2個の電極で導出したものである。単極誘導とは頭皮上の電位と比較して電位的に0に近いと考えられる部位（基準電極，通常耳朶）との間の電位差であり，双極誘導とは頭皮上の2カ所間の電位差である。

脳波計

　最近ではアナログ脳波計に変わりデジタル脳波計が主流となりつつある。デジタル脳波計では電極箱でアナログ/デジタル変換が行われるので，アーチファクトが少なく，脳波データを光磁気ディスクなどの電子メディアに保存し，後でモンタージュ（メモ参照）やフィルターを変更することができる。

　測定に際しては，時定数（低域遮断フィルター），高域遮断フィルター，感度，紙送り速度を設定する。時定数は入力に矩形波を加えたとき，記録ペンの振れの大きさがもとの1/e（約1/3）までにもどるのに要する時間をいう。時定数を小さくすると低周波成分をより多く除去できる。通常時定数0.3 secを使用するが，アーチファクトによる緩徐な電位変化を除去したいときは0.1 secでもよい。高域遮断フィルターは高い周波数（例えば筋電図等）を除去する働きを持つ。必要があれば，30 Hzまたは60 Hzで用いる。周囲の電気的環境が悪い場合は交流除去フィルターを用いる。感度は通常10μV/mmである。通常の紙送り速度は30 mm/secであるが，長時間記録するときは適宜かえてもよい（必ずタイマーを入れておく）。

電極の配置

　電極の配置は国際脳波学会連合標準電極配置法の10-20法によるのが一般的である（図1）。これは鼻根，後頭極，左右耳介前点（耳珠のすぐ前方で頬骨の根部に触れる陥凹部）を基点として，これらの基点から距離を10％または20％に分けた点に電極を置くので，10-20電極法という。図1のように正中線上に前頭側よりFpz，Fz，Cz，Pz，Ozの5点を定め，左右の耳介前点とCz通る環状線上にT3，C3，C4，T4を定める。Fpはfrontal pole，Fはfrontal，Cはcentral，Pはparietal，Oはoccipital，Tはtemporalの頭文字で，小文字zはmiddle pointの意味で，左側を奇数で，右側を偶数で表し，正中から外に向かって数字が大きくなる。Czを通る縦径，横径は約35cmなので，10％は約3.5cmである。Fp1，Fp2は眉毛の約1 cm上が目安である。

アーチファクトの少ない脳波を記録するコツ

（1）できれば頭の下に脳波記録用シールドマットを敷き，アースは電極箱のE端子に接続する。

（2）電極設置部分の皮膚の汚れをアルコール綿あるいは専用薬剤（研磨剤入）で十分取り除き，皮膚に薄くペーストを塗る。そして，皿電極にもペーストを塗って固定する。必要なら髪を剃って電極を設置する。電極インピーダンス（抵抗）を5kΩ以下にすることがアーチファクト除去に最も有効である。手術中の電極の保持はコロジオンを付けた小ガーゼ片で電極と皮膚を覆う方法が確実である。

（3）電磁シールド電極を使用し，コードが体に触れないようにし，コードはできるだけ束ね，電

図1

図2(a) 図2(b)

脳死判定の際の平坦脳波測定

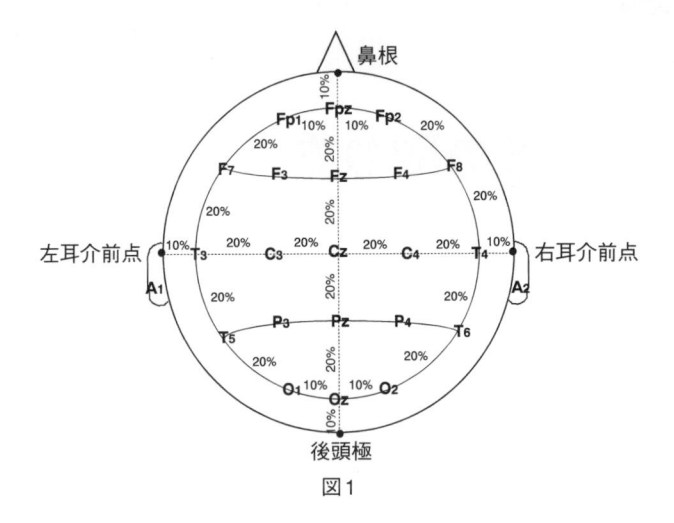

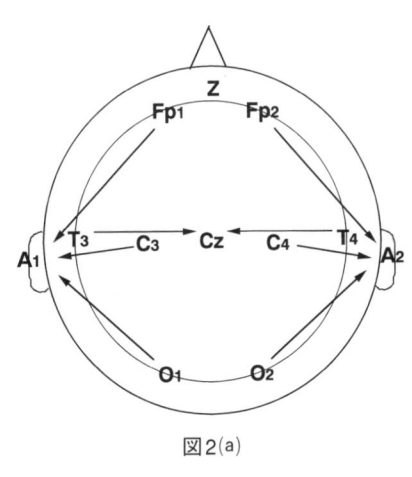

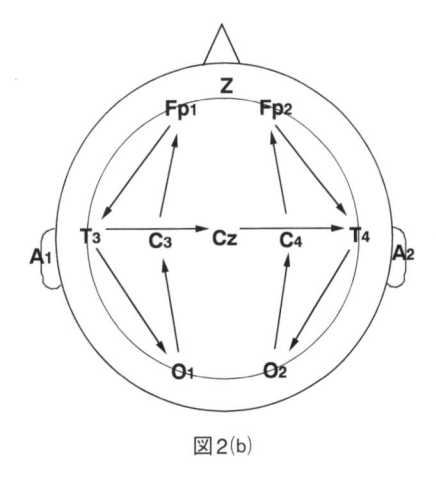

極箱をできるだけ頭部に接近させる。

われわれの施設での単極モンタージュ8導出（図2 a）と双極モンタージュ10導出（図2 b）の例を示す。基準電極として左右の耳朶（A1，A2）に，さらに心電図として左右の肩（X1，X2）に，Z電極（メモ参照）を鼻根部に装着する。電極間距離は7cm以上あけ，メジャーで距離を測定して記載しておく。4導出の同時記録を単極および双極導出で行い，心電図も同時記録する。全体で30分以上の連続記録を行う。時定数0.3 secで感度50μV/20mm以上の記録を必ず行う。呼名，顔面への痛み刺激を加えた時の脳波の記録を行う。

> モンタージュ：montage：モンタージュ写真というときのそれと同じで，組み立て，構成といった意味。基本的な脳波所見が得られるように電極の組み合わせ方と記録の順序を定めた方式をモンタージュという。
> Z電極：従来のボディーアースに代わる交流障害除去機能を持ち（交流障害を打ち消すために微小信号を出力している），各電極のインピーダンス測定の構成回路でもある。

[文　献]
1) 臨床脳波学　第5版．大熊輝雄．医学書院，1999
2) 脳死判定における平坦脳波測定検査の実際．日本光電工業
3) 法的脳死判定マニュアル．脳死判定手順に関する研究班平成11年度報告書．日本医事新報社

How to

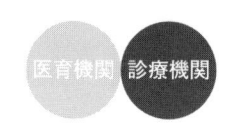

脳波の取り方

大阪脳神経外科病院麻酔科　二永英男

　一般的な脳波測定の方法は，国際式10-20法に基づき，頭部に電極を装着すれば簡単に脳波が測定できる。しかし，麻酔中（術中）の脳波測定にはいろいろな測定条件の制約があり，容易に脳波測定ができない場合もある。ここでは，一般的な脳波測定の方法と麻酔中（術中）の脳波測定のコツをいくつか紹介したい。

電極の装着位置

　国際脳波学会の勧告に基づき，国際式10-20法の配置を図1に示す。

電極の装着

（1）正中線上の鼻根（Nasion）と後頭結節（Inion）から等距離で，かつ冠状方向の左右の耳介前点から等距離にある点を頭頂点（Vertex）とし，この点をCzとする（図2，3）。

（2）正中線上で鼻根（Nasion）と後頭結節（Inion）からCzまでの距離を10-20-20％と比例分割し，Fpz-Fz-Cz，Oz-Pz-Czとする。（Fpz，Ozには電極は付けない）（図2，3）。

（3）冠状方向で左右の耳介前点からCzまでの距離を10-20-20％と比例分割し，左側をT3-C3-Cz，右側をT4-C4-Czとする（図2，3）。

（4）Fpz［正中線上で鼻根（Nasion）から10％上方の点］，T3（冠状方向で左の耳介前点から10％上方の点），T4（冠状方向で右の耳介前点から10％上方の点），Oz［正中線上で後頭結節（Inion）から10％上方の点］をつなぐ線を"はちまき"状に結ぶ。Fpz，OzからT3，T4までの距離を10-20-20％と比例分割し，Fpz-Fp1-F7-T3，Fpz-Fp2-F8-T4，Oz-O1-T5-T3，Oz-O2-T6-T4とする（図4）。

（5）F7-Fz-F8を通る前額断の線上で，F7-Fzの中点をF3，Fz-F8の中点をF4とする。同様にT5-Pz-T6を通る線上で，T5-Pzの中点をP3，Pz-T6の中点をP4とする。

（6）基準電極設置部位は，耳朶（じだ）A1（左），A2（右）とする。

術中脳波の測定のコツ

　手術室での脳波測定は，その診断的意義は脳虚血モニターとしての利用価値が高い。心臓血管外科（人工心肺中），脳神経外科（内頸動脈内膜剥離術など）等，今やルーチン的に利用されているモニターのひとつである。手術室での利用に際していくつかのコツを示す。

1．術体位と術野

　術中脳波の測定の障害となるものに，術体位と術野の問題がある。特に，脳神経外科手術においては避けられない問題である。

　今ここに，中大脳動脈の血流領域と国際式10-

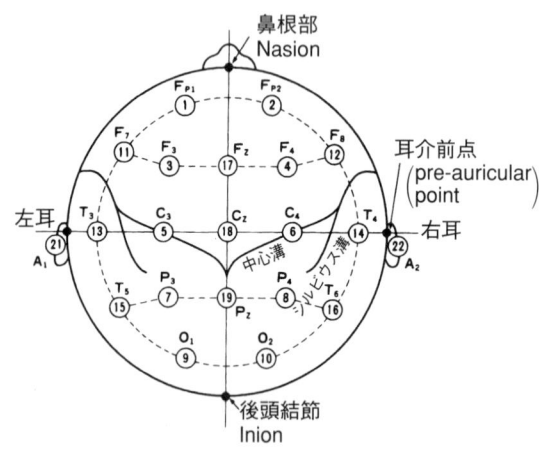

図1　国際式10-20法（頭頂部より）

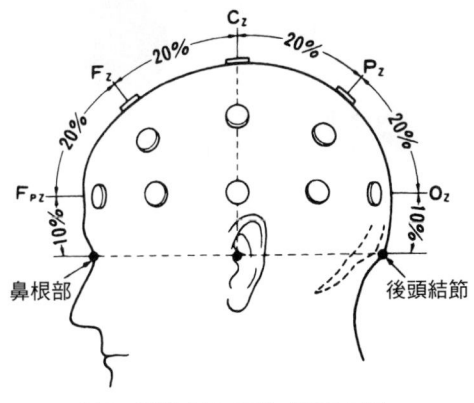

図2 国際式10-20法（側面より）

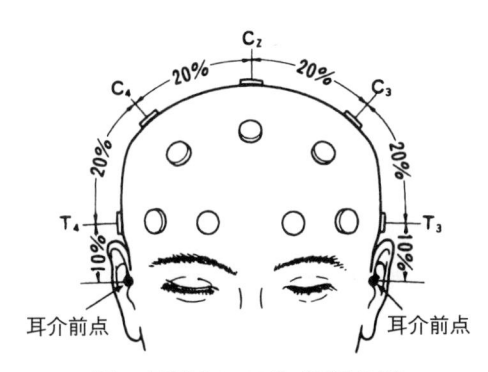

図3 国際式10-20法（正面より）

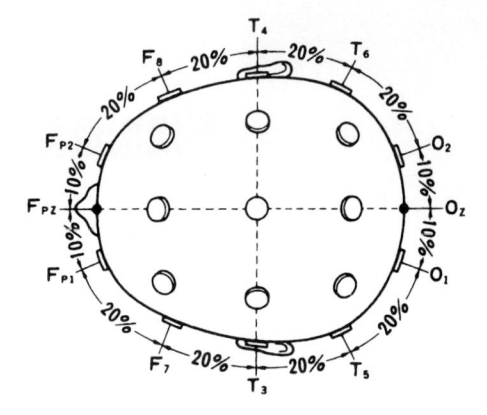

図4 国際式10-20法（頭頂部より）

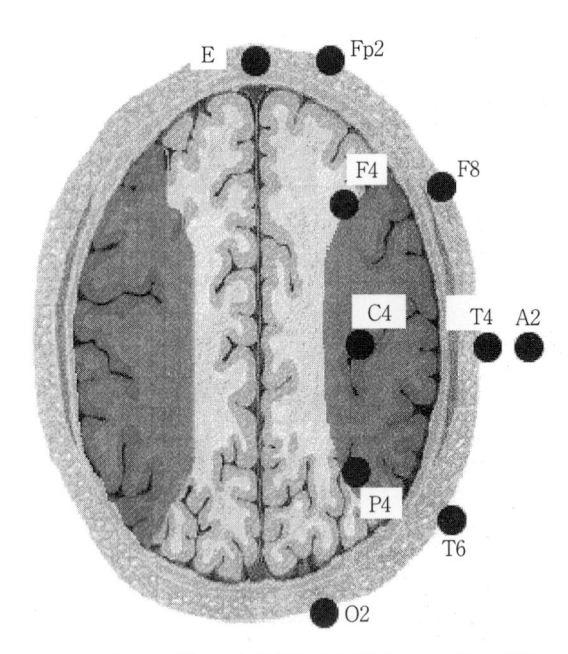

図5 中大脳動脈の血流領域と国際式10-20法の配置

20法の配置を示す（図5）。例えば，内頸動脈内膜剥離術では，術野が頭部には及ばず，頭部に電極が装着できる。しかし，開頭術の場合，必要な脳波情報は血流の支配領域を考慮し，電極装着可能な位置を決めることが重要となる（国際式10-20法の配置からはずれることもある）。開頭範囲が大きく動脈の支配領域下に電極の装着が不可能な場合には，SEPやABR（椎骨動脈領域では特に有用）などの神経モニターの併用が望ましい。

2．設置電極

現在，広く使用されているものは，銀塩化銀電極で皿状のものと針状のものがある。皿状電極はペーストを必要とし，針電極は皮膚の消毒を必要とする。接触抵抗は，10kΩ以下の測定が必要である。接触抵抗が低い方（2～5kΩ）がきれいな脳波が得られる。そのため，丁寧な剃毛（角質層除去）や有機溶剤による脱脂などきめ細かく行うと接触抵抗が低下する。一見，針電極の方が接触抵抗は低く思えるが，筆者経験では皿電極の方がきれいな脳波所見が得られる。

3．アーチファクト対策

リード線は物理的要因（ゆれる，さわる）でアーチファクトの原因になりやすい。リード線を束ねて（当院では編み込んでいる）固定することにより防いでいる。デジタル脳波計においても同様である。

心電図波形が脳波波形に混入することもある。特に，太っている人（首が太い人）によく見かけられる。脳波波形測定時には，心電図波形も注意して観察すべきである。その際は，基準電極A1，A2を結合させ短絡させるのもコツである。

How to

脳血流量のモニタリング

医育機関　診療機関

千葉大学医学部麻酔学教室　青野光夫

麻酔中は，脳循環動態を変動させる要因が数多く存在する．麻酔薬により脳血流量は変化するし，虚血血流閾値も修飾される．さらに，頸動脈内膜剥離術や開頭術，人工心肺を用いた開心術などの手術操作は，脳血流量を大きく変化させる一因となる．早期に脳循環動態の異常を捉え，速やかに対策を講じるために，麻酔中の脳血流量のモニタリングは重要である．

麻酔中のモニタリングとしては，簡便・非侵襲的であり連続的にリアルタイムの脳循環動態を評価できるという点から，経頭蓋骨超音波ドップラー（Transcranial Doppler，以下TCD）を第1選択にしてわれわれの施設では使用している．TCDは，脳血管内の赤血球の血流速度に関する情報を提供する装置である．経頭蓋骨的に超音波ビームを投入し，頭蓋内血流によるドップラー周波数の偏位を測定する（ドップラー効果）．図1に示すように，血流速度（Blood flow velocity, BFV）はドップラー偏位に比例することから算出される[1]．

TCD計測値の意味

図2にTCDモニター上に示される最高血流速（Vmax）波形と平均血流速（Vmean）波形を示した．自動表示されるTAMX（time-averaged maximum flow velocity）は，最高血流速の時間平均値であり，TAV（time-averaged flow velocity）は平均血流速の時間平均値である．また，TCDで測定されるのはあくまでも血流速度であり，検出する血管の断面積が一定であるという前提の上で，脳血流量の変化を反映することを念頭に置く必要がある[1]．

血流検出のコツ

中大脳動脈（MCA）は，脳動脈の中で最も血流が多く，大脳半球への血流の80％をしめることから，計測頻度も高い．TCD法の検査手技の第一歩は，超音波が貫通できる頭蓋骨の部分（cranial window：窓）を見つけることである．MCAの血流を検出するためには，側頭部頬骨弓の頭側に存在する側頭部窓を選ぶ．側頭部では，

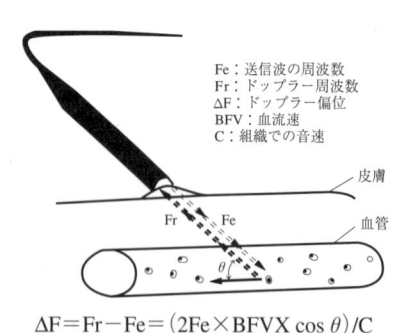

$\Delta F = Fr - Fe = (2Fe \times BFV \times \cos\theta)/C$

Fe：送信波の周波数
Fr：ドップラー周波数
ΔF：ドップラー偏位
BFV：血流速
C：組織での音速

図1　TCDにおけるドップラー偏位と血流速の関係

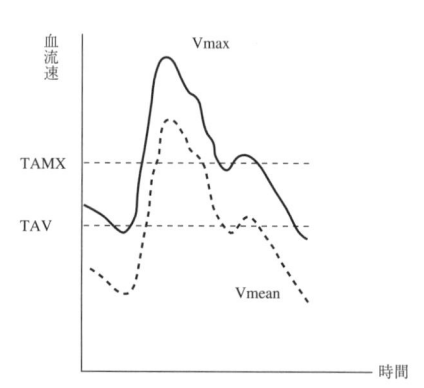

図2　最高血流速（Vmax）波形と平均血流速（Vmean）波形
　TAMXとTAVは，それぞれの時間平均値である．

前窓・中窓・後窓の3つに分けて考えると血管を見つけやすい[2]（図3a）。頬骨弓の上縁に沿ってプローブの位置を垂直・水平方向に少しずつ動かし，最強の信号が得られる部分をさがす。一般にプローブの方向は，前窓ではやや後方に，後窓ではやや前方に，中窓ではほぼ垂直に内側に向けてウイリス輪に達する[2]（図3b）。焦点深度を50から60mmにして始めると，信号を得やすい。

血管鑑別法

内頸動脈分岐部はACA（前大脳動脈），MCA（中大脳動脈）に血流が分岐するため両方向性の特徴的な波形を示す。ここを起点とし，解剖学的関係を考慮しながら外側にプローブを動かしていくとMCAを同定できる[2]（図3b）。ACAの血流はプローブから去る方向に得られるが，MCAの血流はプローブに向かう方向として描出され鑑別が可能である。

連続モニタリング

TCD法では，より正確な血流速度を得るために，血流に対する超音波ビームの入射角をできるだけ小さく保つことが重要である。入射角度が30（以下の場合，血流速度の測定誤差は15％以内であるとされる[2]。また連続測定では，常に同じ血管の同じ部位に焦点を合わせるようにプローブを固定することが望まれる。われわれは，専用のヘッドバンド付きプローブを使用し，体位が動く際にも安定した血流信号を得ている。

TCDによるモニタリングの適応

表1に周術期におけるTCD法の適応を示した[1]。TCDにおける血流速度は，脳底部に近い血管から得られ，局所脳血流量は主に大脳皮質に近い血管から得られる。それぞれのモニタリングは，異なるパラメーター及び部位をみているわけであり，お互いに置きかわれるものではない。また頭蓋内圧が亢進している場合は，脳血管攣縮が存在しても血流速度が亢進しないこともある。他のモニタリングや神経学的所見と組み合わせて総合的に病態を捉えることが重要である。

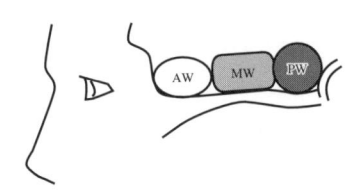

図3(a) 側頭部で超音波を通しやすい部分，側頭部窓の位置

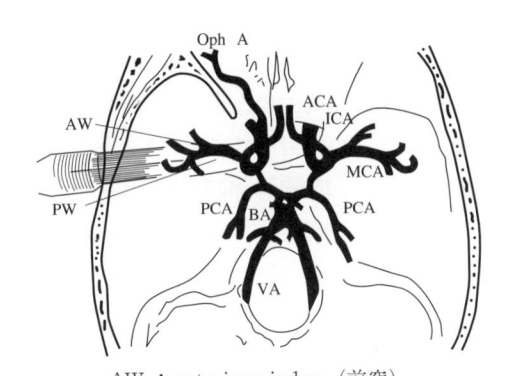

AW：anterior window（前窓）
MW：middle window（中窓）
PW：posterior window（後窓）

図3(b) 脳底部の動脈と側頭部窓を通しての超音波の入射路

（Aaslid R：Transcranial doppler examination techniques, Transcranial doppler sonography Edited by Aaslid R. New York, Splinger-Verlag, 1989, p39 より引用）

表1　周術期におけるTCDモニタリングの適応

1. 頸動脈内膜剥離術の血流速遮断時の血流速変化の検出
2. くも膜下出血後の脳血管攣縮の検出
3. 術中塞栓の検出（人工心肺使用による開心術）
4. 脳血管に対する麻酔薬の薬理学的効果の評価
5. 自動調節能および炭酸ガス反応性の評価

[文 献]

1) Smith DS, et al：New methods to monitor cerebral function. Advances in Anesthesia 11：326, 1994
2) Aaslid R：Transcranial doppler examination techniques, Transcranial doppler sonography Edited by Aaslid R. New York, Splinger-Verlag, 1989, p39

How to

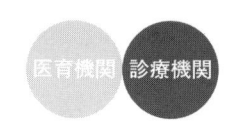

脳血流量のモニタリング

揖斐総合病院麻酔科　竹中元康

現在，ベッドサイドで簡便，頻回に脳血流量（CBF）の絶対値を求めることは不可能であるが，経頭蓋骨超音波ドップラー法および内頸静脈酸素飽和度，近赤外線モニターを用いて推測することができる。

経頭蓋骨的超音波ドップラー法（Transcranial Doppler：TCD）

本方法は血流速度を測定しており，血流量は直接は測定していないが，血液量は血流速度と血管断面積の積で求められ，脳主幹動脈の血管径は通常一定とされているるため脳血流速度はCBFを反映する。

1．適応

脳血管攣縮，頸動脈あるいは脳血管狭窄，脳動静脈奇形，炭酸ガス反応，頭蓋内圧亢進，脳死判定。

2．方法

①側頭部：前大脳動脈（ACA），中大脳動脈（MCA），後大脳動脈（PCA），前交通動脈（A com），後交通動脈（P com）

②大後頭孔：椎骨動脈（VA），脳底動脈（BA），後下小脳動脈（PICA）

③眼窩部：眼動脈，内頸動脈（ICA）サイフォン部の3カ所の窓よりアプローチする。

側頭骨窓は頬骨上で耳介前部からいわゆる"こめかみ"付近までの間で超音波を通す窓であるが，個人差があるためOM（orbitomeatal）ラインの約1cm上方を広範囲に探すのがコツである（図1）。側頭骨窓からの検索では，一番検出しやすい窓はPosterior Windowであり，この部位からやや前方にプローベを向けると約70mmの深さでACAが検出できる。またやや前方の窓から皮膚に垂直にプローベを向けると約45～55mmの深さでMCAが検出できる（図2）。経大後頭孔では外後頭隆起と第6頸椎との中点付近に窓が存在し，80～100mmで椎骨脳底動脈のシグナルが得られる。さらに経眼窩的には約40mmで眼動脈血流が得られるが，白内障の危険性があるため出力を減少させておかなければならない。

欠点としては，約5～15％に側頭骨窓がなく，シグナルを得ることが不可能な人が存在すること，また測定には経験・熟練が必要であり，データは測定者の技量によって左右される。さらに絶対値が得られるわけではないので，他者との比較ではなく同一症例の時間的変化としては非常に有用である。電気メスの使用下では測定不可能となる。

内頸静脈酸素飽和度（SjO_2）

SjO_2は脳の酸素需給バランス（脳血流代謝比）を表し，正常値は約65％であり，50％以下では脳虚血，75％以上ではhyperemiaを示すとされて

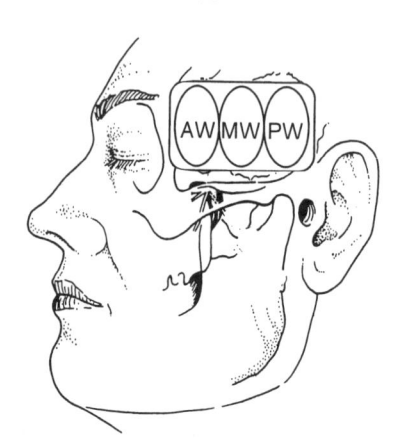

図1　側頭骨窓
AW：Anterior Window
MW：Middole Window
PW：Posterior Window

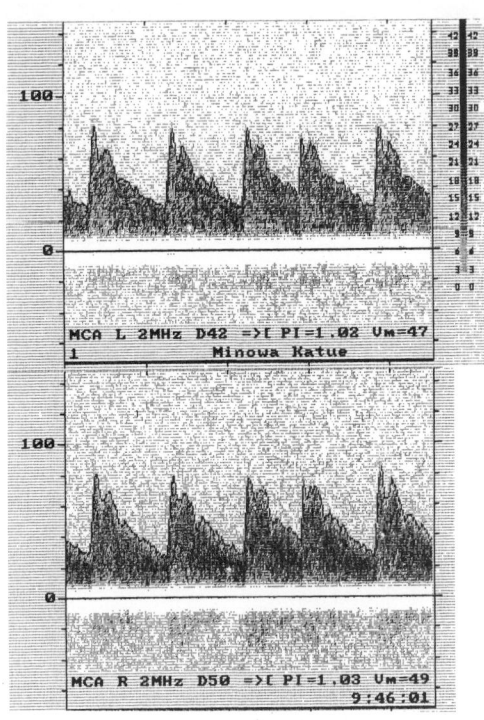

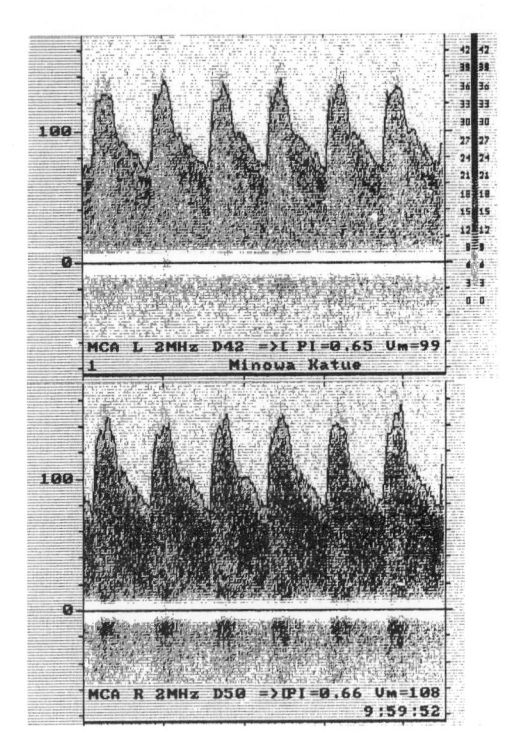

A：正常脳血流速度　　　　　　　　　　　　　　B：高炭酸ガス状態

図2　Transcranial Dopplerによる中大脳動脈の血流速度

いる。脳循環を相対的且つ全体的にとらえる指標である。

1．適応
意識障害，頭部外傷，脳血管障害，開心術，頸動脈内膜剝離術，動静脈奇形．

2．方法
右内頸静脈よりシースを上方に向け留置した後，HカテーテルあるいはOpticath（5.5Fr）（Dainabot社）を挿入し，内頸静脈の頭蓋底より2cm以内（内頸静脈球の約1cm下方）の範囲にカテーテル先端を位置させる[1]（図3）。このカテーテル先端は患者の頭部の変化・移動で容易に変動するため体位およびカテーテルの保持（鎮静も含めた）が非常に重要である

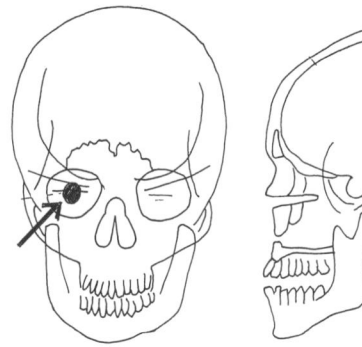

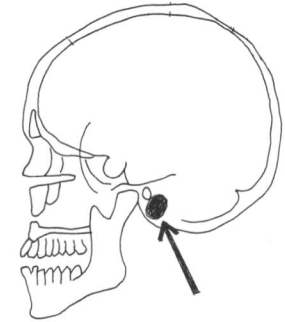

図3　X線写真上SjO_2測定用カテーテルの先端の位置
　　正面像：眼窩正中
　　側面像：外耳孔やや後部

の変化を把握できる。

方法
測定箇所に送光と受光のプローブを約6cm離して装着する。この時しっかりと密着させることが正確な測定には不可欠である。

近赤外線脳内酸素モニター
酸化型Hbと還元型Hbを測定する。その和として得られた全Hbが脳血液量を反映するため，そ

[文　献]
1) Jakobsen M, et al : Retrograde catheterization of the right internal jugular vein for serial measurement of cerebral venous oxygen content. J cereb Blood Flow Metab 9 : 717, 1989

7

腹部 編

How to

胃カテーテルの挿入・留置法
麻酔中

日本医科大学麻酔科学教室　本郷　卓

　全身麻酔の導入後に胃カテーテルを挿入する場合，すでに患者は意識がない。そこで覚醒時のように，嚥下運動に合わせて胃カテーテルを挿入することができないため，胃カテーテルはなるべく太くて折れ曲がりにくいものを選ぶ。通常は16Frのものを使用するが，冷凍庫に凍らした胃カテーテルを準備しておくと挿入しやすくなる。また患者の訴えを聞くこともできないので，先端の位置確認と固定方法も慎重に行うようにする。

胃カテーテル挿入の基本手技

(1) 全身麻酔の導入後ただちに胃カテーテルを挿入する場合は，口腔内の操作が必要となる場合に備えて，口を開けやすいように挿管チューブを固定し，バイトブロックは外せるようにしておく。

(2) 胃カテーテルの挿入中に時々モニター等を確認する習慣をつけ，麻酔管理がおろそかにならぬように気をつける。

(3) 感染予防のため手袋をする。

(4) 胃カテーテルの先端と鼻腔に，潤滑および局所麻酔目的でキシロカインゼリー®をつけておく。凍らしたカテーテルの場合，ゼリーをつけるとすぐに融けてしまうので，手早く行うこと。

(5) 下顎を少し持ち上げ，鼻腔から胃カテーテルをゆっくり挿入し，胃カテーテルを咽頭口部まで挿入する。このとき大事なことは，顔の面に対しなるべく垂直に胃カテーテルを挿入し，胃カテーテルが鼻床に沿って下鼻甲介の下の下鼻道を通るようにすることである[1]。頭側に向けて挿入すると，鼻甲介にあたってうまく挿入できなかったり，鼻出血を起こしたりしやすくなる（図1）。

(6) 特に抵抗なく胃カテーテルが進むようであれば，そのまま進める。深さは成人で50〜60 cmぐらいである。しかし胃カテーテルが咽頭口部で折れ曲がってしまうようであれば，左手の人差し指を患者の左口角から口腔内に入れて胃カテーテルに触れ，折れ曲がりがなくなるまで胃カテーテルを引き戻し，手指で誘導して折れ曲がらぬようにして挿入する。このとき人差し指で胃カテーテルを咽頭の後面に押し付けながら先に送り，咽頭後面の湾曲に胃カテーテルを沿わして挿入する。

　このようにして胃カテーテルが咽頭口部で折れ曲がらず，目標とする深さまで挿入できれば，次に先端の確認と固定を行う。

胃カテーテル先端の確認と固定

(1) 胃カテーテルの終端に必要に応じて三方活栓をつける。誤注を避けるために，三方活栓は色が異なり，通常のシリンジが接続できず，カテーテルチップのシリンジしか接続できないものを使用する。

(2) 空気を10 mlほど注入して，聴診器で気泡音を確認する。さらに内容物が吸引できるようであれば，先端の位置が適切である可能性が高い。麻酔中に胃カテーテルを留置する目的は主に胃内容物の吸引であるので，X線による先端の位置確認は必ずしも必要ではない。ただしなにかを胃カテーテルから注入する際には，X線で先端の位置を確認しておかないと，麻酔中は患者の意識も反射もないので危険である。

(3) 胃カテーテルより胃内容が吸引できない場合，胃カテーテルの先端が浅すぎて食道内にある

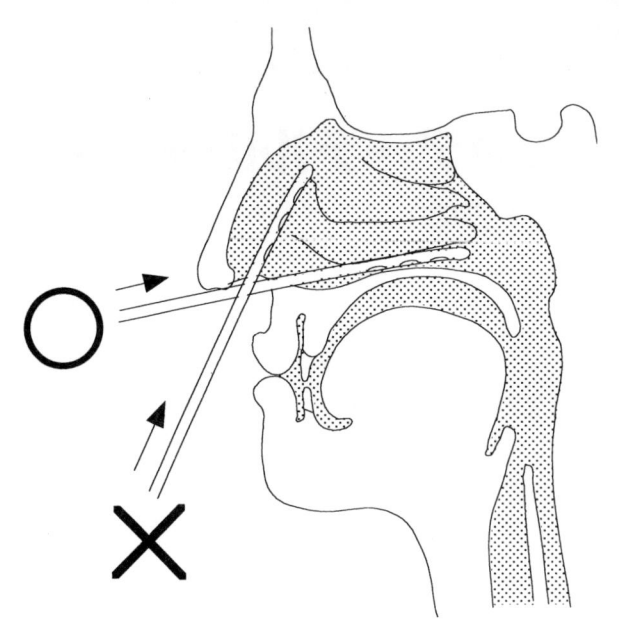

図1 胃カテーテルの挿入方向
○印は正しい挿入方向。
×印は誤った挿入方向。

場合や気管内に迷入している恐れも考慮する。どちらの場合もなにかを胃カテーテルから注入すると，誤嚥を起こす原因となる。気管内に迷入すると，胃カテーテルから呼吸に合わせて空気が漏れて気づく場合もあるが，分からない場合も多い。

(4) 胃カテーテルが鼻翼や鼻中隔を圧迫しないように固定する。切込みをいれたテープで鼻梁に固定することが多いが，麻酔中は患者の意識がなく，本人の迷惑にならないので，鼻と上口唇のあいだにテープで固定するほうが圧迫されにくいようである。

(5) ここまですんだら落ち着いて挿管チューブとバイトブロックを固定する。

以上の方法でたいていの場合胃カテーテルの挿入が可能であるが，挿入が困難な場合は，まず反対側の鼻腔から試したり，カテーテルの向きを変えたりする。それでもだめな場合は喉頭鏡をかけて，マギール鉗子を用いて胃カテーテルを誘導する。また別の挿管チューブをわざと食道挿管しておき，その内腔に胃カテーテルを通す方法もあると言われているが，幸い筆者はこの方法を試す事態に遭遇していない。

[文献]
1) Ellis H, et al：鼻，麻酔科医のための解剖学．下地恒毅監訳．新潟，西村書店，1989，p11

How to

胃カテーテルの挿入・留置法
麻酔中

公立昭和病院麻酔科　斉藤勇一郎

禁忌または注意が必要な症例

外傷後の鼻漏，鼻出血，あるいは頭蓋底骨折の可能性が考えられる患者…髄液漏の可能性がある場合，カテーテルの脳内迷入などのおそれがあり禁忌。

鼻出血がみられている患者…鼻内でのさらなる出血を来すおそれがあり禁忌。

口腔内手術後の患者…術野を傷つけ出血させるおそれあり。

全身性に出血傾向のある患者…抗凝固剤使用，出血性疾患などでは注意が必要。

カテーテルの挿入経路に異変のある患者…肝硬変患者での食道静脈瘤など注意。

十分に患者の全身状態を把握できない急患患者などは注意が必要である。

一般的な胃カテーテル挿入による合併症については鼻出血，迷走神経反射，気管内へのカテーテルの迷入，カテーテル外側をつたっての胃内容逆流などが挙げられる。

準備

カテーテルの先端にリドカインゼリーをつける。挿入しようとする鼻内には血管収縮剤を噴霧しておく。また，患者に麻酔前にどちらの鼻腔が通りやすいか聞いておき，通りの良い鼻腔を挿入経路に選択する。

挿入方法

気管内挿管終了後，患者の頭側に立ち，バイトブロック挿入前に手袋をした術者の左手を患者の口腔内に掌側を患者の頭側になるように入れる（図1）。左手の第2，3指を患者の咽頭後壁中央に押し当てる。次に鼻腔内に右手で胃カテーテルを挿入し口腔内にカテーテルが進んだところで左手第2指，第3指でカテーテル先を確認し挟むように触れておく（図2）。そしてこの2本の指でカテーテルの方向を決め，また，右手でカテーテルを鼻から進める距離と左手第2，3指の間をカテー

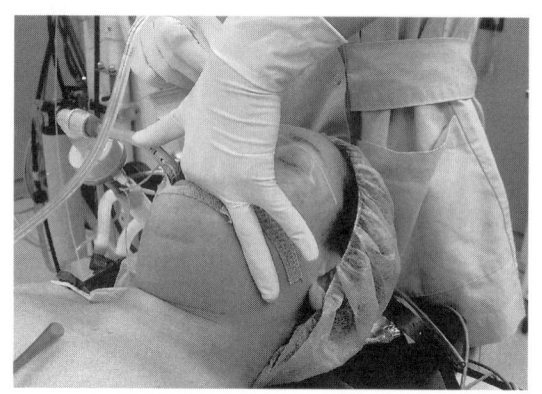

図1　胃カテーテル挿入図
左手第2，3指を咽頭後壁につけ，鼻腔からのカテーテルを進める。

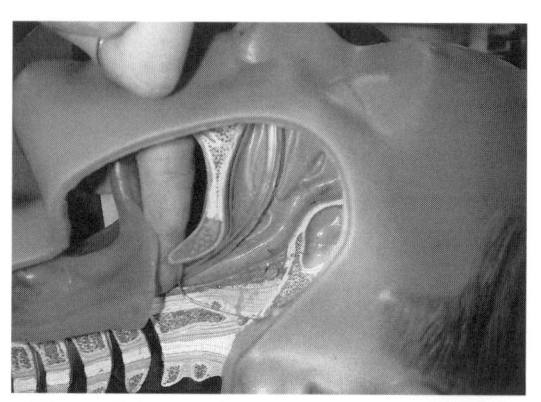

図2　口腔内での術者の指とカテーテルの位置関係
咽頭後壁につけた左手第2，3指の間にカテーテルを通してゆく。
第2指が届かない場合は第3指に触れさせながら進める。

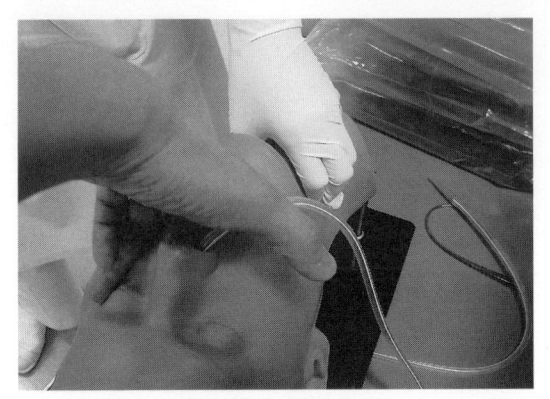

図3　挿入困難のとき
助手に喉頭をつかんでもらい患者の前方に持ち上げてもらう。
術者1人のみの場合は右手でカテーテルを進め，左手で喉頭を持ち上げる。

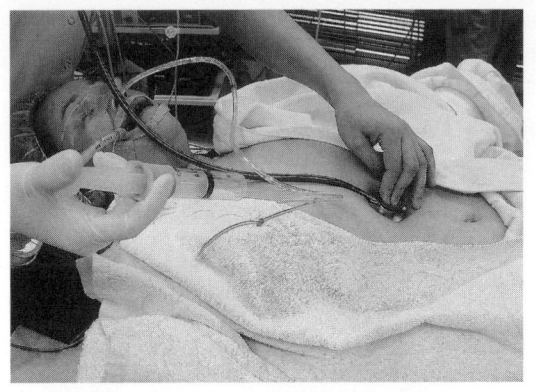

図4　カテーテルの胃内留置の確認法
上腹部に聴診器を当て聴診しつつカテーテルにシリンジを接続して空気を注入する。ブクブクと音がすれば胃内と判断する。

テルが進む距離が等しいことを確認しつつ挿入する。これは挿入途中でのカテーテルの折れ曲がりを検出するためである。カテーテルが折れ曲がる直前には挿入時に抵抗が右手で感じられる。抵抗があった場合は少しカテーテルを引き抜き，再度挿入する。抵抗を感じたまま挿入を続けると抵抗はなくなるがカテーテル先端は移動せず，U字型に折れ曲がり，ついには口腔内でとぐろを巻いてしまう。また，カテーテル挿入時は呼気終末二酸化炭素濃度曲線の波形の変化に注目する。波形が大きく乱れたり呼気二酸化炭素濃度の急な低下や気道内圧の低下があった場合はカテーテルの気管内迷入を疑ってカテーテルを引き抜き再挿入する。挿入困難のときは，まず左手の第3指自体でカテーテルを咽頭後壁に押しつけて少しずつ第3指を伸展させてカテーテルを進めてみる。それでも挿入困難の場合，もう1人誰かに助手になってもらって患者の喉頭をつかんでもらい，患者の前方に持ち上げてもらう（図3）。こうすることで患者の食道への通路が広がり，カテーテルが入りやすくなる。その他の方法としては喉頭鏡を用いて喉頭展開しマギール鉗子で食道内にカテーテル

を進める方法や，食道聴診器を挿入し，これをガイドにしてカテーテルを沿わせて挿入する方法などがある。左手を患者の口腔内に挿入せずに右手だけで鼻からカテーテルを進めても胃内に入ることもあるが，不確実な方法である。カテーテルは長い時間，口腔内にあると温度上昇により柔らかくなり，折れやすくなることにも留意する。

カテーテルの胃内留置の確認法

まず，カテーテルを吸引する。黄～黄淡色の液体が引ければ胃内と判断する。吸引できないときは患者の上腹部に聴診器をあて聞きながら，20mlのシリンジをカテーテルに接続して10ml程度の空気を一気に送り込む（図4）。このときブクブク，ゴボゴボという音が聴取されれば胃内にあると判断する。空気が送り込まれず抵抗があるときはカテーテルが途中で折れ曲がっていると判断し引き抜いて再挿入する。

カテーテルには長さの印がついており，挿入前に確認しておく。鼻腔入口部でのカテーテルの留置長は身長により異なるが通常55cm前後である。胃カテーテルは開放しておく。

How to 胃洗浄法

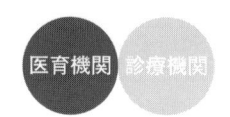

奈良県立医科大学集中治療部　平井勝治

はじめに

胃洗浄法は薬物中毒の処置と内視鏡検査や手術前の処置として、救急医療に多く行われる手技であるため、熟知しておく必要がある。

目的

(1) 経口的に摂取した毒物の除去（中毒の初期段階）
(2) 胃出血時の胃内容除去と洗浄および薬剤の注入
(3) 気管内挿管時の誤嚥予防の胃内容吸引
(4) イレウス時の胃の減圧
(5) 脳虚血や頭部外傷の低体温療法時の冷却

禁忌

(1) 腐食性のある強酸や強アルカリの嚥下（食道や胃の穿孔を起こしやすい）
(2) 石油系や有機溶剤の嚥下（揮発性のため吸入による呼吸障害を起こすので気管内挿管後に行う）
(3) 一般状態が著しく悪い時は全身状態が落ち着くまで待つ。

全般的な注意

胃洗浄を行う時はバイタルサインや意識レベルの変化に気をつけて処置を行う。必要ならば心電図や指尖酸素飽和度をモニタリングしながら実施する。一般状態の急変時に備えて、酸素吸入や気管内挿管の準備、誤嚥予防のために吸引装置を用意する。

小児では成人に比べ胃洗浄は難しい。

胃洗浄の実施方法

1) 使用する胃管

一般的には単管型を使用する。セイラムサンプ™のような二重管型は吸引による組織の吸着を防止して吸引効果をあげる。そのため空気腔に胃内容が入らないように逆流防止弁が付いている。

2) 必要な器具

洗浄液、胃洗浄用チューブ、漏斗またはイリゲータ、連結用チューブまたはY字接続管、浣腸器、クランプ用鉗子、リドカインゼリー、マギール鉗子、喉頭鏡、ガーゼ、膿盆、聴診器、ゴム手袋、防水シーツ、バイトブロック

3) 体位

胃内容物を胃大湾側に貯留させて、十二指腸に流れないようにするとともに誤嚥を防ぐために左側臥位で行う。気管内挿管しているときは仰臥位で行う。

4) 胃管の挿入方法

胃管の挿入方法の詳細は前章を参照されたい。概略について述べる

(1) まず、熟練度、毒物の嚥下からの時間、胃内容の量、患者の意識や咽頭喉頭の反射の強さにより経鼻法か経口法を決定する。違和感が少ないので経鼻法を選択することが多い。しかし、欠点として鼻出血や咽頭粘膜の損傷をおこしやすい、経口法に比較して細い胃管を使用するので洗浄効率が悪いなどがある。

(2) 胃管挿入時の誤嚥に備え、必ず太い口径の吸引の用意をする。

(3) 胃内容液や洗浄液のために衣服が汚れるため胃洗浄周りに防水シーツをひき、術者は汚染防止のためにマスク、ゴム手袋をする。

(4) 成人で使用する胃管の太さは内径が24〜

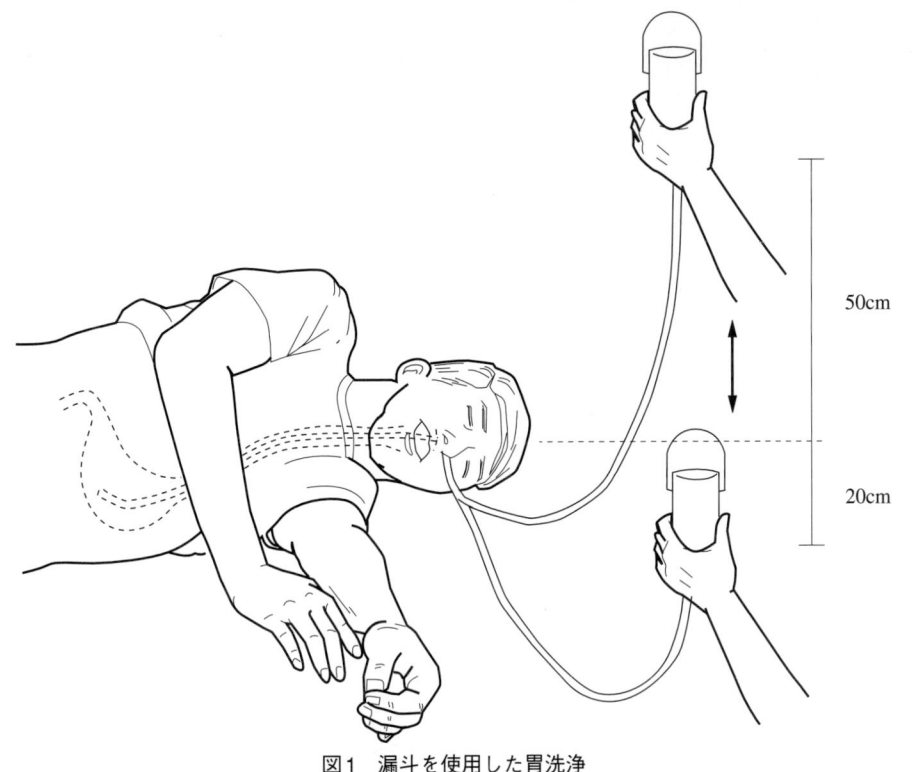

図1 漏斗を使用した胃洗浄
誤嚥防止のために左側臥位で行う。漏斗を上下させて洗浄液の注入と排液を繰り返す。

36Fr, 長さは鼻孔より約50cmであるが, あらかじめ鼻孔から心窩部まで長さを測り, チューブに目印をつける。

（5） 義歯があればはずし, 口腔内に異物がないか確かめ, 胃管と鼻孔にリドカインゼリーをつける。経鼻法では左右の鼻孔で挿入しやすい方を選択する。

（6） 胃管を挿入すると鼻孔から約10cmほどで咽頭壁にあたり抵抗を感じる。もう少し進めると咽頭後壁から口腔に達する。嚥下運動を指示し, その動きにあわせてチューブを送り込む。意識障害や誤嚥の可能性が高い患者はまず気管内挿管してから行う。

（7） 意識がない患者でうまく胃管が入らないときは喉頭鏡を用いて直視下にマギール鉗子で挿入する。また筋弛緩薬が投与されている場合は口腔内に指を入れて胃管を誘導してもよい。

5） 胃管が胃の中に挿入されていることを確かめる方法

まず吸引して, 胃内容を確認する。胃内容がない時は少量の空気を挿入し, 聴診器で気泡音を聴取する。必要なら胃管の位置を腹部X線写真で確認する。

胃洗浄施行時の注意点

（1） 最初に吸引した胃内容物は分析検査に提出する。

（2） 洗浄液が多くても, 注入速度が速くても胃内容物を十二指腸に移行させる可能性があるので, 1回の洗浄量は300ml以下にする。

（3） 洗浄量の目安は排液が無色透明になることを目標とする。

（4） 胃内容で胃管が詰まった場合チューブの出し入れや体位を変えてみる。

（5） 漏斗やイリゲータを使用する時は洗浄液の入った器具を胃底部より50cm上げて, 胃内へ洗浄液を注入する。次に器具を胃底部より下げて, サイフォンの原理を利用して胃内容物を逆流させる。そのため, 胃管の中に胃内容が入っている必

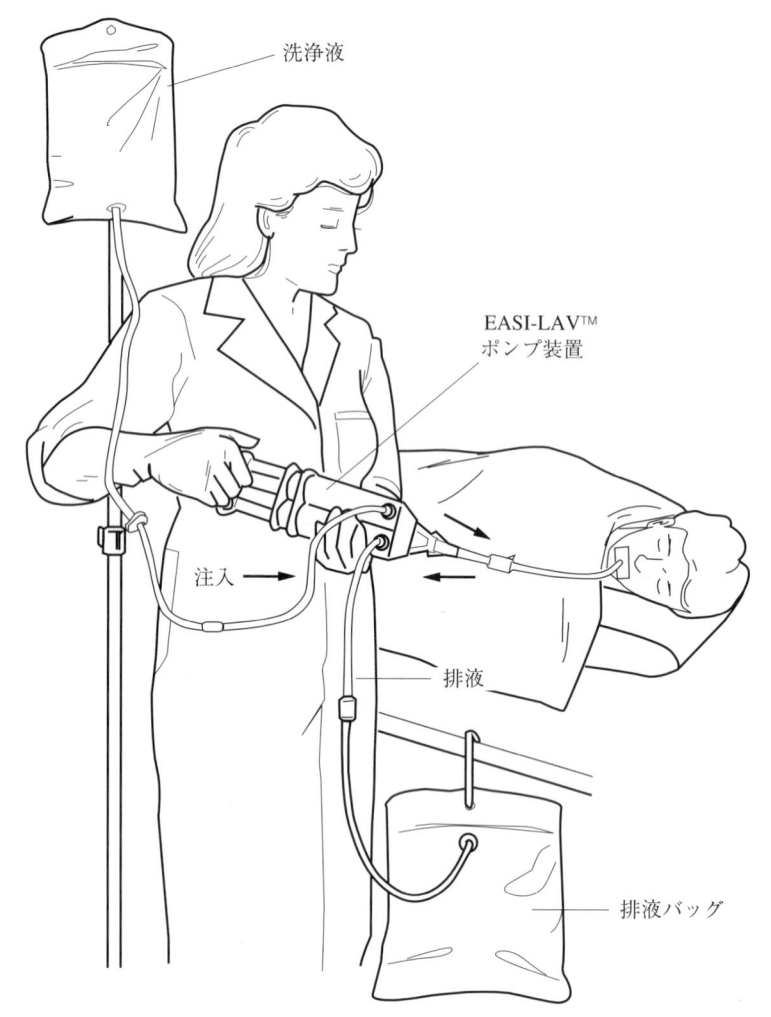

図2 EASI-LAV™を利用した胃洗浄
閉鎖回路のため胃内容による汚染がない。洗浄液の注入と胃内容の排液を同時に行うことができる。

要がある（図1）。

(6) Ballard社製の胃洗浄システムであるEASI-LAV™は閉鎖回路から構成されているので胃内容の臭いや液漏れがなく，刺激性のある薬物摂取の時に使用すれば，医療従事者の汚染を防ぐことができる。洗浄液の注入と胃内容の排出が同時に行えるので洗浄時間を短縮できるなどの利点がある。胃内容物の約60mlが循環する可能性があること，取り扱いに少し慣れが必要で，高価であるのが難点（図2）。

(7) 排液の性状と混入物の有無，注入量と排液量のバランスに注意する。

(8) 浣腸器や注射シリンジを使用した方法は吸引圧を上げ過ぎると胃粘膜を損傷する。

使用する洗浄液の種類

洗浄液として温めた生理食塩水か微温湯を，止血や冷却の時は冷やした生理食塩水を使用する。また毒物には中毒物質を考慮した洗浄液を使い，洗浄後，必要に応じて解毒剤や緩下剤を注入する[1]（表1）。

合併症

1) 咽頭，喉頭の出血
太いチューブなので愛護的に挿入する。
2) 食道胃粘膜損傷
吸引圧を必要以上にあげない。
3) 胃管の気管内へ迷入

表1 「中毒物質を考慮した」特殊な胃洗浄液

中毒物質	洗浄液
パラコート	10％イオン交換樹脂（洗浄後注入）
酸，アルカリ	牛乳，卵白
重金属	0.75〜1％チオ硫酸ナトリウム
フェノール	オリーブ油
ヨード液	でんぷん水
ホルムアルデヒド	0.2〜1％アンモニア水
フッ化物，シュウ酸	5％グルクロン酸カルシウム
アルカロイド	3〜5％タンニン酸，0.02％過マンガン酸カリウム
毒物一般	活性炭（洗浄後注入）
硝酸銀	生理食塩水

咽頭喉頭反射が減弱している患者や意識のない患者では胃管が気管内に迷入することがある。誤って洗浄すると重大な合併症を起こす。胃管が気管内に迷入すると咳がでて，呼吸運動と同期して胃管内が曇る。

4）水電解質異常

大量の胃内容の吸引すると水電解質異常をひき起こすことがある。

5）中耳炎

[文献]
1) 曽我幸弘，ほか：救急医学 22：450, 1998

How to

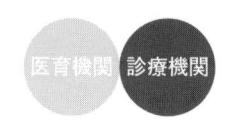

胃洗浄法

前橋赤十字病院第二麻酔科・集中治療室・救急部　中野　実

　本項では急性中毒の治療法としての胃洗浄法について述べる。

　洗浄にあたっては静脈路確保を行いECGとパルスオキシメータをモニターしてバイタルサインを定期的にチェックする。胃管は患者の小指程度の太さを目安として内径1～1.5cm（Fr34～36）の胃洗浄用のゴム管を使用する。誤飲防止の意味での気管内挿管（以下挿管）は意識障害の程度というよりは咽頭反射の有無で適応を判断するが、迷うようなら挿管をした方が安全でよい。挿管は鎮静剤（ドルミカム10mg）と筋弛緩剤（マスキュラックス8mg）に必要に応じ静注降圧剤（ペルジピン1mg）で挿管時高血圧を制御しつつ麻酔時の迅速導入（crush induction）に準じて行う。胃管挿入（以下挿入）前の咽頭・喉頭への表面麻酔は、挿管をして咽頭反射がない場合は不要であり、非挿管の場合には挿入がしやすいという利点より潜在逆流（silent regurgitation）や嘔吐時誤飲を増長する欠点を重視すれば行わない方がよい。

　挿管をして咽頭反射がない場合は経鼻でも経口でも挿入しやすさはそう変わらないが、咽頭反射がある場合は鼻腔が太い胃管を挿入可能な大きさなら経鼻のほうが挿入しやすく固定もよく患者の苦痛も少ない。経鼻の場合は鼻出血予防のために挿入前に鼻血管収縮剤を点鼻しておく。挿入時の体位は挿管してある場合には仰臥位がしやすいが、非挿管時には挿入時の嘔吐を考慮して可能ならば左側臥位にして顔を横に向けてから行う方がよい。胃管に滑剤を塗って滑りを良くして挿入する。滑剤としてのキシロカインゼリーは咽頭・喉頭の表面麻酔の効果発現までに時間を要すること、手近にある滑剤であることから使用している。挿入時の咳嗽は気管内の迷入を示唆する。鼻腔または口から鳩尾までの長さを挿入したら、浣腸器で送気して心窩部に気泡音を聴取することで胃内留置を確認する。

　洗浄時の体位は幽門部が下にならないように左側臥位で行う。可能ならベッドの足側を15～20cm高くするのがよい。挿入後洗浄開始前に自然流出あるいは浣腸器吸引で胃内容物200ml程度を検査用検体として検査用カップに採取する（図1）。採取量が少ない時は初回洗浄の排液を検体とする。洗浄液は排液側チューブを鉗子でクランプして胃部より数十cm高く上げたロートまたはイリゲータに注ぎ静水圧で胃内に注入する（図2）。注入後は注入側チューブをクランプして排液側チューブの鉗子をはずしサイフォンの原理で排出する（図3）。これを繰り返して洗浄するが1回の注入量は大人で300ml、小児では5ml/kgとして過剰に注入して洗浄液を十二指腸に押し込まないようにする。また洗浄量は排液が無色透明になるまで、さらに無色透明になっても最低合計5～10*l*（小児では500～2,000ml）は洗浄する。洗浄液は体温程度に加温した生理食塩水が理想であるが、緊急性を考慮して水道水で行うことも多い。

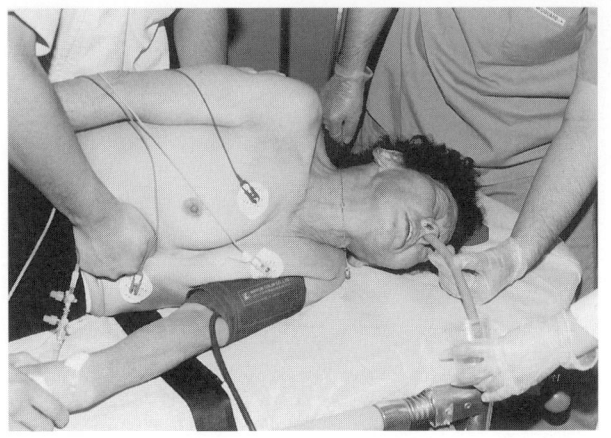

図1 胃洗浄時の体位，検体採取と胃部のマッサージ
左側臥位として，顔は横にしてうつ伏せ気味とする。洗浄開始前に胃内容物を採取する。胃部をマッサージすることで排液がスムーズになることがある。

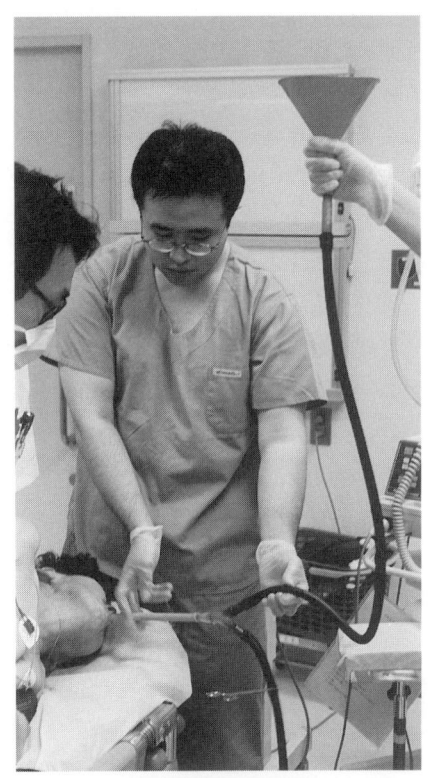

図2 胃洗浄液注入時
排液側チューブを鉗子でクランプして胃部より高く上げたロートに洗浄液を注ぎ胃内に注入する。

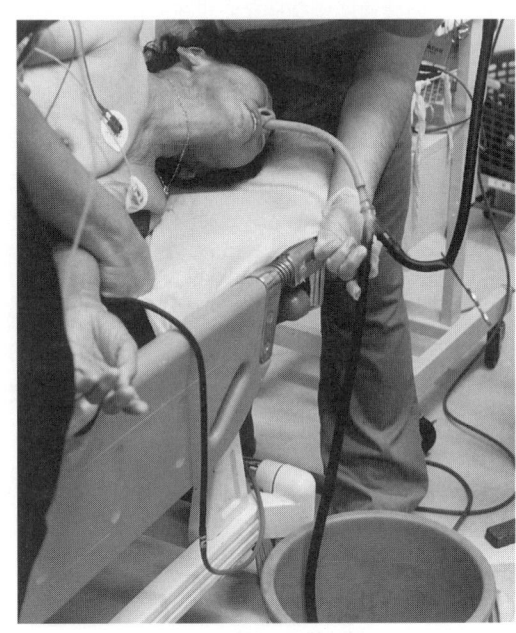

図3 胃洗浄液排液時
注入側チューブをクランプして排液側チューブの鉗子をはずし排出する。

How to

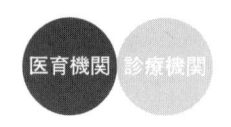

腹腔内穿刺法

日本医科大学高度救命救急センター 原田尚重, 小池 薫

腹腔穿刺とは腹腔内に貯留した液体を針やカテーテルを用いて穿刺する方法である。以前は出血性ショックで緊急に腹腔内出血の有無を確認するため穿刺を行っていた時期があったが，CT，超音波検査法などによる画像診断の進歩や，腹腔内出血だけで開腹適応にならない現在では腹腔穿刺単独で診断に用いることは少ない。その適応も古典的な診断的腹腔穿刺，腹水穿刺はもとより治療的な意味を持つPTCDや経皮的胆嚢ドレナージ，肝膿瘍ドレナージ，腹部外傷時の腸管損傷の診断に用いる腹腔洗浄法など多岐に及ぶ。本項では主に麻酔や救急領域に関連する手技について述べる。

適応

腹腔内液体貯留を認めた場合に診断的，治療的にその液体を採取，除去する必要のある場合（表1）。

禁忌

(1) 妊婦

(2) 高度な腸管拡張例

準備と必要物品

消毒用ポピヨンヨード，布，1％リドカイン，シリンジ，18G側孔付きカテラン針，もしくは穿刺用アスピレーションキット

処置方法，手順

施行前に胃管，膀胱カテーテルを挿入しこれらの臓器損傷を予防する。

緊急を要する穿刺以外は原則的にエコーを用いるべきである。エコーでecho-free-spaceを確認し他臓器を損傷する可能性のもっとも低い安全な刺入経路を選択する（図1）。

(1) 患者を水平仰臥位にする。

(2) 腹直筋鞘内の下腹壁動静脈損傷を避けるため穿刺部位は図2のfour-quadrant-tapが一般的である。

(3) 穿刺部位を局所麻酔した後，穿刺針を内套の金属針とともに陰圧をかけながら進める。腹膜

表1 腹腔内液体貯留病変の鑑別

漿液性
　肝硬変，単純性イレウス，癌性腹膜炎など

血性
　腹部外傷（肝損傷，脾損傷，腎損傷，膵損傷，腸間膜損傷，腹部血管損傷）
　非外傷　（肝癌破裂，腹部大動脈瘤破裂，急性膵炎，絞扼性イレウス　腸間膜動静脈閉塞，子宮外妊娠破裂，卵巣腫瘍茎捻転）

胆汁性
　腹部外傷（十二指腸破裂，胆道系損傷）
　非外傷（十二指腸潰瘍 穿孔，胆嚢穿孔）

膿性
　腹部外傷（小腸，下部消化管破裂）
　非外傷　（小腸，下部消化管穿孔）

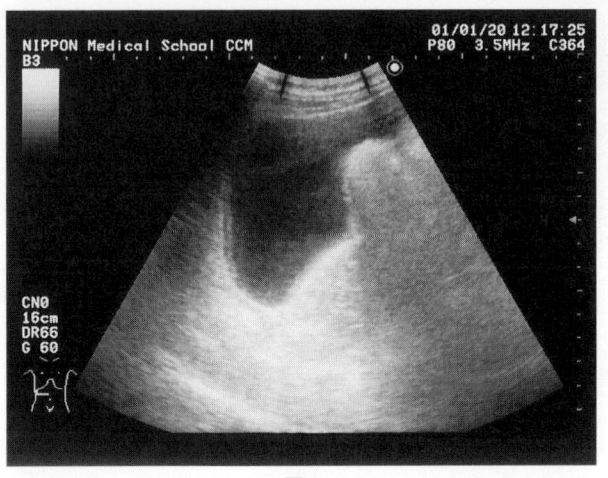

図1

表2 診断的腹腔穿刺法診断基準

	回収液データ
腹腔内出血	カテーテルより血液を吸引，もしくはRBC≧10×10
腸管損傷	腹腔内出血陰性の場合　　WBC≧500/mm
	腹腔内出血陽性の場合　　WBC≧RBC/150
	腸管内容の証明

図2

を貫通する際若干の抵抗を感じたあとに抵抗がなくなり腹腔内貯留液体が吸引される。さらに1cm程針を進め金属針を抜去する。

観察および排液の評価

診断的腹腔穿刺の場合は穿刺後吸引を加えることなく放置し血液の流出を待つ。凝固しない血液の流出を認めた場合穿刺陽性と判断する。穿刺によって得られた回収液の性状によって原因疾患の鑑別が可能である（表1）。さらに外傷症例では血球数を測定することにより腸管損傷を診断することが可能である（表2）。

合併症とその対策

癌性腹膜炎，肝不全等で腹水を治療目的で除去する場合，急速に行うと腸間膜血管床の増大を招きショックに陥ることがあるので注意が必要である。

穿刺部位からの出血や実質臓器，大網，腸間膜を穿刺した場合，通常は自然止血されるため経過観察のみで問題となることは少ない。

腸管を誤穿刺した場合は急いで抜かずに十分に腸管内容を吸引してから穿刺針を抜去すれば問題となることは少ないが，十分な腹部理学所見の経過観察を要することは言うまでもない。

How to

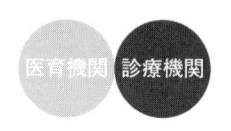

腹腔内穿刺法

綜合病院社会保険徳山中央病院麻酔・集中治療科　宮内善豊

目的

　腹腔内穿刺は腹腔内に液体が貯留している場合に，貯留液の性状を知り原因疾患を診断する目的と貯留液を排出する治療目的で行う。診断目的では，液体貯留と病態が関連していることが強く疑われ，緊急手術の適応を決める際に行われることが多い。外傷で腹部の臓器損傷による出血や消化管穿孔が疑われる場合などである。治療目的では，肝硬変や癌性腹膜炎などで腹腔内貯留液が大量で，内科的治療が無効であり，苦痛を伴う場合や呼吸や循環に影響を及ぼしている場合などに行う[1]。

実施前の処置

　腹腔内穿刺は，腹部膨隆を来し，CT撮影や超音波検査により腹腔内に液体が貯留していることを事前に確認しておくのがよい。胃管を挿入し胃内容を排出し，排尿または導尿により膀胱内を空虚にしておく。出血・凝固検査，末梢血検査，血液生化学検査を行っておくのが好ましい。静脈路を確保し，呼吸循環の監視を連続して行う。

準備用品

　消毒薬（ポビドンヨード），手術用手袋，滅菌穴あきシーツ，ガーゼ，局所麻酔用注射器（23G），注射器，局所麻酔薬（0.5または1％リドカイン），メス，静脈留置針（18Gまたは20G，側孔つきが好ましい。胸腔穿刺用キットを代用するのもよい。），三方活栓付き延長チューブ，排液瓶，超音波装置。

穿刺部位（図）

　上下腹壁動脈を避け，手術創や瘢痕部も避けて穿刺する。従来から行われる定型的穿刺方法ではMonro-Richer線（臍と左前上腸骨棘を結ぶ線）の中点か，左前上腸骨棘から1/3の点①で行う。この部位は下腹壁動脈を避け，直下には後腹膜に固定されていないS状結腸しかないので比較的安全である。または，下腹部正中線上で臍と恥骨結合の中点か臍から2，3cm下方②で行う。その他，右前上腸骨棘と臍を結ぶ線の中点か右前上腸骨棘から1/3の点③，両側上腹部（腹直筋外縁から2～3cm外側で，肋骨弓と腸骨前棘を結ぶ線の中点）④で行う。

穿刺の実際

　あらかじめ穿刺部位に印をつけておき，皮膚をポビドンヨードで消毒し，穴あきシーツを掛ける。皮膚，皮下，筋膜に局所（浸潤）麻酔を行った後で，静脈留置針で穿刺を行う。穿刺の際に，メスで皮膚を小さく（3mm程）切っておく。そうすれば筋膜穿刺時の抵抗消失がよくわかる。留置針に注射器を取り付けて穿刺する。左手の一部を患者の皮膚に触れ，親指と人差し指で針を保持しておけば急に深く入りすぎることがなく安全である。右手で注射器に陰圧をかけながら針を進める。腹膜を越えると貯留液が注射器内に吸い込まれる。留置針の内筒を抜去し，外筒のみを残す。三方活栓付きの延長チューブを接続して貯留液の採取や排液を行う。

　現在では超音波装置を使用して[2]，上記の穿刺部位を参考にし，十分な貯留液があり，腸管，腸管膜や実質臓器の損傷が避けられる部位で穿刺する。穿刺用プローベと専用の針を使えば容易で，安全かつ正確に行える。あらかじめプローベを滅菌しておくのがよいが，緊急時であればポビドンヨードで十分消毒して使用する。超音波装置を使

図　腹腔内穿刺部位

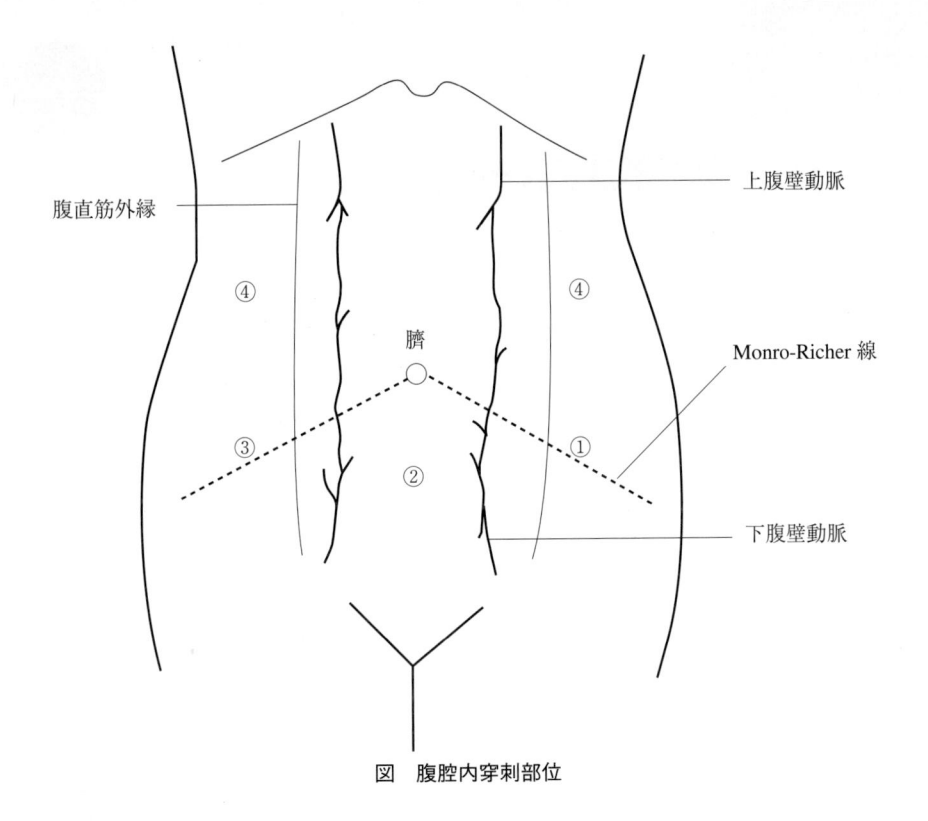

用する際には助手にプローベを保持してもらうのがよい．腹腔洗浄用あるいはドレナージ用のカテーテルを留置する際には，ガイドワイヤーを挿入し，ダイレータで拡張後にカテーテルを挿入するのが安全である．

診断に際しては，貯留液の色調，臭い，粘調度などの性状，血性の有無を調べ，生化学検査も行う[3]．判定に苦慮する場合などには腹腔洗浄液による診断が行われる．

貯留液の排液は急速に行うと血圧低下を来すため，重力による圧差で徐々に行い，循環動態の変化に注意が必要である．

穿刺や排液終了後は穿刺部位を消毒し，ガーゼを当て絆創膏で圧迫気味に固定する．

合併症

腹壁血管損傷，臓器（膀胱など）損傷，腸管損傷，腹膜炎の可能性がある．出血傾向や腸管拡張が著明であれば，穿刺を行わない方がよい．腸管を穿刺しても18G以下の穿刺針であれば内容漏出による腹膜炎の心配はないとされている[1]．

この他，ショックや穿刺孔からの貯留液の漏出がある．

おわりに

腹腔内穿刺は救急時に診断目的でよく用いられていた．しかし，CTや超音波検査による画像診断が優れてきたことと，比較的簡単に短時間で行えることから，診断目的で腹腔穿刺を行う機会は少なくなった．腹腔内穿刺は，診断目的あるいは治療目的のいずれであっても，超音波装置を用いるなど，安全性を優先して実施すべきである．

[文　献]
1) 小林国男：腹腔穿刺法．medicina 29：219，1992．
2) 長谷部正晴，ほか：腹腔穿刺，エコーガイド下穿刺．救急医学 24：1366，2000．
3) 坂田育弘，ほか：腹腔穿刺・腹腔洗浄．外科治療 74：703，1996．

How to

腹部エコー法

日本医科大学第1外科学教室　美濃部かおり

　腹部超音波検査は急性腹症などを日常診療で診る際，比較的簡易に鑑別診断の可能な検査方法である。X線やCT撮影のできない場合でも超音波装置があれば多くの情報を得ることができ，放射線被爆などの負担もない。普段，腹部所見をとる機会の少ない科の研修医にとっても，初療の方針決定の一助になると思われる。腹部ECHOの詳細，奥義は専門書を勉強していただきたいが，研修医時代から積極的に取り入れてほしい検査として，基本的な操作法や典型的な腹部疾患のECHO所見のさわりを紹介したいと思う。

基本操作

　超音波装置は各社種々あるが操作盤の1例を挙げて基本的な操作を説明する（図1）。

・電源の接続①

・プローブの選択②

　腹部の検査の場合は3.5MHzのコンベックス型プローブで大抵の腹腔内臓器を観察することが可能である。目的プローブが接続されている記号のプローブボタンを押して選択する。

・freeze（画像の固定）③

　モニター画面に画像を固定する時，freezeボタ

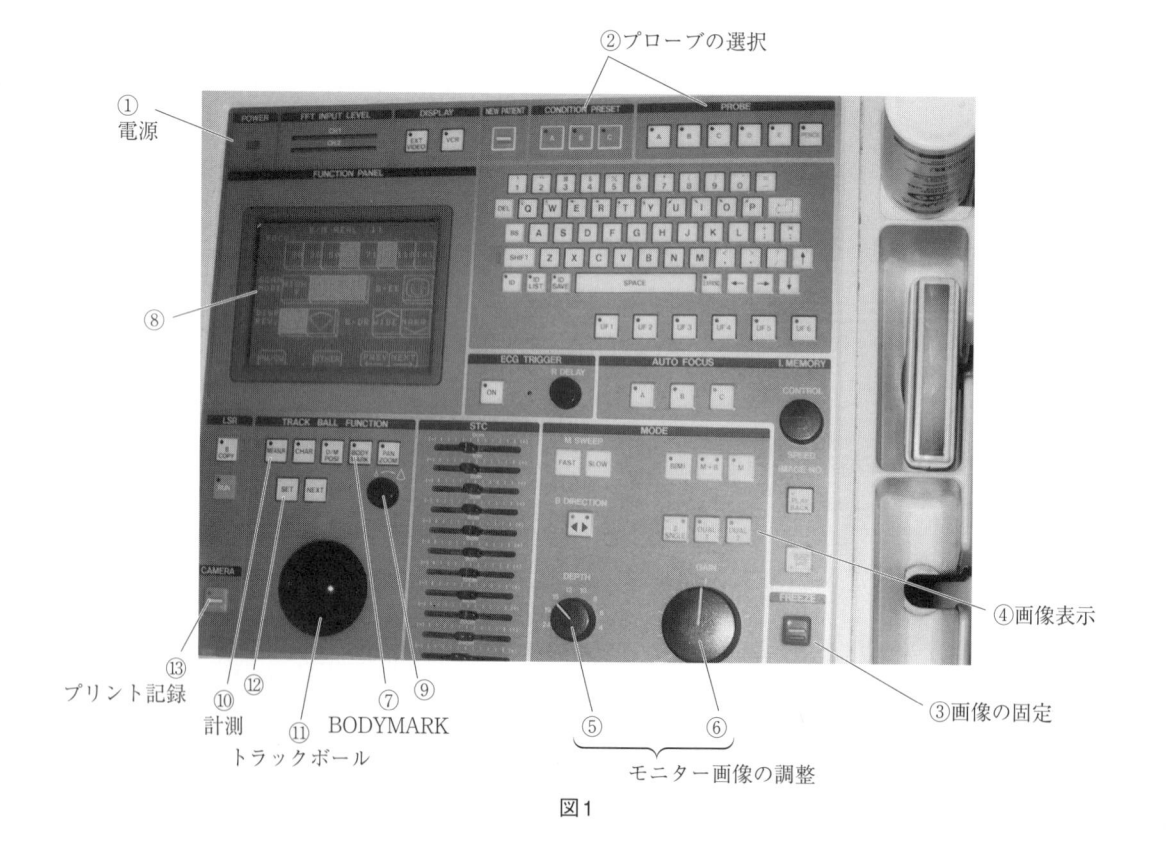

図1

ンを1回押すと固定され，もう1回押すと固定が解除される．

・画像表示④

モニター画面に左右2分割で画像を表示したい時DUALボタンを用いる．

・画像の調整

depth⑤で画像の深度を調節しgain⑥で減衰加減を調節する．

・Body Mark

プローブをあてた体の部位を同一画面上に記録しておく時⑦のボタンを押し，⑧の画面からマークを選ぶ．プローブの方向は⑨のつまみを回して決定する．

・計測

固定した画像上の臓器や病変部のサイズを実測で測りたい時このボタン⑩をおす．＊などのマークを目的位置にトラックボール⑪を転がして固定⑫し，次の固定で計測する．

・プリントアウト⑬

決定した画像を記録として残しておく．

プローブの扱い方

1．基本姿勢

患者は仰臥位で両上肢は挙上してもらいタオルなどで衣服を覆って乳頭下から恥骨上まで腹部を露出させる．医師は患者の右側に座って検査する（図2）．

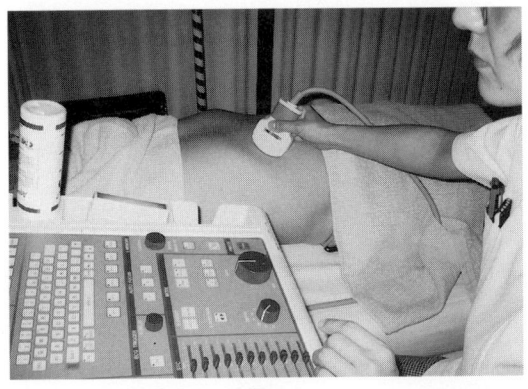

2．プローブの用い方

検査野とプローブに隙間を作らないよう皮膚にゼリーなどを塗りプローブを密着させる．

平行走査：体躯に対してプローブを90度に保ち，体表面をずらして観察する（図3a）．

扇動走査：体躯に対して角度をつけてやや圧し気味にプローブを扱い観察する（図3b）．

肋間走査：肋骨の間にプローブを平行にやや強めに押し当てて観察する（図3c）．

体位変換

観察したい臓器を十分に描出するためには，患者に深呼吸をしてもらったり，腹部を膨らませてもらったり息を止めてもらったり，目的臓器が一番うまく描出される状態を作るように指示する．一般に肝胆膵腎は深吸気時に観察がしやすいことが多い．ただし検査に夢中になるあまり，患者の息止めの苦しさに気を配ることを忘れないように気をつけたい．肋間走査では患者の体位をやや斜位にしてもらうほうが腎脾胆道系の描出が容易になることが多い．また，半座位を取ってもらうことにより，描出の難しい胆石などが観察可能となることもある．また胆石は体位変換で石を移動させることにより，状態をより正確に把握することもできる．

腹部臓器のECHO観察法の実際と代表的疾患の例

1．肝臓

1）右肋骨弓下扇動走査（図4，6）

メルクマールとして肝静脈系および門脈系を中心に描出して肝分画を確認しながら占居性病変の有無を観察する．

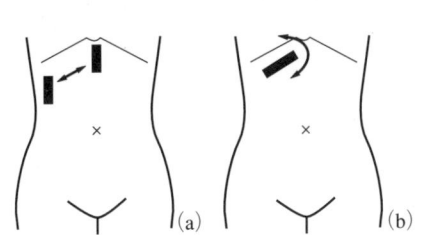

図2

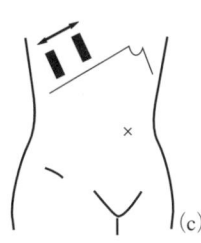

図3　プローブの用い方
(a) 平行走査
(b) 扇動走査
(c) 肋間走査

図4	図5
図6	図7
図8	

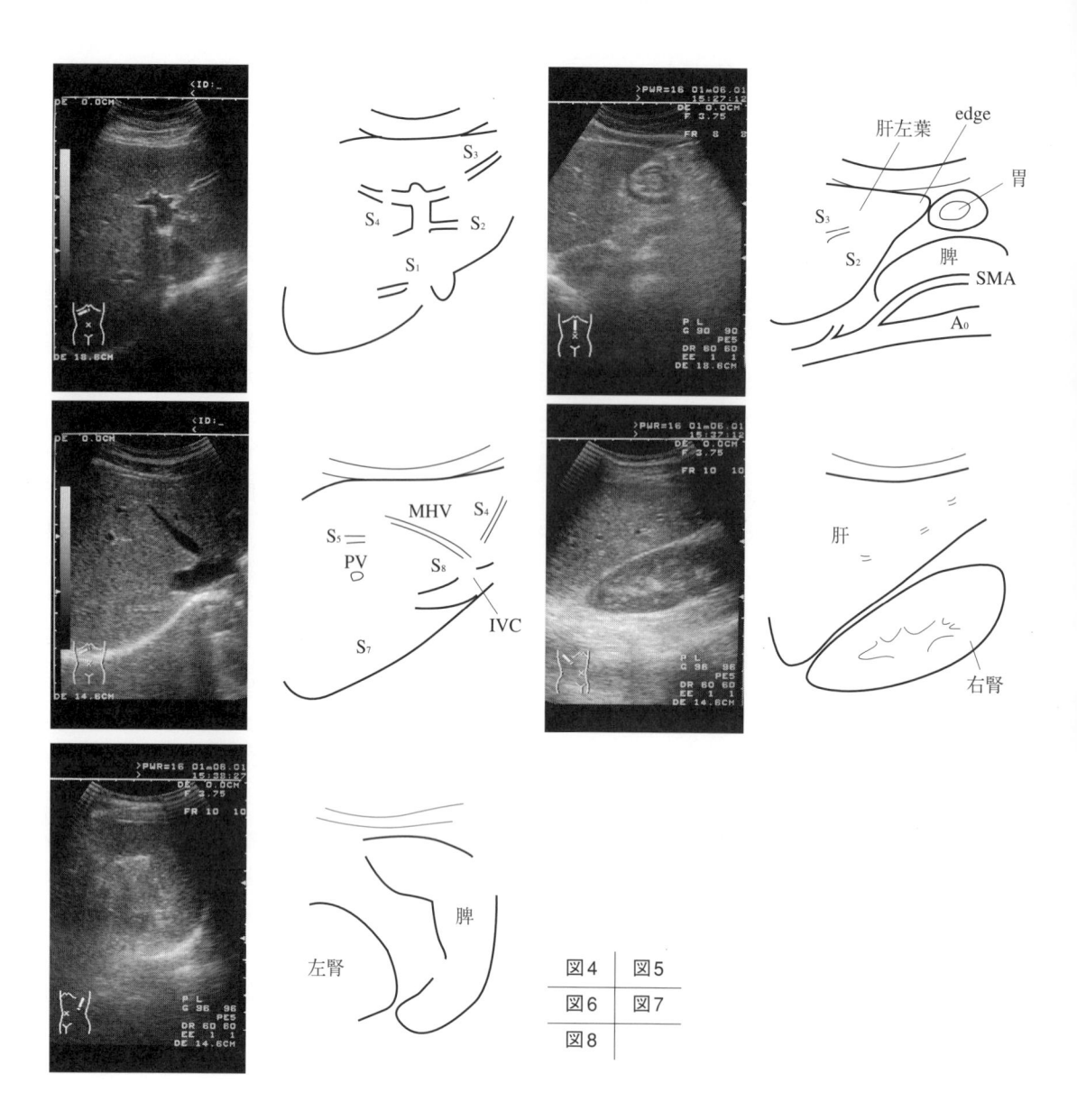

2）剣状突起下縦走査および平行走査（図5）

おもに肝左葉の状態とedgeの角度の状態などを観察する。左葉の腫大，edgeの鈍化は肝硬変の特徴である。

3）右肋間走査

各肋間からおもに肝右葉を観察する。特に横隔膜下ドームなどの観察しにくい部分も網羅するよう心掛ける。

4．胆道系

1）右肋骨弓下扇動走査

深吸気で胆のうが観察しやすい。胆のう内の石やポリープ，胆泥，胆砂の有無，胆のう壁の肥厚具合などを観察する。一般に壁の肥厚は炎症が強いことを現している。また通常，胆のうは空腹時には胆汁が充満した状態で，摂食刺激により収縮する。胆のうをよく観察したい時には患者に空腹状態で検査に臨んでもらう。逆に摂食後にもかかわらず胆のうが緊満している場合は，胆のうの収縮能の障害や胆のう胆管の閉塞など「異常」を示していることになる。また肝内胆管の拡張の有無も観察しておく。

2）右肋間走査，右肋骨弓下斜走査

これらでは同様に胆のうの状態を観察するのみならず，総胆管の描出をねらう。胆のう胆管から

胆道の走行を追いかけることにより描出を試みるが，十二指腸のガス像に邪魔をされ描出不能なことも多い。総胆管はその太さや石の有無を観察する。胆道系にかかわらず結石はECHOで音響陰影を伴う輝度の高い像として描出される。

5. 腎臓，脾臓

1) 左右肋間走査（図7, 8）

右の腎臓は斜位でやや下方の肋間から深呼気時に観察しやすい。腎臓の形や腎盂の拡大の有無，結石の有無の観察のみならず，肝実質と腎実質の輝度を比較する。肝実質の輝度が明らかに高いときは脂肪肝が考えられる。左の腎臓は左斜位で右腎臓よりも下方の左肋間より深呼気時に観察しやすい。左腎の上方で横隔膜下に三日月型の脾臓が観察でき，大きさや状態を観る。脾臓の長径が10cm以上の時は脾腫，肝硬変を疑ってみる。

2) 背面走査

腎臓を詳しく観察したい時には，患者に伏臥位をとり直してもらい背面からアプローチする。

6. 膵臓

1) 剣状突起下縦走査（図5）

肝左葉の下方で縦に走る腹部大動脈をメルクマールに，上腸間膜動脈の上方および胃の下方に横たわっている膵臓を描出する。膵臓の描出は胃や横行結腸の内容物で邪魔されやすく，皮下脂肪の厚い患者でも観察しにくいことが多い。

2) 剣状突起下横走査

丸い断面に見える腹部大動脈をメルクマールに，その上方の膵臓を鉤部から体部，尾部まで追いかけて見る。また尾部は左肋間操作で脾臓の観察時に左腎臓の上方に見ることも可能である。膵臓の病変を発見するには習熟が必要だが，膵管の拡張や囊胞状の病変に留意して観察するとよい。

7. その他

イレウス状態の小腸の拡張像や急性虫垂炎の診断，膀胱から前立腺肥大の診断などECHOで診断の可能な病態は多い。

また肝臓と右腎臓の隙間など，臓器の間隙に無ECHO野（ECHO free space）を認める時は，腹腔内になんらかの液体（腹水，血液，胆汁，胃腸液など）が貯留していることを示している。これは急性腹症の診断として大きな情報となる。

各病態のECHO所見は専門書の一読をお奨めするが，正常臓器をよく知ってよく描出することが第一歩である。

そして診察時には描出のみに終始することなく，「なにか疾患があるかもしれない」という気持ちで丁寧にかつ，患者とのコミュニケーションを大事に行っていただきたい。

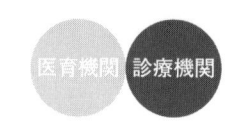

腹部エコー法

市立札幌病院救急救命センター　亀上　隆

　腹部エコーは手軽で情報量が多く救急，集中治療領域では必須の検査法となった。通常のスキャンでは撮像に高度なテクニックは不要であり，是非とも習得したい技術である。本稿では目的別に見た簡便な腹部エコー法について述べる。

1. 基本走査

　エコーの大敵はエアーである。腹部エコーでは肺や腸管ガスを避けて目的の臓器を描出することが肝要である。腹部内臓の位置からみたプローブの操作を図1に示した。

2. 腹水の存在診断

　エコーは液体貯留の診断に最も適しており，外傷による腹腔内出血や腸管穿孔による腸液の存在を確認することができる。液体はエコーフリースペースとして（つまり黒く）描出される。ただし，脂肪もエコーフリー様に描出されるので液体との鑑別が難しいことがあり肥満者で特に問題となる。腹水の存在はモリソン窩，脾腎境界，ダグラス窩，傍結腸溝，横隔膜下（肝前面）でよく観察され，部位の組み合わせで腹水量の推定が可能である（表1）。

3. 中心静脈圧の推定

　中心静脈圧（CVP）は下大静脈（IVC）径で推定できる。剣状突起右側で心窩部縦走査を行い，左肝静脈の分枝が描出される面で下大静脈の直径を計測する（図2）。体格による誤差があるが通常体型の成人ではIVCの直径が10mmでCVPは0mmHg，IVC15mmでCVPは5mmHg，IVC20mmHgでCVP10mmHgと推定する。また，心エコーで三尖弁逆流速度から求めた圧較差を加えることにより，推定肺動脈収縮期圧が求められる。

4. 腹部脈管の観察

　上腹部走査で腹部大動脈が観察できる。縦走査を行うと腹腔動脈や上腸間膜動脈の分岐も確認で

表1　腹部エコーによる推定腹水量

1.	モリソン窩あるいは脾腎境界	150ml
2.	1＋ダグラス窩または膀胱上窩	400ml
3.	2＋左横隔膜下	600ml
4.	3＋右横隔膜下/腹水の厚さ0.5cm	800ml
5.	腹水の厚さ1.0cm	1,000ml
6.	腹水の厚さ1.5cm	1,500ml
7.	腹水の厚さ2.0cm	2,000ml

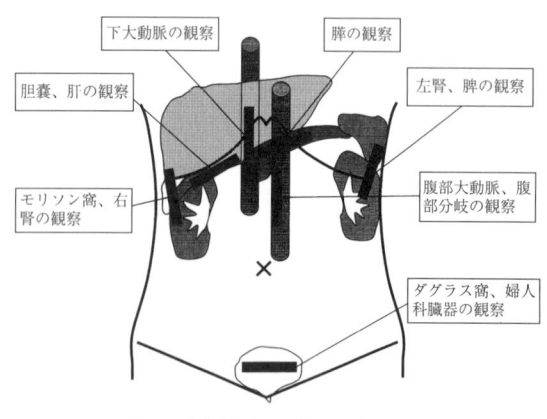

図1　腹部臓器とプローブの走査

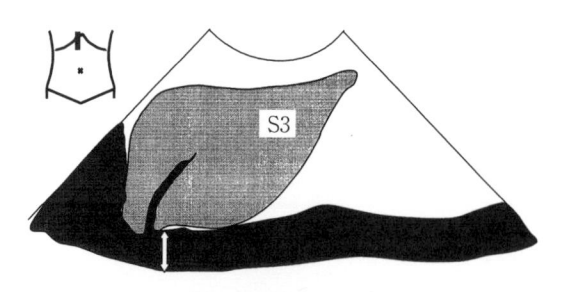

図2　下大静脈径の測定

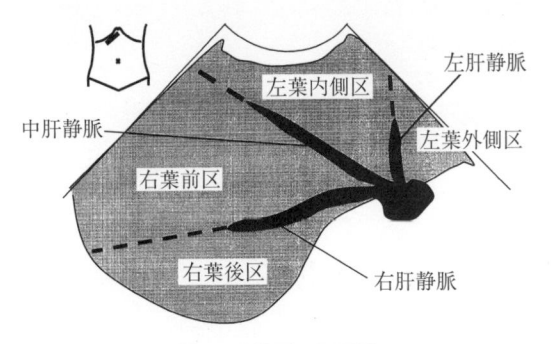

図3 肝静脈と肝区域

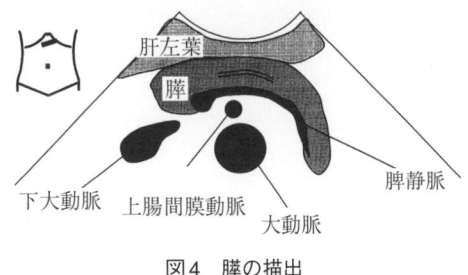

図4 膵の描出

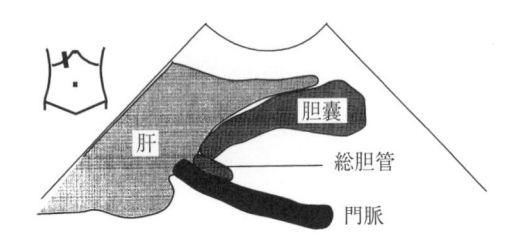

図5 胆道系の描出

きる。動脈径の計測や壁在血栓および剥離内膜の有無を確認することで腹部大動脈瘤や動脈解離の診断に有用である。

5. 肝の観察

肝は肝静脈によって区域が分けられる（図3）。右肋骨弓下走査を行うと肝静脈の分岐が観察できる。通常，肝内の脈管は門脈と肝静脈が明瞭であるが動脈や胆管は確認が難しい。門脈はその壁が高エコーに描出されるため肝静脈との鑑別は容易である。肝破裂例では損傷部位のモザイクエコーとして観察できる。

6. 腎の観察

腎の長軸は左右前額走査で描出する。肝右葉と右腎の境界がモリソン窩であり，左前額走査では脾と左腎が描出される。腎の観察では腎盂の拡大，腎盂結石，腎囊胞などに注目する。後腹膜出血では血腫によって腎が腹側に挙上される。

7. 膵の観察

膵は上腹部左斜走査で観察できるが，肝左葉を音響窓とすることで描出が向上する。ランドマークは「まゆ毛」のように見える上腸間膜静脈と脾静脈の合流部であり，膵はその腹側に必ず存在する（図4）。径1～2mmの膵管（上限3mm）が観察できることもあるが多くは不明瞭である。急性膵炎では膵の腫大，周囲の液体貯留，膵管の拡大を認める。

8. 胆道系

胆嚢は右肋骨弓下走査および季肋部縦走査で描出できるが，食後ではその同定は困難である。観察のポイントは胆石，胆泥，胆嚢壁の肥厚などである。総胆管はまず上腹部右斜走査で門脈本幹の長軸像を同定しその腹側に位置することで確認できる（図5）。

9. 膀胱，前立腺，婦人科臓器

これらは恥骨直上で下腹部縦・横走査を行うことで容易に観察できる。とくに膀胱が尿で充満していると良好な音響窓となり，描出が向上する。膀胱と子宮の間にある空間をダグラス窩という。女性の急性腹症において子宮外妊娠では付属器に胎胞を認めたり，卵巣茎捻転では卵巣囊腫を確認できることがある。

おわりに

超音波検査はベッドサイドや外来で手軽に行えるが熟練した医師以外が施行した場合，あくまでスクリーニング検査と考えたほうがよい。患者の状態に時間的余裕がある場合はCT，血管造影などの精査を行うことにより診断の正確性が高まる。また，腹水の性状を知る場合には診断的腹腔洗浄（DPL）という手段があることを知っておくべきである。

8

腎臓 編

How to

膀胱内カテーテルの留置法

医育機関　診療機関

日本医科大学泌尿器科学教室　服部智任

　通常，膀胱内カテーテルを留置する場合は，外尿道口よりフォーリー・カテーテルを挿入，留置する。教科書などでは，左手で陰茎を把持し，右手で鉗子を使いカテーテルの一端を持ち，その反対側を親指と人差し指の間に挟みながら挿入する図をしばしば見かける。これは1人で，フォーリー・カテーテルを挿入する場合の入れ方であり，手術室で麻酔をかけるような状況では，周りの誰かに手伝いをお願いした方が，スムーズに挿入できる。

　図1のように，あらかじめバルンを採尿バックと接続しておけば，挿入時に尿で周囲を汚すこともない。この時，助手にカテーテルをなるべく直線状にしてもらった方が，挿入は容易である。また，陰茎を把持する時には，中指と薬指を冠状溝に引っかけるようにして，引っ張りながら親指と人差し指で外尿道口を開くようにしてやる。（仮性包茎の場合は，包皮をしっかり陰茎根部の方に押し下げ，冠状溝を出す必要がある。それでも，陰茎をうまく把持できない時はガーゼを1枚使い冠状溝に巻くようにして軽く縛り，引っ張る，という方法もある。）カテーテルが尿道内で，とぐろを巻くことがあるため，バルンに固定液を注入する前に必ず尿の排出を見て，カテーテルの先端が膀胱内にあることを確認する。

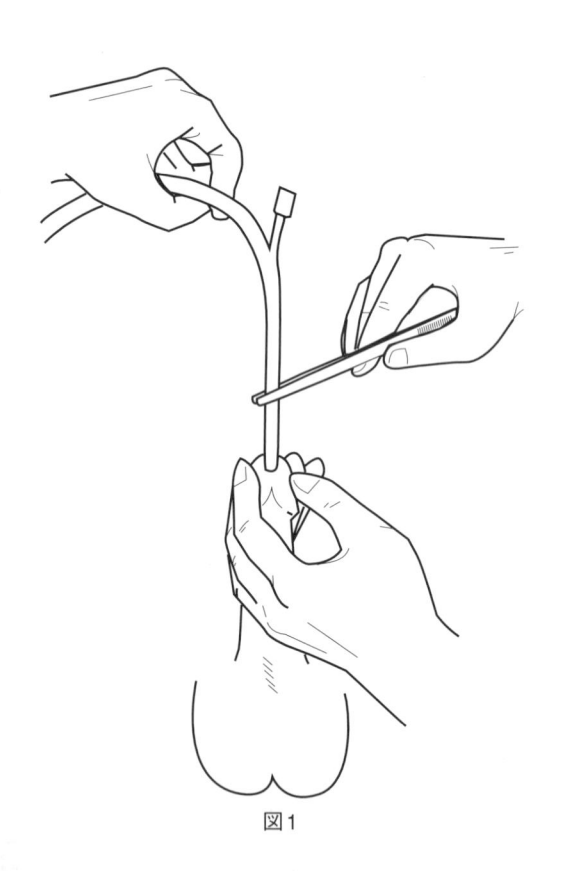

　高齢男性ではカテーテルを挿入しにくい場合にしばしば遭遇する。前立腺肥大症により下部尿路に狭窄が生じている場合のみならず，前立腺肥大症手術をしている場合にも見られる。これは，図2のように膀胱頸部のところでカテーテルが先に進まない状況が考えられる。いずれの場合もキシロカインゼリーを10mlほど，外尿道口よりゆっくりと注入し，再度カテーテル留置を試みるとよい。意外にスムーズにカテーテルの留置ができることが多い。

　この際大事なことは，キシロカインゼリーを注入するときに，圧力をかけないようにすることである。過去にキシロカインゼリーを加圧した状態で注入したため，と考えられるショックが報告されている[1]。また，この方法で留置できない時は，無理をせず泌尿器科医にコンサルトすることであ

図1

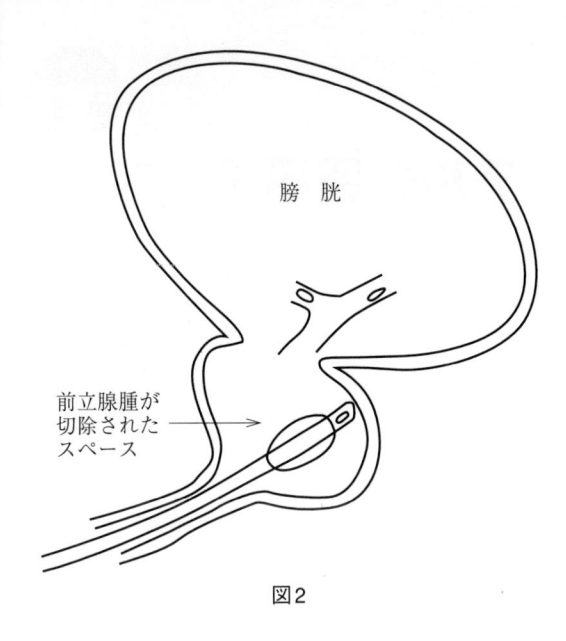

る．無理をすると，容易に医原性の尿道損傷を生じてしまう．

さて，女性のカテーテル留置は，通常問題なく行われる．しかし，困難な場面に居合わせることもある．

例えば高齢女性で，萎縮性膣炎が強い場合，外陰部に外尿道口を認めないことがある．このような症例では，図3のように膣の前壁に外尿道口が開口していることが多く，膣前壁に沿わせて，カテーテルを進めると難なく留置できる．

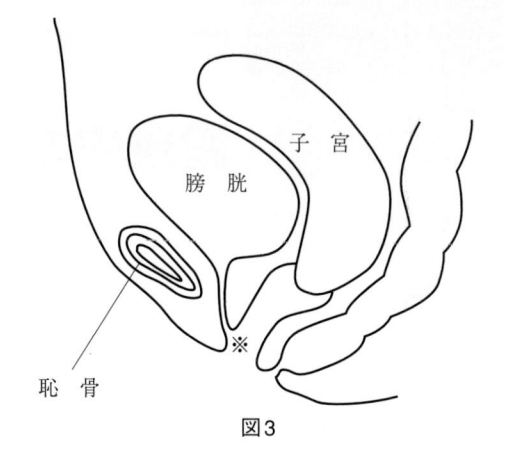

どうしても，外尿道口からフォーリー・カテーテルを留置できない場合は，男女を問わず，膀胱瘻を造設する以外に膀胱内カテーテルの留置は不可能となる．今では，膀胱瘻を容易に造設できるキットも売られているので，院内に一つは置いておくとよい．（その時は，膀胱に尿が充満した状態で造設すること）しかし，可能ならば泌尿器科医に依頼する方が無難であろう．

簡単ではあるが，膀胱内カテーテル留置について，コツを述べてみた．臨床の場で，お役に立てれば幸いである．

[文 献]
1) 豊田佳隆，ほか：キシロカインゼリーショックの1症例．臨床麻酔 13：566, 1989

How to

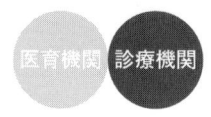

膀胱内カテーテルの留置法

医育機関　診療機関

日立総合病院麻酔科　渡辺　巌

目的，適応[1]

尿流出路の確保
経時的な尿量の測定
検体としての尿採取
安静の確保

禁忌

尿道・膀胱の急性炎症，外傷等による尿道の損傷が疑われる症例

手順

1．男性の場合（図1）

（1）まず，尿道カテーテルを挿入しやすい体位をとる．すなわち，両下肢を伸展させ肩幅ほど開脚させる．

（2）施行者は滅菌手袋を装着する．

（3）外陰部を消毒する．亀頭を十分に露出させて外尿道口の消毒を行う．

（4）粘膜麻酔剤を含む潤滑剤（多くはキシロカインゼリー）を尿道カテーテルの先端に十分につける．無麻酔の場合や，カテーテルの挿入が難しい場合は，外尿道口から潤滑剤を注入する．施行者は利き手でない方の手で陰茎を把握し，尿道を伸展するように腹部に対して垂直方向へ軽く挙上しながら，亀頭をつまんで外尿道口を開く．つぎに，利き手を用い，直接カテーテルをつまんで挿入する．カテーテルが膀胱内に達するように十分に挿入する．尿の自然排出を確認し，排出がなければ膀胱を軽く押してみる．その後，バルーン注入口から蒸留水をゆっくり注入してバルーンを膨らませる．抵抗を感じたときは再度挿入しなおす．

2．女性の場合

（1）膝を屈曲するとともに大腿を外転させ陰部

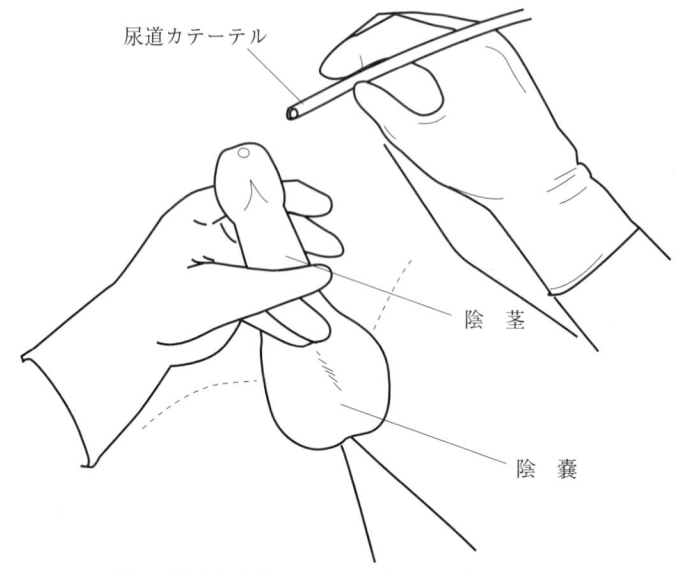

図1　膀胱内留置カテーテル挿入法（男性の場合）

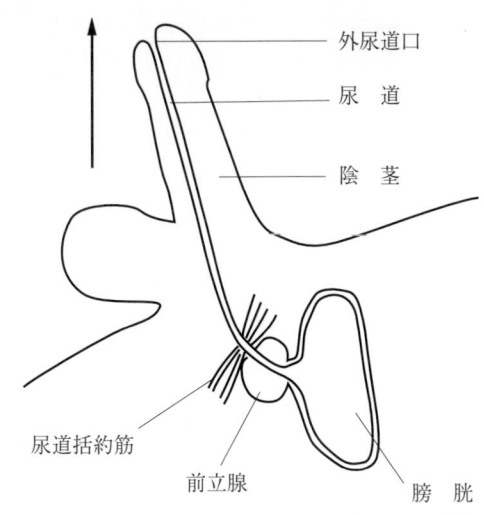

図2 カテーテル挿入法の模式図（男性の場合）

がよく見えるようにする。
(2) 施行者は滅菌手袋を装着する。
(3) 外陰部を消毒する。大陰唇，小陰唇を開き，膣前庭全体を消毒する。
(4) 粘膜麻酔剤を含む潤滑剤（多くはキシロカインゼリー）を尿道カテーテルの先端に十分につける。利き手で小陰唇を開いて外尿道口を確認してカテーテルを挿入する。

ポイント

1．男性患者の場合

外尿道括約筋部で抵抗があるので陰茎を図2のように持ち上げて引っ張るようにすると，尿道が進展して挿入しやすくなる。

挿入が困難の場合の多くは尿道狭窄や前立腺肥大によることが多いのでカテーテルを細めにして再挿入を試み，それでも難しい場合は，尿道内視鏡を用いて検索してから行う。この方法は専門医に依頼したほうがよい。

2．女性患者の場合

しばしば，外尿道口がわかりづらい場合がある。この場合，開口部が正中にあることを念頭に起き，カテーテルを軽く押しながら正中線上で移動させ，挿入できる部位が見つかったらゆっくり挿入する。

カテーテルが膀胱に達する前にバルーンを膨らませると尿道損傷を起こす。麻酔下では患者は痛みを訴えないので慎重に行う。これを防ぐためにはカテーテルを十分に深く挿入して尿の流出を確認することが大切である。膀胱を押しても排泄が見られないときは膀胱洗浄を行い洗浄水の回収を確認する方法もある。挿入する前にバルーンを膨らませてその抵抗を確認しておくことも大切である。

[文 献]
1) 小林毅之，ほか：麻酔終了時の排尿可能時間と麻酔中の導尿について．臨麻 18：70，1994
2) 長野宏一郎：導尿法，尿道カテーテル挿入法．臨床医 24：224，1998

9

代謝・筋肉 編

体温維持の方法

山梨医科大学手術部　松川　隆

体温維持の目的

周術期に体温（中枢温）は低下することが多く，低体温によってさまざまな合併症が引き起こされることがすでに報告されている。したがって体温を維持することによって患者管理の質を格段に向上させることが可能である。

室温との関係（表）

室温や湿度を上げることが最も簡単な体温維持方法である。しかし，術者，医療従事者の快適性との関係も重要である。一般的には室温を25℃以上に保つ方が良いとは考えられるが，各施設の状況に応じて調節するしかない。特に小児（特に新生児）の場合は外気温に多大の影響を受けるので，ラディアントヒーター[1]を用いて効果的な保温を行うことが重要である。

輸液・輸血の保温

輸液・輸血を暖めることは一般的に行われている。その具体的方法としては，アニメック™といった輸液・輸血回路を暖める方法がある[2]。その効果は輸液・点滴速度に依存する部分が多いが，大量出血・大量輸血（輸液）の場合には特に低体温になりやすい。その際に効果があると言われるのがHotLine™であるが，気泡が発生しやすいという問題点も指摘されている[3]ので注意が必要である。

患者を保温する方法

1．保温マットレス

これも極めて一般的に行われている方法である。保温マットレスにもさまざまな種類・価格（一式定価で約10万円～100万円）があるが，高価格の製品の方がマットレス内を循環する水量が多いなどの理由から効果が優れているという傾向は認められる。

2．温風式加温装置（図1）

図1は保温マットレスと温風式加温装置との保温効果の差異を検討した研究であるが，長時間手術になればなるほど，温風式加温装置の効果が優れていることが判る[4]。

特殊な方法：再分布性低体温の予防

1．麻酔前保温（Pre-Warming）[5]（図2）

全身麻酔導入前に温風式加温装置等を用いて患者を約30分間保温して，患者の総熱容量を増加させ末梢温を上昇して中枢－末梢温度較差を減少させることにより，全身麻酔導入時の再分布性低体温の程度を減弱させて患者保温を図るという方法がある。

2．薬剤による中枢－末梢温度較差是正[6][7]

末梢血管拡張作用のある薬剤を全身麻酔導入前に投与することにより，再分布性低体温を防止できることも明らかとなっている。

まとめ

以上述べたようなさまざまな方法を患者および各施設の状況に応じて適切に選択・利用することによって，有効な患者保温を行い得ると考えられる。

表　適正室温について

1. 術者の快適さ
   米国：19～21℃
   日本：21～23℃
2. 患者保温のため：23～27℃
3. 湿度：高い方が保温はよりしやすい

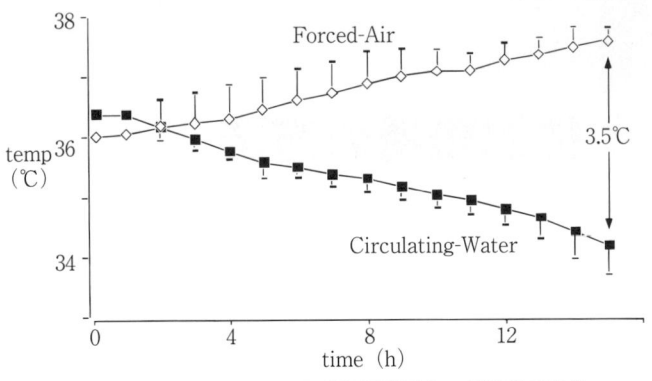

図1 温水マットレスと温風式加温装置との保温効果比較

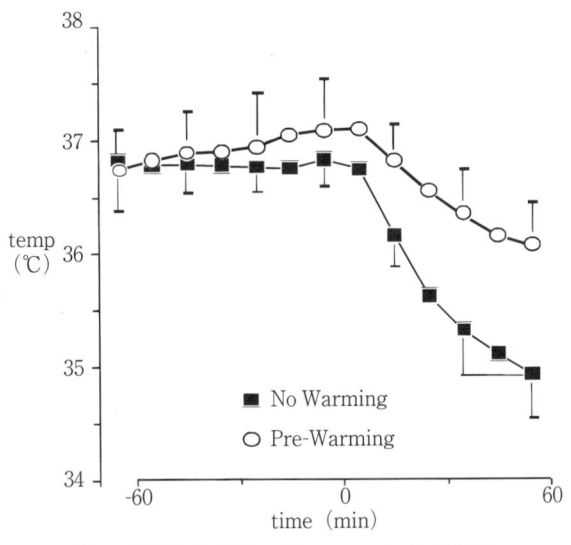

図2 麻酔導入前保温（Pre-warming）の効果

[文 献]
1) Sharkey A, et al：Effect of radiant heat on the metabolic cost of postoperative shivering. Br J Anaesth 70：449, 1993
2) Schultz J-A I, et al：Methods for warming intravenous fluid in small volumes. Can J Anaesth 45：1110, 1998
3) Presson RG, et al：Evaluation of a new fluid warmer effective at low to moderate flow rates. Anesthesiology 78：974, 1993
4) Kurz A, et al：Forced-air warming maintains intraoperative normothermia better than circulating-water mattresses. Anesth Analg 77：89, 1993
5) Hynson JM, et al：The effects of preinduction warming on temperature and blood pressure during propofol/nitrous oxide anesthesia. Anesthesiology 79：42, 1993
6) Vassilief N, et al：Nifedipine and intraoperative core body temperature in humans. Anesthesiology 80：123, 1994
7) 森岡宣伊，ほか：ニトログリセリンテープ貼付による全身麻酔中の再分布性低体温の防止．麻酔47：1459, 1999

How to

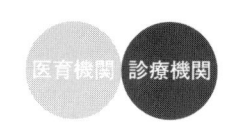

体温維持の方法

北村山公立病院麻酔科　設楽敏朗

　生命活動に必要な酵素反応を維持するためには体温調節が重要である。なぜなら核心温が1℃でも変化すると酵素反応が傷害されるからである。そのため生体は，高体温・低体温に対して発汗，ふるえ，皮膚血流の増減などによる熱放散の調節によって恒常性を保とうとする。実際，その範囲は0.2℃程度である。一般に，体温とは，循環や環境によって変化しない生体内部の温度である核心温と，変化する体表層部の温度である外郭温に大別される。習慣的に耳慣れた体温という言葉は核心温を意味する。ただし，腋下や舌下など核心部ではない外郭部にある部位の温度を核心温の代用としている。

　さて，臨床的には高体温（感染，悪性高熱症，サージカルドレープによるうつ熱など）より低体温の方が圧倒的に多くみられる。この低体温の合併症として，筋弛緩薬など麻酔薬の作用遷延・覚醒遅延，凝固傷害，術後感染の増加，術後蛋白代謝抑制，術後心事故，患者の不快感（シバリングは疼痛を悪化させるだけでなくシバリングの不快感と疲労感は最も嫌な経験として術後もずっと残る場合があるとされる）などが挙げられ，体温維持は，麻酔の質を高めるという点でも重要である。

　通常，全身麻酔導入後1時間から2時間にかけて核心温が0.5～1.5℃と大きく低下がみられる。これを詳しく観察すると，麻酔導入後約30分に急激に低下（initial decrease phase）し，次にその低下の度合いが緩くなり（linear phase），その後平衡状態（plateau phase）という3つの状態を経過する。急激な体温低下を見せるinitial decrease phaseは，麻酔薬による熱生産の減少とか血管拡張による熱放散の増大などが議論されたが，現在は暖かい身体中心部から冷たい末梢部分への熱の再分布によるものと説明され，これを再分布性低体温（Redistribution hypothermia）という[1]（図）。この再分布性低体温をできるだけ軽減することが術中低体温を減少させることにつながる。

　再分布性低体温を軽減するためには全身麻酔導入前に患者を加温し，患者の総熱容量を増加させること[2]や，同様に麻酔導入前に血管拡張作用のある薬剤を投与することにより中枢－末梢温度較差を減らすことが効果的である[3]。なぜなら再分布による熱量移動は大きく，皮膚の加温によって核心温を上昇させるには約1時間かかるためである［☞1］。このようなことから麻酔導入前からの保温が重要である。

　ただ，理論的には上記の方法が最も理想的であるが，残念なことに臨床の場面では以下のような対症療法となることが大部分である。

・室温を上げる。
　しかし，術者の要求で望めないことが多い。
・輸液を加温する。
　ブドウ糖を含む輸液はブドウ糖が分解されるため加温は避ける。また，輸液回路通過中に温度低下がみられるため，輸液・輸血加温装置などを併用し輸液が患者に投与される時点で，体温と同等もしくは多少低い温度となるようにする必要がある。また，輸液の加温により気泡が形成されるため空気塞栓の危険があり，特に右－左シャントのある症例では注意すべきである［☞2］。

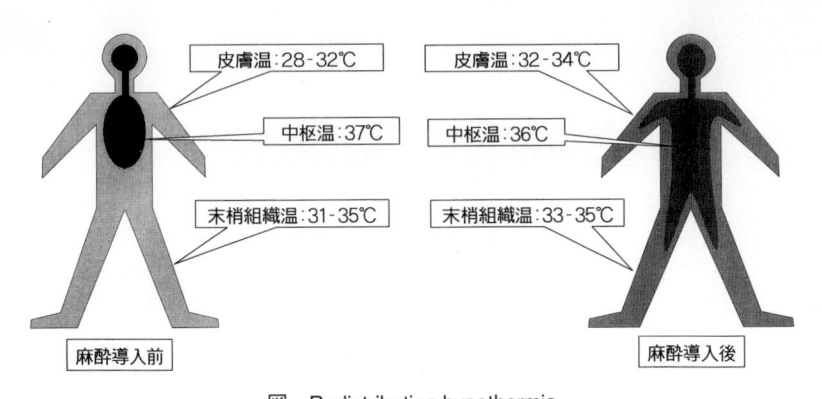

図　Redistribution hypothermia
全身麻酔中に生じる急激な体温低下は，中枢から，末梢へ熱が移動するためである。

・加温・冷却ブランケット

　一般的に普及している。加温のみならず冷却も可能。小児では有効だが成人では不十分。設定温度と患者皮膚温との格差が大きい時や，患者の循環傷害がある場合は低温熱傷を起こす。

・電気毛布

　医療用でないものは安価である。しかし，ミクロショックなどの安全性については報告されていない。また，モニター心電図にノイズを生じさせることもある。非開腹手術では十分に有効であると報告されている。

・アルミニウム製覆布

　手術中の熱の喪失の約90％は皮膚表面から失われるので皮膚表面を断熱することは効果が高い[☞3]。これは，当院では多用している。本来はディスポーザブルであるが，感染症ではない場合に限り家庭用洗剤で洗浄し再利用している。洗浄の際，製品の層構造が分離されるのを防ぐため，OR看護婦が切り口を縫縮している。

・温風式体温加温装置

　最も効率的な方法とされる。多様な体位に対応できるため便利である。しかし，比較的高価。

[☞1] 麻酔導入前から皮膚を加温し中枢―末梢温度較差をあらかじめ減少させると麻酔導入後の核心温の低下を約1/2に減らすことができる。たとえば，再分布による核心部から末梢への熱移動は46kcalであるのに対し，温風式体温加温装置で加温した場合，上下肢の熱量は30分で69kcal，1時間で136kcal増加するため再分布性低体温を減少させることができるというわけである。
[☞2] 室温の晶質液または4℃の血液1単位を投与すると体温は0.25℃低下するとされる。
[☞3] この断熱により21℃の環境下で熱喪失を約30％減少させることができる。

[文　献]
1) Belani K : Leg heat content continues to decrease during the core temperature plateau in humans. Anesthesiology 78 : 856, 1993
2) Hynson JM, et al : The effects of preinduction warming on temperature and blood pressure during propofol/nitrous oxide anesthesia. Anesthesiology 79 : 42, 1993
3) Vassillef N, et al : Nifedipine and intraoperative core body temperature in humans. Anesthesiology 80 : 123, 1994

How to

人為的低体温誘導法

広島大学医学部附属病院麻酔科蘇生科　前原康宏

　人為的に低体温を誘導する目的は，身体各部位の代謝を低下させることにより酸素需要量を減少させ，血流低下時の障害を予防することにあり，全身麻酔中も低体温麻酔として応用が増加している。低体温麻酔は体温により段階があり，手術内容により目標とする体温を考慮する必要がある。開心術，胸部大動脈の手術では25℃未満の高度から超低体温法も多く用いられるが，大部分は体外循環によって低体温が誘導される。一方，脳神経外科手術などでは血流遮断は行わないか極短時間であり32～35℃の軽度低体温法が用いられる。こちらは一般的には体外循環は用いず低体温を誘導する。本項では脳神経外科領域を中心とした軽度低体温麻酔法について述べる。

軽度低体温麻酔の適応

　脳神経外科手術の中でも，軽度低体温法の適応となるのは血流遮断の可能性のあるもので，脳動脈瘤手術，内頸動脈内膜剥離術，脳動静脈奇形手術などである。

軽度低体温麻酔の実際

1. モニター

　軽度低体温麻酔を施行するためには，通常の心拍数，非観血的血圧，SpO_2，$EtCO_2$モニターに加え，複数の体温モニターが必要となる。少なくとも，深部温を反映する肺動脈温，膀胱温，鼓膜温など，末梢温として足底温，手掌温などの2カ所は連続モニターが必要である。血圧は観血的動脈圧モニターを行い，厳重な循環管理を行うとともに，頻回の動脈血ガス分析を行いアシドーシスなどが迅速に捕らえられるようにする。中心静脈圧測定と薬剤投与の目的で中心静脈カテーテルも留置する方がよい。シバリングを防止するため筋弛緩状態を把握できるよう，筋弛緩モニターも必須である。

2. 麻酔法

　末梢循環を良好に維持するために，患者の状態が許せば麻酔前投薬に軽い鎮静薬を用いる。麻酔法は全身麻酔の適応であり，麻酔導入薬は一般的な薬剤で問題ない。患者が高齢であったり，頭蓋内出血後の緊急手術の場合など循環動態が不安定である可能性もあるので，フェンタニルを併用しつつミダゾラムやプロポフォール，チアミラールなどの薬剤を用い，極力循環動態の変動を小さくする。維持麻酔薬は，静脈麻酔薬，吸入麻酔薬とも可能である。頭蓋内の血管周囲の操作を伴う場合長時間手術となる場合が多いので，簡便さから筆者らは酸素・亜酸化窒素・イソフルランをベースとしフェンタニルを間欠的に投与する場合が多い。シバリング防止のために非脱分極性筋弛緩薬をモニターを行いつつ投与する。

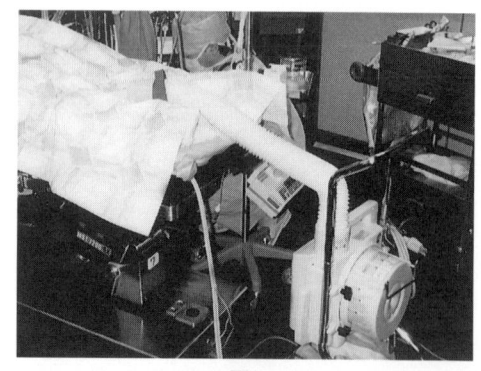

図1
身体の下側には循環水式ブランケットを敷き，上側には温風式加温装置マットで覆う。

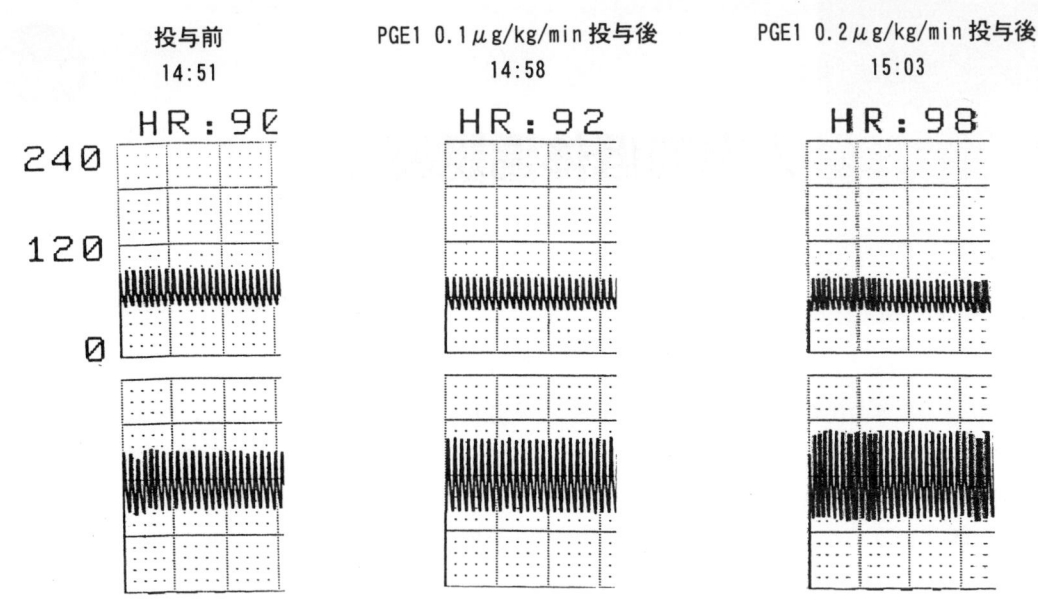

| 投与前 14:51 | PGE1 0.1μg/kg/min 投与後 14:58 | PGE1 0.2μg/kg/min 投与後 15:03 |

図2 パルスオキシメータのプレチスモグラムによる末梢循環モニター
IMI社製AS-3モニターでは,パルスオキシメトリのプレチスモグラムのトレンド表示が可能であり,PGE$_1$投与による末梢循環の改善が簡便に捕らえられる。
上段:動脈圧,下段:プレチスモグラム(IMI社製AS-3モニター使用)

3. 低体温の導入・維持

筆者らは,軽度低体温を用いて管理する脳神経外科症例では身体の下側には,手術台上に循環水式ブランケットによる体温調節装置,褥創防止マットを敷いている。身体の上側には温風式加温装置の送風マットを可能な限り多くの面を覆うように被せている(図1)。全身麻酔導入後より室温を22℃程度に下げ,循環水式ブランケットの温度設定を10℃,温風式加温装置を送風または30〜34℃に設定し送水,送風を開始する。同時に,中心静脈ルートより血管拡張薬の持続静注を開始する。輸液製剤は加温しない。血管拡張薬としては,主にPGE$_1$を0.02〜0.2μg/kg/min程度で用いる。投与量は,血圧が低下しない範囲で極力末梢の循環を改善するように症例ごとに決定する。末梢循環の指標としては,末梢皮膚温に加えてパルスオキシメータのトレンドが有用である(図2)。術後ICUへ入室させ抜管を迅速に行う必要がない症例では,クロルプロマジンやドロペリドールなどを積極的に投与することも多い。

体温低下が手術操作の進行に追いつかない場合には,体幹の露出部をアルコール清拭したり,胃管から冷生理食塩水を注入するなどの追加処置が可能である。しかし軽度低体温法といえどもアフタードロップを考慮し,目標とする体温の約1℃高めで冷却を中止する。

4. 復温,覚醒

復温時は冷却時の逆で,室温を上げ,循環水式ブランケット・温風式加温装置とも設定温度を38℃以上とする。輸液製剤も加温する。血管拡張薬は持続投与し,末梢温と中枢温の解離を最小限にするよう努める。全身麻酔からの覚醒は,必ず十分な復温が達成されてからなされなければならない。不十分な復温,中枢-末梢温の解離が残存している状態で覚醒させるとシバリングを引き起こし,不要な合併症を引き起こす可能性がある。軽度低体温によっても,不整脈を始めとする心合併症,出血凝固機能異常,免疫力低下による感染などの合併症の可能性があり,モニタリングを確実に行い末梢循環不全,シバリングなどを極力防止することが大切である。

人為的低体温誘導法

あかね会土谷総合病院麻酔科　和泉博通

　低体温法は，生体の代謝を抑制し酸素消費量を低下させることにより，手術中の低灌流や一時的な血流停止に対して各種臓器や組織を虚血から保護する有力な手段である。現在最も多用されているのは開心術に伴い行われている低体温法であり，この項では心臓麻酔時の低体温管理について述べる。

　体外循環時には，送血側に加温冷却装置を組み込み任意の温度に設定して送血温を調節し目的の体温へ誘導する。この方法は，血流量の豊富な重要臓器から温度変化が始まり血流量の少ない筋肉，脂肪，末梢組織が遅れて変化を始める。これを補う意味でも加温冷却マットを使用するのが一般的である。体温測定は複数箇所で行うべきで，中心温として食道，咽頭，鼓膜温などを，末梢温として直腸温や末梢皮膚温をモニターする。低体温刺激により交感神経系が刺激され血管収縮を起こすため十分な麻酔深度を保つことが重要である。中心と末梢の温度格差を是正するためには動脈系の拡張作用のあるプロスタグランジンE1製剤やニトロプルシドの持続注入も有用である。低体温法は目標とする体温によって表のように分類

表　低体温法の体温による分類

体温	低体温法
30℃〜	軽度低体温
25　〜30℃	中等度低体温
20　〜25℃	深低体温
15　〜20℃	超低体温
〜15℃	重度低体温

される。通常の開心術ではわれわれは軽度低体温法を用いて行っているが，胸部大動脈瘤に対する大動脈弓部置換手術や複雑先天性心疾患に対する手術のように循環停止を必要とする場合に，超低体温法を用いている。

　生体の代謝率は1℃体温が低下するのに伴い約8％低下する。すなわち28〜29℃で約50％に，18〜20℃で20〜25％に低下することになり，虚血に対して耐性を得ることが可能となる。体外循環中は酸素供給量は，灌流量とヘモグロビン値により規定されるが，灌流量はポンプにより規定され，ヘモグロビン値は希釈により低下しているために体外循環前に比べ低下している。低体温中は問題ないが復温時に生体の酸素需要が増大し酸素需給バランスが悪化する可能性があり注意が必要である。体外循環中の酸素需給バランスの指標として脱血側で測定した混合血酸素飽和度が有用であり，安全のためには60％以上を保つように心がける。図1は軽度低体温時の，図2は超低体温時の体温と混合静脈血酸素飽和度の変化例である。最も混合静脈血酸素飽和度が低下するのは復温時で酸素需要が増大し，自己の脈圧がなく体外循環流量だけで環流している時期である。混合静脈血酸素飽和度を指標にして適当な時期に自己の脈圧を出現させ灌流量を補うように管理すべきである。また，低体温時の酸素需要を増大させる因子としてシバリングがあり，適宜筋弛緩剤を投与してシバリングを防止することが重要である。

　低体温法の進歩により開心術が安全に行われるようになったことは言うまでもない。麻酔科医と

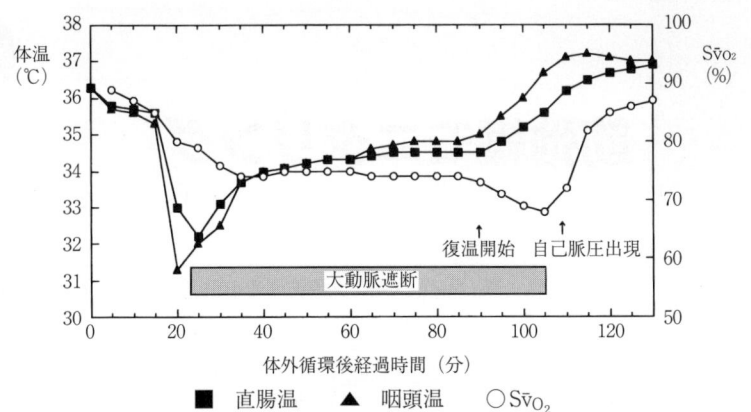

図1 軽度低体温外循環中の直腸温，咽頭温と人工心肺脱血側で測定した混合静脈血酸素飽和度（$S\bar{v}_{O_2}$）の変化

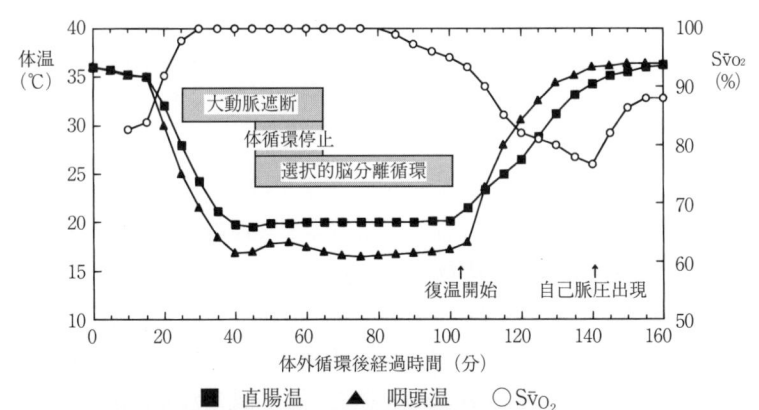

図2 超低体温体外循環（選択的脳分離循環併用）中の直腸温，咽頭温と人工心肺脱血側で測定した混合静脈血酸素飽和度（$S\bar{v}_{O_2}$）の変化（胸部大動脈瘤に対して上行・弓部大動脈置換術施行症例）

しては低体温法の利点と欠点を十分に理解し，欠点を補い利点を生かせる麻酔管理を心がけることが重要であろう。

How to

筋弛緩モニタリング

久留米大学医学部麻酔科：(現)筑後市立病院麻酔科　増田裕一

筋弛緩モニタリングを行うことで気管挿管および抜管時期，筋弛緩薬の追加投与，拮抗薬の効果等を客観的に判断できるようになる。長時間手術，肝腎機能障害，代謝疾患，神経筋疾患などで筋弛緩薬が遷延する可能性のある患者に対しても至適時期に筋弛緩薬を投与できる。また，術後患者では筋弛緩薬残存による合併症を予防できる。筋弛緩モニタリングは周術期患者の安全性の向上に貢献するものであると考える。

筋弛緩モニターの種類

筋弛緩モニターは神経刺激を行いそれに伴う筋の収縮を記録するものである。記録法には筋電図法，力感知法，加速度感知法の3種類がある[1]。評価には力感知法が最も正確であるが，力感知器装着には慣れが必要であり，また装着にはかなりの時間を要する。日常臨床での使用にはかなりの負担となろう。装着の煩雑さからより簡便な筋電図法，加速度感知法が開発され，それらの信頼性に関する論文[2]も数多く発表されている。

神経刺激と検出部位

術中麻酔科医の立つ位置から上肢でのモニタリング，尺骨神経刺激で母指内転筋の収縮を見るのが一般的と考える。他に下肢[3]や眼輪筋を用いる方法もある。

神経刺激パターン

神経刺激パターンには一般的なものには単一刺激（single twitch），四連刺激（train-of-four：TOF）がある。単一刺激や四連刺激に反応しない深い筋弛緩状態の評価にはテタヌス刺激後増強を利用したPTC（posttetanic count）また，簡便な神経刺激装置のみを用いて用手的に，または視覚的にモニターを行う場合の刺激パターンとしてテタヌス刺激のごく短いいわゆるバースト刺激を2回行うDBS（double burst stimulation）などが知られている[1]。また，患者に対する侵襲を少なくするために通常用いられている刺激電流より低い電流で刺激を行う方法[4]もある。

筋弛緩モニターの装着

まず神経刺激電極を神経走行上皮膚に貼付する。その際に電気抵抗を少なくするためにエーテルなどで脱脂または紙ヤスリで皮膚を軽く削る。次に感知器の装着を行う。拇指に装着する場合，力感知法であれば運動方向と反対向きに張力をかける。加速度法では運動方向に直角に装着する。感知器を装着したら軽く指を動かしてみて，拇指がスムーズに動くことを確認する。特に加速度法では指が自由に動く状態でないと正確な記録は望めない。術野のシーツ，ドレープ類が上から掛からないよう注意が必要である。筋電図を測定する場合には，なるべく刺激電極から離れた位置で目的の筋肉を挟むように記録電極を装着するとよりよい記録ができる。また接地電極は記録電極の中央付近に貼るとよい。

測定上肢の固定は手関節部と示指から小指までの指部の2カ所で固定する（図1）。

温度の影響

術中，末梢血流の不良などで測定部皮膚温が低下すると筋の収縮力は低下し測定値に影響を与える。筋弛緩モニターの測定部皮膚温は摂氏32度以上に保たねばならない[5]。筆者は測定部の手台をビニールカバーなどで被い皮膚温低下を予防している。

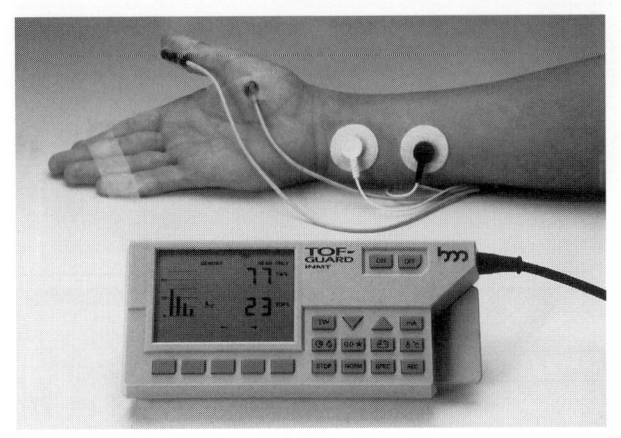

図1
上肢に装着した加速度感知式筋弛緩モニター。尺骨神経上皮膚に刺激電極と拇指内転筋の運動をみる加速度感知器を拇指に装着している。

測定の実際

まず，静脈麻酔薬などで患者を就眠させる。その際，吸入麻酔薬を用いると神経筋接合部に影響を与えるのでなるべく用いないようにする。フェンタニル，プロポフォール，バルビツレートなどは神経筋接合部にほとんど影響を及ぼさないと考えられている。患者が入眠したら，モニターを作動させる。単一刺激に対する反応を100％にセットし，15から20秒間隔のTOFモードに変更する。現在市販されているほとんどの筋弛緩モニターはコントロール値の設定，刺激電流などを自動的にセットできるようになっている。

次に筋弛緩薬を投与する。神経刺激に対する反応の消失を確認してから気管挿管を行う。挿管時のバッキングを完全にさけたい場合にはDBSの反応消失を確認して挿管[6]する。

術中の筋弛緩は，開腹手術などの強い筋弛緩状態を必要とする場合は単一刺激に対する反応を25％以下に保つべきである。その他の手術では50％以下に維持する。用手的に評価する場合にはTOFに対する反応数を2から3回程度に保つ。術中，十分な筋弛緩状態を維持していても，バッキング，体動を起こすことがある。これらを防止するには筋弛緩以外にも麻酔深度，鎮痛の適切なバランスを保って麻酔を維持することが肝要である。

手術終了後，筋弛緩の拮抗はモニター上TOF比（第1反応と第4反応の比）が25％以上，用手的にはTOFで減衰を感じなくなってから行うのが望ましい。TOF比75％以上，用手的評価ではDBSモードで減衰を感じなくなってから抜管を行う。当然，離握手，舌突出，頭部挙上などの臨床評価も併せて行う。

[文献]

1) Viby-Mogensen J : Neuromuscular monitoring, Anesthesia. Edited by Miller RD. New York, Churchill Livingstone, 1994, p1345
2) 上田直行, ほか：新型筋弛緩モニターTOF Guard™の原理とその臨床的有用性. 麻酔 43：134, 1994
3) Suzuki T, et al : Evaluation of twitch responses obtained from adductor hallucis muscle as a monitor of neuromuscular blockade : Comparison with the results from adductor pollicis muscle. J Anesth 8：44, 1994
4) Brull SJ, et al : Stimulation with submaximal current for train-of-four monitoring. Anesthesiology 72：629, 1990
5) Viby-Mogensen J, et al : Good Clinical Research Practice (GCRP) in pharmacodynamic studies of neuromuscular blocking agents. Acta Anaesthesiol Scand 40：59, 1996
6) Ueda N, et al : Determining the optimal time for endotracheal intubation during onset of neuromuscular blockade. Eur J Anaesthesiol 10：3, 1993

How to

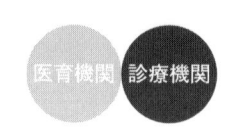

筋弛緩モニタリング

青森県立中央病院麻酔科　長尾乃婦子, 木村邦之

はじめに

全身麻酔に用いられる筋弛緩薬には, 脱分極性と非脱分極性があり, 各々の特徴を活かして麻酔の導入, 維持に用いられている。麻酔科医は筋弛緩薬の効果発現や, 手術に適した筋弛緩状態の維持, および筋弛緩からの回復状態を正しく把握する必要がある。そのためには筋弛緩モニタリング装置が有用であるが, あくまでも補助手段であることを念頭に置く必要がある。

臨床症状による方法

筋弛緩モニタリングには一般的に神経を電気刺激して, 対応する筋肉の収縮の強さを測定している。しかし, 筋弛緩モニタリング装置（以下本装置）による数値が低いのにも関わらず, 自発呼吸が出現したり, バッキングが起きたり, 逆に数値は回復しているのに筋弛緩効果の残存が見られることもある。これは本装置使用の手技上の問題の他, 刺激方法選択や, 測定している筋肉の筋弛緩薬への感受性が異なることなどによる。結局, 本装置は一つの補助手段であり, 筋弛緩の効果判定は臨床症状や薬理学的特徴, さらに, 麻酔薬や麻酔補助薬との相互作用などとともに総合的に判断すべきである（表1）。

筋弛緩モニタリング装置の神経刺激方法

(1) Single twitch stimulation (0.1Hz,1Hz)

単一刺激は筋弛緩薬投与前に対照値としての単一収縮高を測定する必要がある。

(2) Train-of-four (TOF) stimulation (2Hz, 10〜12秒間隔)

四連刺激は連続する4回の刺激を与え, 最初の反応（T1）に対する4回目の反応（T4）の高さの比（T4/T1）を4連反応比（TOF ratio）と呼び, 筋弛緩の効果を定量的に表現できる。テタヌス刺激ほど痛みはなく, 筋弛緩薬投与前の対照値も必要ない。

(3) Tetanic stimulation (50Hz,5秒)

テタヌス刺激は, 収縮の減衰の有無をみるが, 痛みが強く, また先行刺激の影響を避けるには6分以上の間隔が必要である。

(4) Post-tetanic count (PTC) stimulation (テタヌス刺激の3秒後より1Hzの単一刺激)

強い筋弛緩状態でのブロックの程度や, 回復の始まりまでに要する時間の指標となる。

(5) Double-burststimulation (DBS) (750msec間隔で2回の50Hzのバースト刺激)

2回のバースト刺激の数によってDBS2・2, DBS3・3, DBS3・2, などがある。非脱分極性筋弛緩薬の残存効果の判定にはTOFよりも敏感であるが, 残存効果を過大評価しやすい欠点もある。

刺激部位と収縮反応部位

筋肉の種類によって, 筋弛緩薬に対する感受性

表1　筋弛緩薬からの回復の臨床的指標

覚醒患者
　5秒以上開眼が持続でき, 複視がない
　舌を持続的に突出できる
　嚥下運動が十分できる
　5秒間の頭部または下肢の挙上ができる
　強い握手ができる
意識のない患者
　十分な1回換気量がある
　十分な吸気圧がある
　正常な呼吸パターンである

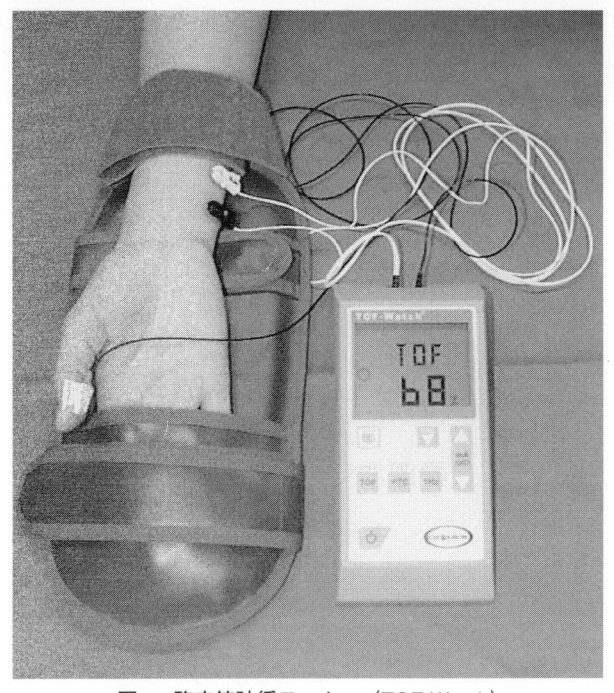

図1 臨床筋弛緩モニター（TOF-Watch）
尺骨神経上に刺激電極を置き，母指に加速度トランスデューサを装着する。

が異なる。横隔膜は筋弛緩薬に対し抵抗性を示し，眼輪筋は母指内転筋や短母趾屈筋と比べて，横隔膜に近い感受性を示す。

（1）手掌側手関節部で尺骨神経を刺激→母指内転筋の収縮により，母指の内転運動。

（2）膝窩腓骨骨頭後面で腓骨神経を刺激→短母趾伸筋の収縮により，足趾の背屈運動。

（3）内顆部で後脛骨神経を刺激→短母趾屈筋の収縮により，足底の屈曲運動。

（4）顔面神経頬骨枝の刺激→眼輪筋の収縮により，閉眼運動。

筋弛緩モニタリング装置の使用法（図1）

（1）麻酔導入前に前腕部尺骨神経走行部の皮膚をよく脱脂してから，電極を貼付する。この際，高齢者や腎不全患者など皮膚が乾燥している場合は，皮膚に湿り気を与える。また2つの電極の間隔は3cm程度にする。母指のみフリーとし，他の指を固定する。

（2）麻酔導入後，筋弛緩薬投与前に単一刺激の対照値を測定する。筋弛緩薬投与後，TOFやDBS反応消失後に気管内挿管を行う。

（3）手術中はPTCまたはTOFを用い，T4出現前後を筋弛緩薬追加投与の目安とする。

（4）手術終了後の拮抗薬投与はTOFのT4出現後が望ましく，TOF比＞0.4で効果的である。筋弛緩薬の残存効果の判定はDBSで行う。

索　引

英　文

A
alpha-stat　70

C
CM5　42, 44

I
IABP　138, 140

P
PCPS　144, 148
PCPS装置　144
PCPS法の実際　144, 148
pH-stat　70

S
SjO_2　190

T
TCD　188
TTE　126, 128

和　文

あ
胃カテーテル挿入　194
胃カテーテルの挿入・留置法　194, 196
胃洗浄法　198, 202
エアウェイの使い方　84, 86
腋窩温　61

か
外頸静脈穿刺法　16
核心温　56
核体温　60
カプノメータ　69
気管支ファイバースコープ　102, 104
気管切開　114

気管穿刺・切開法　112, 114
気管内チューブ　102
気管内チューブの挿入・留置　94, 98, 102, 104
気道確保難易度　94
胸腔鏡検査法　170, 172
胸腔穿刺の適応　158
胸腔穿刺の方法　159
胸腔穿刺法　158, 162
胸腔ドレナージ　164, 166
筋弛緩モニター　230, 233
筋弛緩モニタリング　230, 232
近赤外線脳内酸素モニター　191
筋肉内注射　2, 4
経胸壁法　126, 128
経口エアウェイ　84, 86
経口挿管　94, 103, 105
頸静脈波　118
経食道心エコー法　134
経食道法　132, 134
経頭蓋骨超音波ドップラー　188
経頭蓋骨的超音波ドップラー法　190
頸動脈波　118, 122
軽度低体温麻酔　226
経皮的気管切開　114
経鼻エアウェイ　85, 86
経鼻挿管　94, 102, 105
血圧計　48, 50
血圧測定　48, 50, 52, 54
血液ガス分析　70, 72
喉頭鏡　94, 98
喉頭展開　98
呼吸性アシドーシス　71, 74
呼吸性アルカローシス　71, 75
呼吸のモニタリング　66, 68
鼓膜温　57, 60

さ
鎖骨下静脈穿刺法　17
左右別気管支チューブの挿入・留置　106, 110
三角筋　2, 4
時相の分析　124

自動血圧計　49, 51
静脈穿刺　6, 8
静脈留置針　6
上腕　2, 4
上腕三頭筋　2, 4
食道温　57, 61
食道聴診器　153, 155
心エコー　126, 128
心エコー図　126, 128, 132, 134
心機図　118, 122
心原性ショック　138, 141
心尖拍動図　118, 122
心電図　42, 44
人為的低体温誘導法　226, 228
前額部深部温　57
挿管チューブ　98, 105
足背動脈　32, 36

た
体温維持の方法　222, 224
体温計　56
体温測定　56, 60
代謝性アシドーシス　71, 73
代謝性アルカローシス　71, 73
大腿静脈　10, 14
大動脈バルーンパンピング　138, 140
打・聴診法　152, 154
ダブルルーメン気管支チューブ　106
ダブルルーメンチューブ　111
中心静脈カテーテル　10, 14, 16, 20
中殿筋　2, 4
直腸温　57, 61
殿部　2, 4
橈骨動脈　32, 36
動脈血酸素分圧　70
動脈血酸素飽和度　62, 64
動脈穿刺　28, 30, 32, 36
ドップラー法　49

な
内頸静脈酸素飽和度（SjO_2）　190

内頸静脈穿刺法　16, 20
脳血流量のモニタリング　188, 190
脳波　184, 186
脳波計　184
脳波の取り方　184, 186

は

ハートスコープ　42, 44
肺動脈カテーテル　22, 26
肺動脈血液温　61
肺動脈血温　58
パルスオキシメータ　62, 64, 66, 68
パルスドップラー法　137
鼻咽頭温　61
腹腔内穿刺法　204, 206
腹部エコー法　208, 212
膀胱温　57, 61
膀胱内カテーテルの留置法　216, 218

ま

麻酔深度　178, 180
麻酔深度の判定法　178, 180
麻酔用マスクの使い方　78, 82
末梢皮膚温　61

マンシェット　48
脈波伝播速度　124

ら

ラリンゲルマスクの使い方　88, 90
留置針　9
レゼクトスコープ　171
連続的測定法　49

麻酔の How to —技術編— 　　　　　　　　　　　　＜検印省略＞

2001年4月20日　第1版発行

定価（本体6,000円＋税）

編集者　小　川　　　龍
発行者　今　井　　　彰

発行所　克誠堂出版株式会社
　　　　〒113-0033　東京都文京区本郷3-23-5-202
　　　　電話（03）3811-0995　振替00180-0-196804

印　刷　倉敷印刷株式会社

ISBN 4-7719-0234-8 C3047 ¥6000E　　Printed in Japan ©Ryo Ogawa, 2001
本書の内容の一部あるいは全部を無断で（複写機等いかなる方法によっても）複写，複製すると，著作権および出版権の侵害となることがありますので，ご注意下さい。